JN235169

食で元気！

糖質オフ！で
やせるレシピ

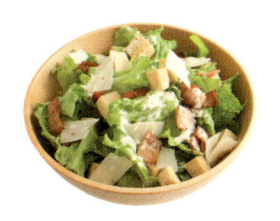

牧田善二 著　　牛尾理恵 料理

成美堂出版

ルールはひとつ。糖質OFF!!

私は糖尿病専門医で、毎日数多くの患者を診療しています。糖尿病患者はもちろんたくさんの方にダイエットの治療も行っています。そして、一般人から著名人まで、すべての人達が成功しています。

多くの方はカロリーの高い食事が太ると思っているでしょうが、それは間違っています。血糖値を上げない食事は、糖尿病に効果があるだけでなく、ダイエットにもなります。そのベストな食事療法が糖質制限です。このダイエットの素晴らしいところは、おいしいものをお腹いっぱい食べられること。そしてお酒を楽しむことができること。

世には山ほどダイエット本が出ていますが、その中には、すでに糖質制限を謳ったものも見受けられます。そんな中、あえてこの本を書こうと思ったのは、実際に診療し実績を上げている専門医が、最新の医学に基づいた、安全なダイエットの本が必要だと考えたからです。特に読んでほしいのは、辛いカロリー制限を守り、必死に我慢をして、何度もリバウンドしている人。空腹感に苦しみたくない人、様々な理由からとにかく確実にやせたい人です。本書では実際にこのダイエット法を実施した体験レポートも掲載しました。手軽に作れておいしそうなレシピも満載です。

さあ、あなたも今日から、お腹いっぱい食べ、お酒を楽しんで、理想の体型をゲットしてください。

エージーイー牧田クリニック
院長　牧田善二

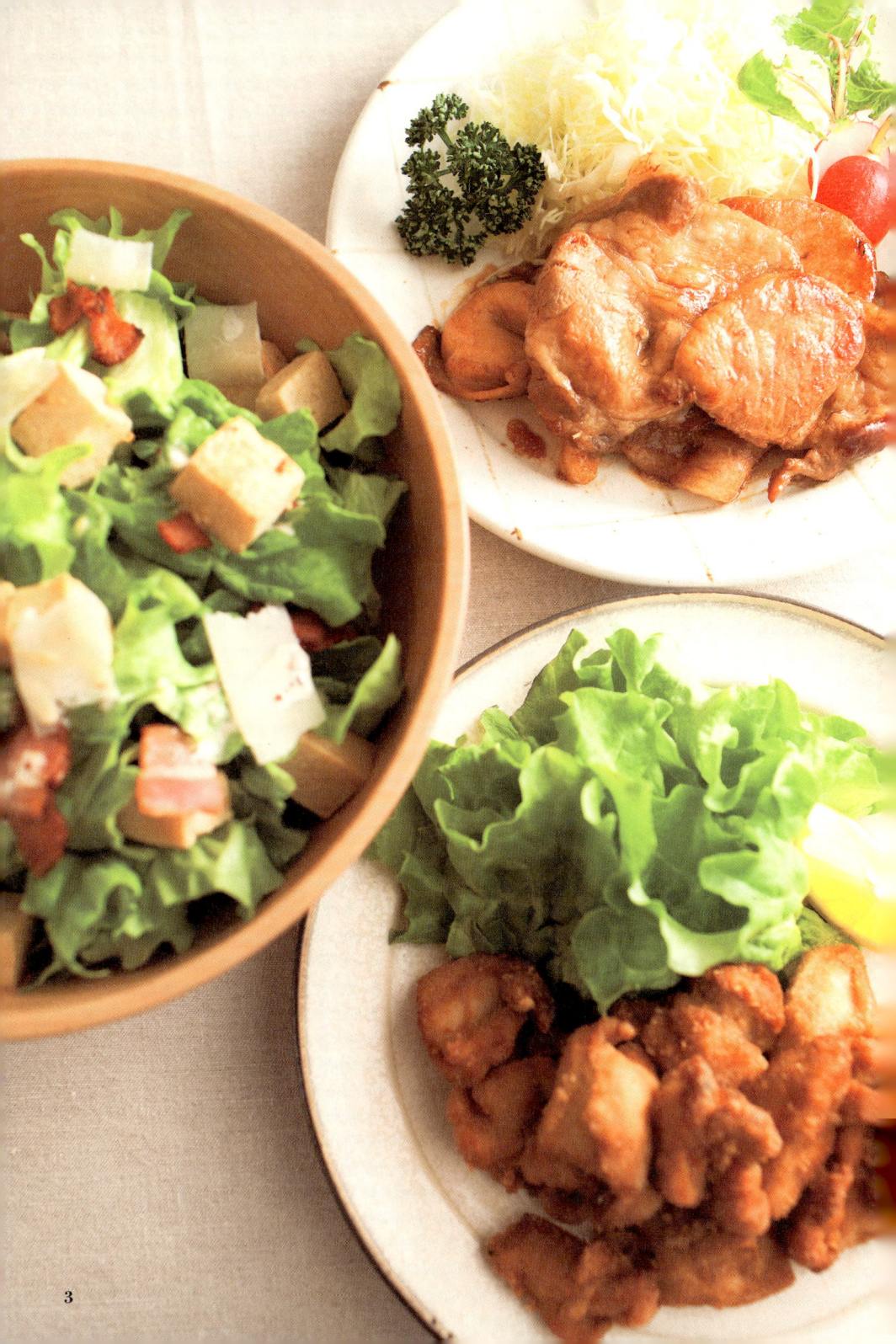

こんなにやせました!

ほどの効果に誰もがびっくり! これなら続けられそう、との声がたくさんです。

夜に糖質を食べないだけで14日間で

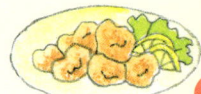

4kg減!

家族の協力のおかげで、14日間で4kg落ちてびっくり!

最初に思っていたよりはラクに実行することができ、結果も出たので大満足です。ただ、この結果も家族の協力があってこそ。おかげで体調も悪くなることもなく、体重が減りだして、数字に表れてくると楽しくがんばれました。また、糖質OFFダイエットをやめた後でも、あまり食べなくなったのとリバウンドをしなかったのが意外でした。

N.Mさん／男性(40歳)

朝と夜に好きなものを食べて14日間で

3kg減!

昼に食べるものがなくて困ったけど、慣れたら意外と続けられました

最初は本当にやせるのか、半信半疑でしたが、はじめてみると結果がすぐ出て、しかも一目瞭然だったので、毎日体重計にのるのが楽しみでした。今までいかに夜寝る前に糖質たっぷりの食事やお菓子を食べていたのかには、反省させられました。平日の昼食は外食でもコンビニ食でも、食べるものがなく困りましたが、朝と夜は好きなものも食べられてラクに続けられました。

Y.Mさん／男性(41歳)

0.8kg減!

たくさん食べながら、ウォーキングとストレッチで体重減!

最初は辛く感じましたが、会社の同僚と一緒に、同時期に何人かとやったので、お互いに励まし合いながらできて楽しくできました。体重が目に見えて落ちるとやる気が出てがんばれました。また、市販品には意外と糖質が入っている食品が多く、日頃、いかに糖質を摂取しているかがわかりました。

S.Aさん／女性(40歳)

会社の同僚と楽しみながら7日間で

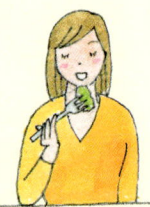

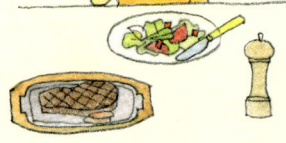

糖質OFFダイエットで私たち、

実際に糖質OFFダイエットを体験してみてわかったこと、そして、本当に驚く

ごはんを半分にするだけで3日間で 0.8kg減!

体調の変化もなく、実践しながらコツをつかみました

糖質を完全にOFFするのはとてもキツく感じましたが、ごはん半分などの糖質控えめでも意外とカンタンにやせられるんだなと思いました。奥さんには結婚している人には向かないと主張されてしまいましたが、どんなメニューを作ればいいのかがわかれば解決する問題なので、この本に期待してこれからもがんばります。

N.Kさん／男性(28歳)

揚げ物を食べまくって14日間で 1.3kg減!

最高で2kg減!揚げ物を減らしたらもっとやせたかもと反省

完全に糖質OFFと聞いたときは「すごいキツそう…」と思いましたが、いざ、実践してみると、思ったよりは全然ラクチンでした。ただ、炭水化物を我慢している、という意識があるので、その分、ついつい揚げ物に手を伸ばしてしまいました。糖質以外は食べ放題なので、カロリーを気にしなくていいのはすごくラク。砂糖と主食以外の、根菜やコーンといった野菜に含まれる糖質を意識するのは、少し面倒に感じました。食事は買う機会が多いので、お金は普段よりもかかった気がします。

M.Sさん／女性(26歳)

お酒も飲みながら14日間で 2kg減!

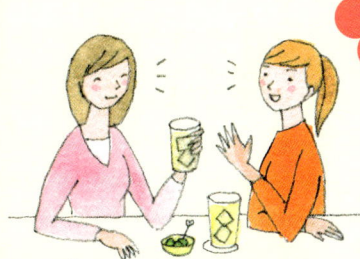

大好きなお酒をやめることなく、自然にやせられてうれしい!

糖質OFFダイエットはお酒も飲めて、おいしいおつまみも食べられるということでやってみました。最初は辛くなったものの、3日目を越えたあたりから、ラクになり、体重も順調に減りました。体重を朝と夜、毎日量り続けることで、モチベーションを持続できたのかも。飲み会も進んで参加したし、体調も至って問題なしでした。まわりにもダイエット宣言しやすいので、これからも続けられそうです。

M.Mさん／女性(38歳)

Contents

Part 2 …35
段階別 実践！糖質OFFダイエット

実践編

糖質OFFダイエットをはじめよう！ …36

まずは
3日間で体を慣らす …38

まだまだ、イケそう！
7日間、14日間に挑戦！ …40

いきなり糖質OFFが難しい人の
お助けプログラム …44

よりやせやすくなる！
糖質OFFダイエットを成功させるコツ …46

糖質OFFの調理のポイント …50

糖質OFFダイエット 朝・昼・夜の食事例 …54

1日目
- [朝] 納豆チーズオムレツ／サラダ菜のシンプルサラダ／豆乳クラムチャウダー …54
- [昼] 豚のしょうが焼き／おからとツナのポテサラ風／もやしとささ身のごまわさび和え …55
- [夜] スペアリブのオーブン焼き／シーザーサラダ／ズッキーニとパプリカの炒め物／赤ワイン …56

2日目
- [朝] 厚揚げのしょうが焼き／ベーコンと春菊炒め …58
- [昼] 鶏肉のから揚げ／桜えびとハムの青菜炒め／じゃことマヨネーズの卵焼き …59
- [夜] 油揚げピザ／いかとズッキーニのフリッター／ルッコラとキドニービーンズのサラダ／焼きなすの生ハム巻き／白ワイン …60

Part 1 …09
新 やせる常識・非常識！

ルールはひとつ。糖質OFF!! …2

糖質OFFダイエットで
私たち、こんなにやせました！ …4

ダイエットの常識・非常識を検証！ ❶
どっちがやせる食事？ …10

ダイエットの常識・非常識を検証！ ❷
ダイエット中のお酒は？ …14

ダイエットの常識・非常識を検証！ ❸
ダイエット中の外食はどっち？ …18

ダイエットの常識・非常識を検証！ ❹
ダイエット中の飲み会は？ …22

ダイエットの常識・非常識を検証！ ❺
マヨネーズはどっちを選ぶ？ …26

ダイエットの常識・非常識を検証！ ❻
ダイエット中のおやつは？ …28

糖質ダイエットは、だからやせる！ …30

● 糖質OFFダイエットQ&A その① …34
● 100g中の糖質量 その① …34

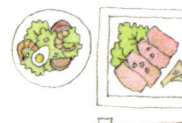

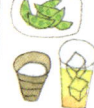

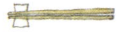

[牛肉の糖質OFFレシピ]
牛肉のステーキ … 90
冷やし牛しゃぶ奴　ピリ辛ごまだれ／
　トルティーヤ風　牛肉炒めのレタス包み … 91

[レバー&砂肝の糖質OFFレシピ]
もやしたっぷりレバニラ炒め … 92
レバーペースト／砂肝と長ねぎの炒め物 … 93

[肉加工品の糖質OFFレシピ]
ベーコンと春菊炒め … 94
豆とソーセージのスープ／
　焼きなすの生ハム巻き … 95

魚介類も食べ放題！… 96

[青魚の糖質OFFレシピ]
あじのソテー … 98
あじのなめろう／あじのカルパッチョ … 99
さばのスパイスマヨネーズ焼き … 100
さんまと高野豆腐のピリ辛煮／
　さばのハーブグリル … 101

[切り身魚の糖質OFFレシピ]
鯛のマスタード焼き … 102
鯛とねぎの昆布ホイル蒸し／
　鯛とかぶのアンチョビにんにくソテー … 103

[たこ&いかの糖質OFFレシピ]
たことモッツァレラチーズのバジル和え … 104
いかとズッキーニのフリッター／
　いかのワタ炒め … 105

[まぐろ&ツナの糖質OFFレシピ]
まぐろのユッケ … 106
おからとツナのポテサラ風／
　野菜のツナみそ焼き … 107

[あさりの糖質OFFレシピ]
スンドゥブ風スープ … 108
あさりとキャベツの白ワイン蒸し／
　豆乳クラムチャウダー … 109

豆腐・卵・乳製品で
満足感アップ！… 110

[豆腐の糖質OFFレシピ]
豆腐ステーキ　にんにくしょうゆかけ … 112

3日目
[朝] 豆とソーセージのスープ／レバーペースト
　… 62
[昼] 炒り豆腐の親子丼風／細切り野菜の和風
　サラダ … 63
[夜] たらとあさりのエスニック鍋／アボカド
　ピータン豆腐／糖質ゼロビール … 64

Column 1　食品のラベル表示の読み方 … 66
Column 2　外食・コンビニ活用の
　　　　　糖質OFFポイント … 68
●糖質OFFダイエットQ&A　その② … 76
●100g中の糖質量　その② … 76

Part 3 … 77
難しいことなし！
糖質OFFだけど、
グルメなおかず

肉を食べてやせ体質に！… 78

[鶏肉の糖質OFFレシピ]
鶏肉のから揚げ … 80
ゆで鶏の和風バンバンジー風／
　チキンと野菜のグリル … 81
鶏肉とつきこんにゃくのチャプチェ風炒め … 82
鶏肉とカリフラワーのクリーム煮／
　しらたきのフォー … 83

[豚肉の糖質OFFレシピ]
ポークカツ風 … 84
スペアリブのオーブン焼き／豚のしょうが焼き … 85
ジューシーハンバーグ … 86
豚肉ときゅうりの塩昆布炒め／お好み焼き風 … 87

[ラム肉の糖質OFFレシピ]
ラムステーキ　バルサミコソース … 88
ラムとひよこ豆のクミントマト煮／
　ラムのシシカバブ風 … 89

きのこのナンプラー炒め／
　きのことツナのオーブン焼き … 141

[海藻の糖質OFFレシピ]
わかめと豆腐の卵焼き … 142
わかめのごま油蒸し／
　海藻と卵のゆずみそかけ … 143

鍋料理の糖質OFFレシピ

豚肉とかきのみぞれ鍋 … 144
鶏団子の塩鍋 … 146
鮭の豆乳チーズ鍋 … 147
たらとあさりのエスニック鍋 … 148
水炊き … 149
カレー鍋 … 150
ぶりのはりはり鍋 … 151

糖質OFFのおつまみレシピ

ズッキーニとゴルゴンゾーラのグリル／野菜とオイルサーディンのオーブン焼き／ズッキーニとパプリカの炒め物／ズッキーニとクリームチーズのおかか和え … 153
細切りズッキーニの生ハム巻き／アボカドとスモークサーモン／アボカドとエリンギ バターソテー／バーニャカウダ … 154
アボカドの明太子和え／まぐろステーキ アボカドソース／焼きブロッコリー／アボカド海苔巻き … 155

● 食材別料理さくいん … 156

本書の使い方
＊糖質が少ない食材を組み合わせたレシピを紹介しています。糖質量を表示しているので、組み合わせるときの目安にしてください。
＊材料の分量は、表記されている人数分です。栄養成分は五訂増補日本食品標準成分表に基づいています。エネルギーは1人分です。糖質量は炭水化物ー食物繊維で算出した量です。
＊計量の単位は1カップ＝200ml、大さじ1＝15ml、小さじ1＝5mlです。
＊本書の料理では、砂糖は血糖値が上がりにくい「ラカントS」や「パルスイート」などの甘味料を使用しています。

アボカドピータン豆腐／くずし豆腐 … 113
豆腐の煮込みハンバーグ … 114
白和え／炒り豆腐の親子丼風 … 115

[油揚げ＆厚揚げの糖質OFFレシピ]
油揚げのメンチカツ風 … 116
油揚げピザ／厚揚げのしょうが焼き … 117

[卵の糖質OFFレシピ]
具だくさんオーブンオムレツ … 118
納豆チーズオムレツ／アジアンオムレツ … 119
卵のグラタン … 120
かきのチーズピカタ／
　じゃことマヨネーズの卵焼き … 121
豆腐とほたての中華風茶碗蒸し … 122
豚肉と高野豆腐の卵とじ … 123

野菜・果物は選んで食べる！ … 124

[たっぷりサラダの糖質OFFレシピ]
厚揚げとレタスのサラダ … 126
シーザーサラダ … 127
ルッコラとキドニービーンズのサラダ … 128
細切り野菜の和風サラダ … 129
サラダ菜のシンプルサラダ … 130
糸寒天のサラダ … 131

[もやしの糖質OFFレシピ]
バインセオ風卵包み … 132
もやしつくね焼き／
　もやしと豚肉の蒸ししゃぶ風ピリ辛中華だれ … 133
たっぷりもやしと牛肉のガーリック炒め … 134
もやしとささ身のごまわさび和え／
　韓国風もやしのスープ … 135

[青菜の糖質OFFレシピ]
ほうれん草のカレー煮 … 136
桜えびとハムの青菜炒め／
　小松菜と厚揚げのごま炒め … 137
小松菜のポタージュ … 138
ほうれん草のねぎ油かけ／
　水菜のゆずこしょう炒め … 139

[きのこの糖質OFFレシピ]
きのこのハーブ煮 … 140

8

Part 1

㊟やせる常識・非常識!

カロリーをとにかく減らせばやせると思っている人も多いのでは?
実はそうではないんです。
目からウロコのやせる新常識を学んでいきましょう!

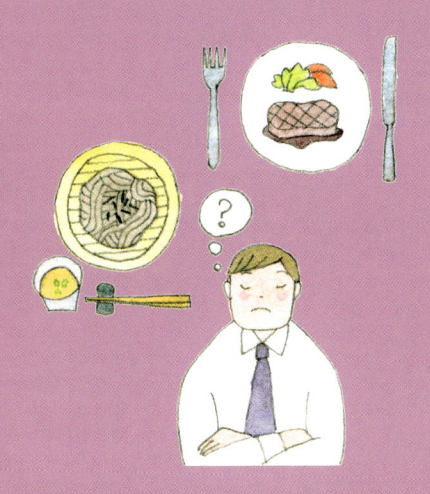

ダイエットの常識・非常識を検証！①

どっちがやせる食事？

今までカロリーが低いものを食べればやせる！と思っていた人は、
今が食事を見直すいいチャンス。
カロリーだけで比べず、糖質の含有量の観点から見ていきましょう。

BAD カロリーが低いざるそば！

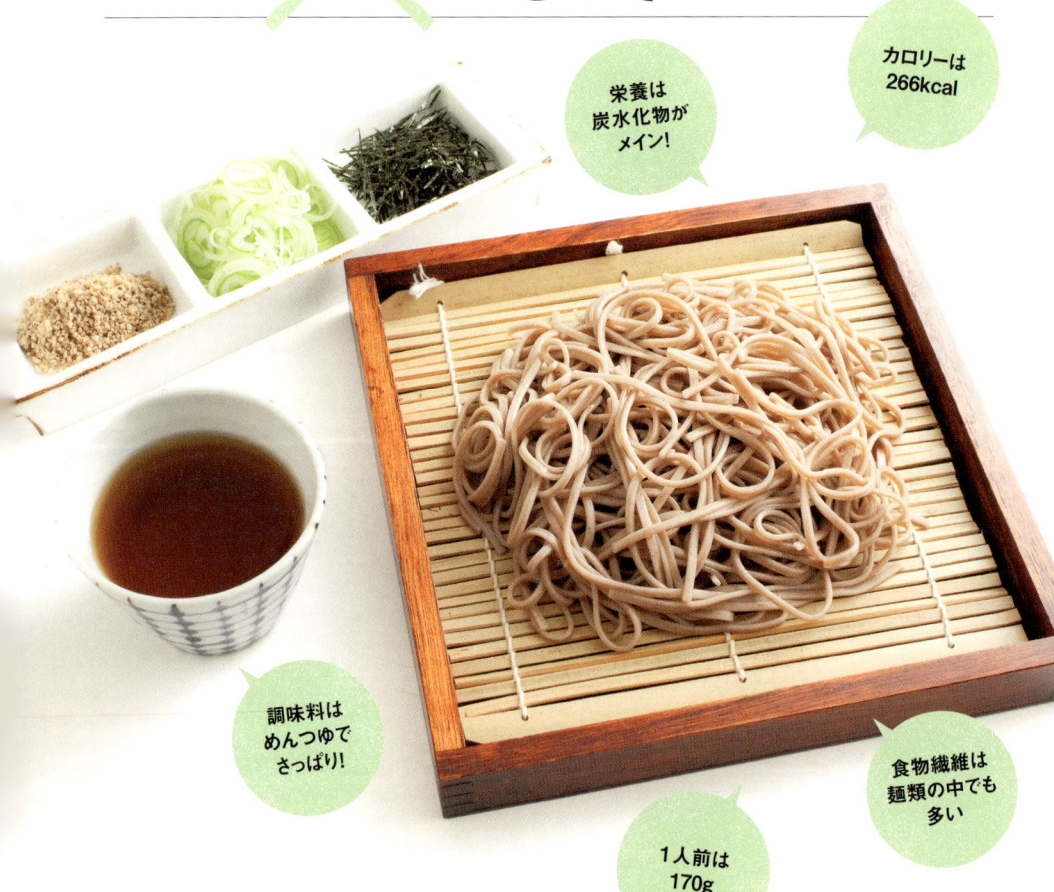

- カロリーは266kcal
- 栄養は炭水化物がメイン！
- 調味料はめんつゆでさっぱり！
- 1人前は170g
- 食物繊維は麺類の中でも多い

カロリーを比べると、断然やせる食事は「ざるそば」。でも、よく考えてみてください。ざるそばの栄養は炭水化物がほとんど。ステーキはたんぱく質、脂質がメインです。一見ステーキは太るから食べられないなんて思わないで。ただし、ステーキを食べるときは、主食を抜いて食べること。そして、付け合わせのにんじんのグラッセやポテトなどを食べないようにすることが太らない秘訣です。

GOOD カロリー＆脂肪たっぷりのステーキ！

- 栄養はたんぱく質＆脂質がメイン
- カロリーは635kcal
- 調味料は塩・こしょうのシンプルな味つけ！
- 1人前は150g

やせたければ、ステーキを食べなさい！

ざるそばは、砂糖と同じです

ごはん、パン、そばなどの炭水化物を食べると、砂糖と同様に体内ですべてブドウ糖に分解されます。血液中にブドウ糖が増える（血糖値を上げる）と、膵臓からインスリンが分泌され、ブドウ糖を肝臓や筋肉に取り込みます。そして、余分なブドウ糖は脂肪細胞に中性脂肪として蓄えられ、太るわけです。

ざるそばを食べた場合の血糖値の変化

血糖値(mg/dl)／ざるそばを食べた／血糖値が上昇／食前 0 1 2 3 時間(h)

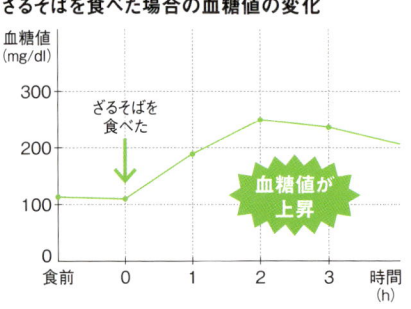

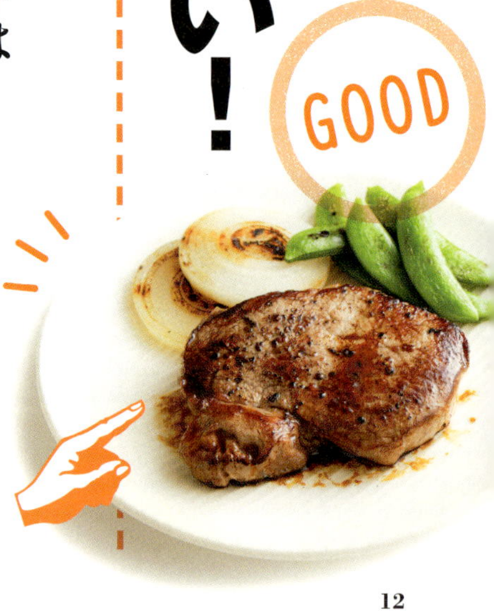

ステーキは血糖値を上げません

肉や魚などはたんぱく質が主成分で、体内に入ると分解されてアミノ酸になりますが、このアミノ酸は血糖値を上げません。ですから、ステーキを食べても太らないわけです。もちろん、ごはんやパンなどの糖質と一緒に食べるのはNG。血糖値を上げるとともに、脂肪に変わり、体重を増やします。

ステーキを食べた場合の血糖値の変化

血糖値(mg/dl)／ステーキを食べた／血糖値がやや低下／食前 0 1 2 3 時間(h)

GOOD

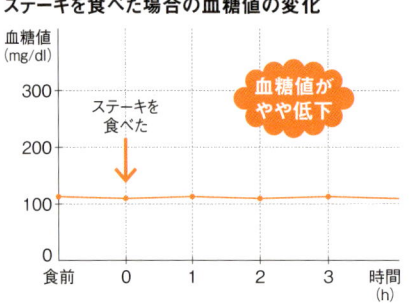

やせる秘訣はとにかく糖質を減らすこと！

今まではダイエットの常識として、カロリー制限が主流でしたが、太る最大の原因が炭水化物による血糖値の上昇ということがわかれば、炭水化物を制限することが、やせる秘訣ということがわかります。ごはん、パン、そばなどの主食は炭水化物です。これらを食べないことで糖質をとことん減らして、血糖値を上げないようにするのが、ダイエットの近道。その代わりに、肉や魚、卵や豆腐などの糖質の低い食材をたっぷり食べましょう。

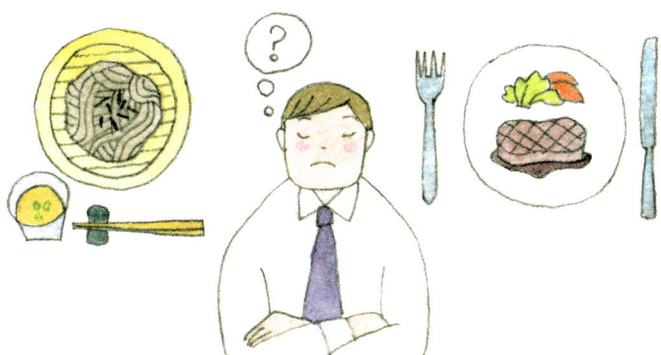

どうして糖質OFFの食事はやせるの？

糖質OFFの食事	糖質が多い食事
▼	▼
血糖値は上昇しない	血糖値が急上昇する
▼	▼
インスリンの分泌がない	インスリンが急激に分泌される
▼	▼
血液中の糖や脂肪は筋肉に送られ、消費される	血液中の糖をどんどん取り込み、脂肪に変わる
GOOD やせる！	**太る！ BAD**

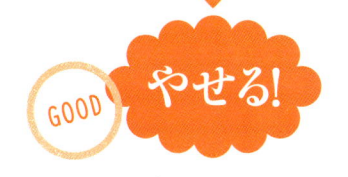

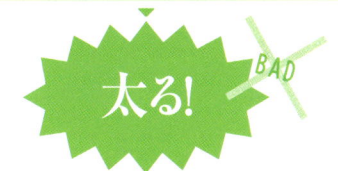

ダイエットの常識・非常識を検証！②

ダイエット中のお酒は？

お酒を飲むと太る、と思っていませんか？
大好きなお酒を我慢するなんて辛すぎる…という人は、お酒のことが知りたいはず。
徹底的に検証してみましょう。

✗ BAD　お酒をやめて、フレッシュジュースにする！

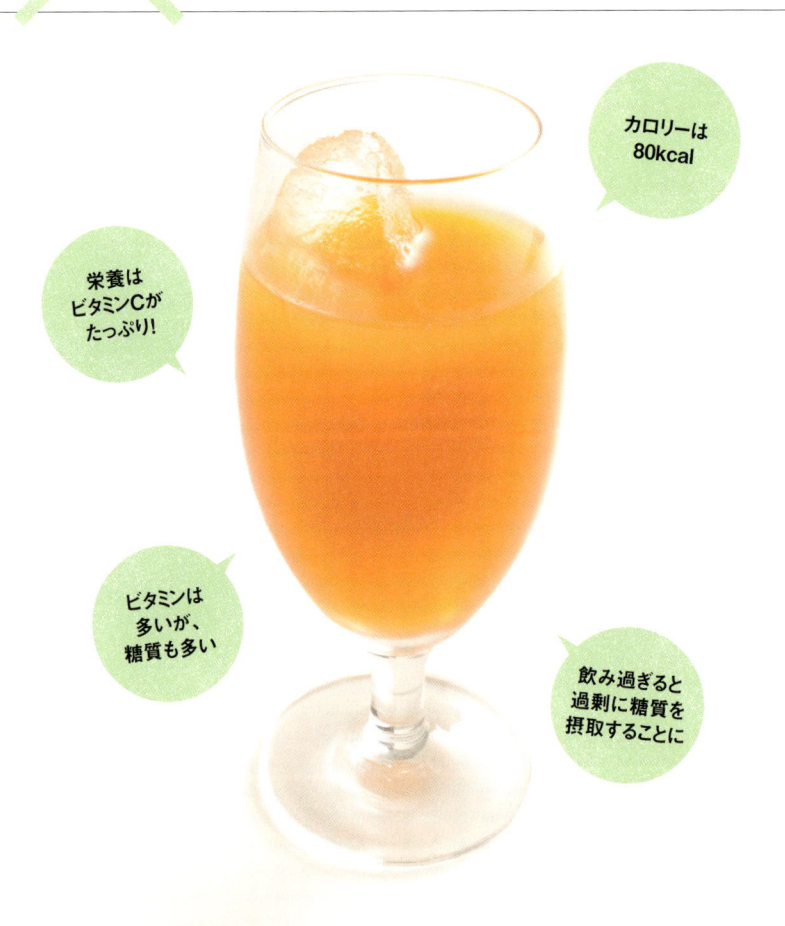

- カロリーは80kcal
- 栄養はビタミンCがたっぷり！
- ビタミンは多いが、糖質も多い
- 飲み過ぎると過剰に糖質を摂取することに

ダイエット中のお酒は太るもとだから、フレッシュジュースに変えてますっていう人、ちょっと待って！ ビタミンがとれるフレッシュジュースは肌にもよさそうだけど、飲み過ぎると危険。果物には果糖という糖分がたっぷり含まれているから、飲み過ぎに注意しましょう。お酒は選んで飲めば問題なし。カロリーも高いと思われがちですが、糖質さえ気をつけて、上手に選べばいつも通りに楽しめます。

GOOD お酒は選んで上手につきあう！

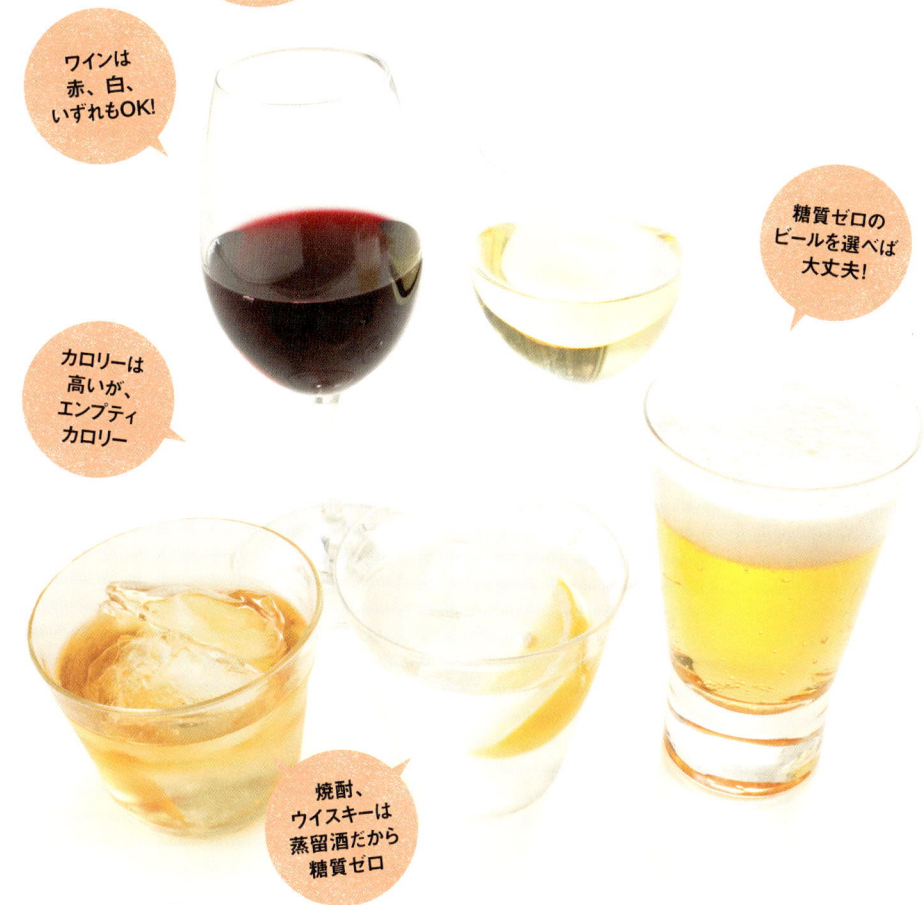

ワインは赤、白、いずれもOK！

糖質ゼロのビールを選べば大丈夫！

カロリーは高いが、エンプティカロリー

焼酎、ウイスキーは蒸留酒だから糖質ゼロ

お酒を飲めば、確実にやせる！

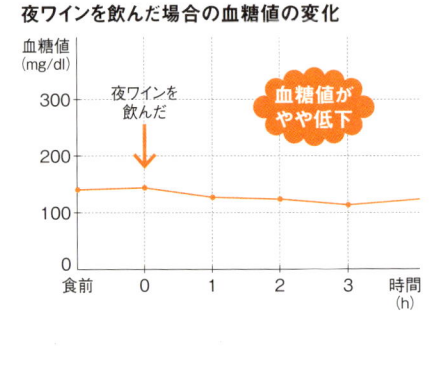

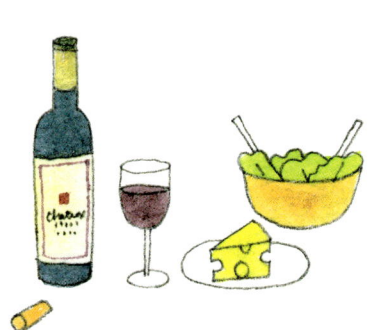

アルコールは血糖値を上げません

「酒太り」という言葉があるように、お酒の飲み過ぎは肥満につながるといわれています。しかし、お酒が直接の原因なのでしょうか？　お酒は確かに高カロリーですが、それよりも大事なのは糖質含有量です。糖質が多いお酒は、血糖値を上げるから太る原因に。それを避ければ、お酒は飲んでも太りません。

夜ワインを飲んだ場合の血糖値の変化

血糖値(mg/dl)

300
200
100
0

食前　0　1　2　3　時間(h)

夜ワインを飲んだ

血糖値がやや低下

ワインは翌朝の血糖値を下げる効果アリ

糖質の多いお酒は、ビールや日本酒、果実酒、紹興酒など。それ以外の焼酎、ウイスキー、ブランデー、ウオッカなどの蒸留酒は糖質ゼロだから安心。また、ワインは糖質を少し含みますが、適量なら問題ありません。適量のお酒は翌日の血糖値を下げる効果があります。お酒をおいしく飲んでやせましょう。

GOOD

16

アルコールはエンプティカロリーだから安心!

アルコールは高カロリーですが、エンプティカロリーといって、体内ですぐに燃やされ、蓄積されません。大酒を飲むことは避けた方がいいものの、適量の飲酒なら、血糖値を下げるので、かえって習慣にした方がやせやすい体質になります。おつまみは糖質の低いものを選べば安心。ただし、〆のラーメンやスイーツは気をつけて。急激な血糖値の上昇を招き、一気に脂肪を蓄えてしまうので要注意です。

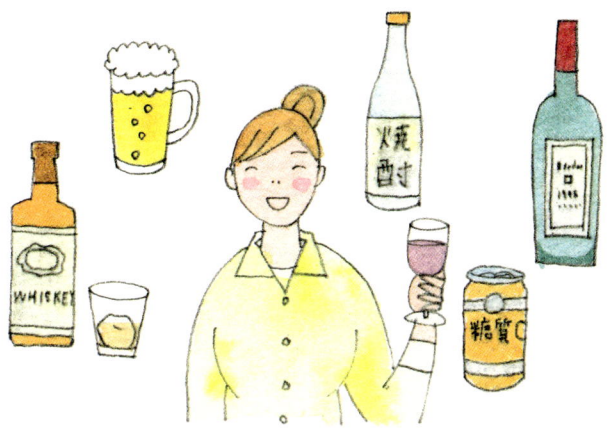

糖質OFFダイエットでおすすめのお酒

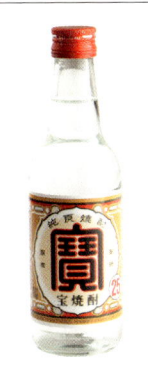

焼酎
原料に糖質が多い食材が使われていても、蒸留することで糖質カット。本格焼酎の方がおすすめ。

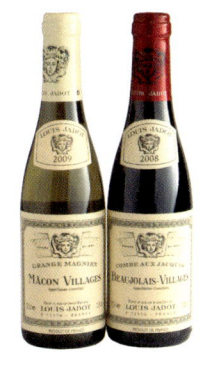

ワイン
ワインには血糖値をあまり上昇させない果糖が含まれていますが、辛口を選べば、白でも赤でもOK。

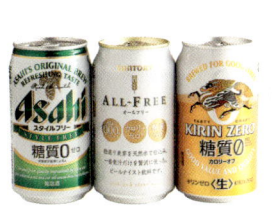

糖質ゼロビール
普通のビールは糖質が高めだから、避けた方が無難。糖質ゼロビールなら飲んでも安心。

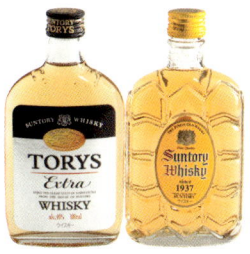

ウイスキー
蒸留によって取り出されたウイスキーは、糖質・脂質・たんぱく質ゼロ。ハイボールもおすすめ。

ダイエットの常識・非常識を検証！③

ダイエット中の外食はどっち？

ダイエットするなら、玄米菜食が一番！
と思っていませんか？　たしかに低カロリーでヘルシーですが、
本当にやせる食事なのでしょうか？

✗ BAD　和の玄米菜食

- カロリーは約450kcal
- 根菜も糖質が多い
- 玄米は体にはいいけど、糖質は多い
- 栄養はビタミン、ミネラルがたっぷり

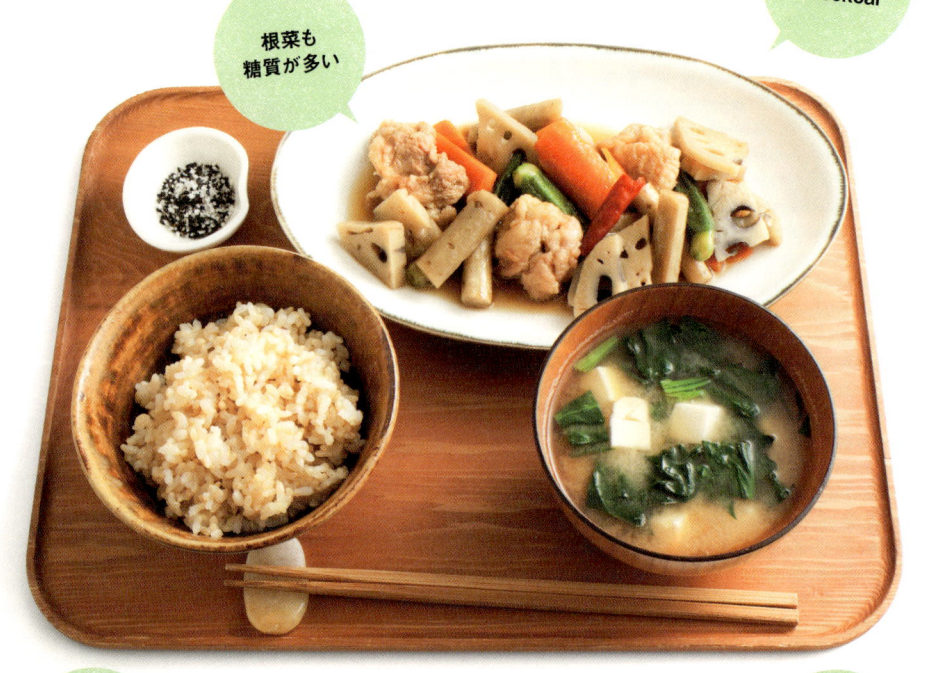

外食はダイエット中なら、だれでも悩むポイント。やっぱり肉や魚、卵は太るから、野菜中心の玄米菜食が一番！と思っていませんか？　たしかに野菜、玄米はビタミン、ミネラルも豊富で低カロリーだから安心。でも、玄米もお米だから、糖質がたっぷり。血糖値を上げます。また、にんじん、ごぼうなどは糖質が多め。バターと生クリームたっぷりのフレンチは敬遠されがちですが、気にせず食べても大丈夫なのです。

GOOD フレンチのフルコース

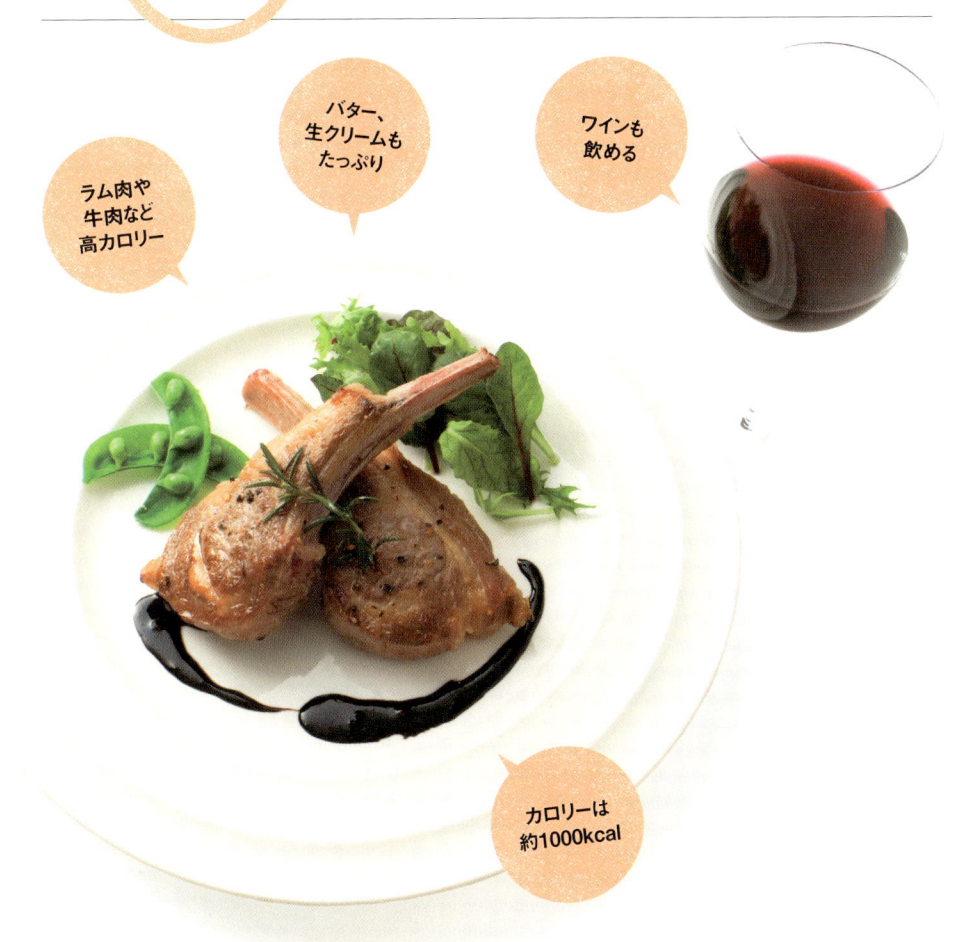

- ラム肉や牛肉など高カロリー
- バター、生クリームもたっぷり
- ワインも飲める
- カロリーは約1000kcal

カロリー制限なし！油を使っても大丈夫！

油・バター・生クリームを使っても太らない！

脂肪たっぷりの油、バター、生クリームは高カロリー。ダイエット中にはもちろん避けることが常識ですが、糖質OFFダイエットなら、気にせず食べても大丈夫。なぜなら、これらの油脂類は糖質が低く、血糖値を上げることはありません。フランス料理なども糖質を抜けば、ダイエット中でもおいしく楽しめます。

[油・バター・生クリームの100gあたりのカロリーと糖質量]

	カロリー	糖質
油	921kcal	0g
バター	745kcal	0.2g
生クリーム	433kcal	3.1g

玄米菜食は糖質がたっぷりだから注意！

玄米は繊維質やミネラルが豊富。また、にんじん、れんこんなどをメインにした根菜を中心に食べる玄米菜食は、ダイエット時に好まれる食事です。栄養の面から見ると体にいいのは確かですが、玄米も根菜も糖質が多いので、血糖値を上げます。なので、安心して食べ過ぎるのは危険です。

[玄米・根菜の100gあたりのカロリーと糖質量]

	カロリー	糖質
玄米	350kcal	70.8g
にんじん	37kcal	6.4g
れんこん	66kcal	13.5g

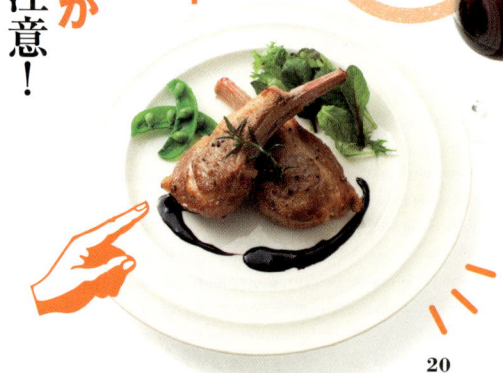

フレンチ料理や揚げ物だってOK！
おいしいものを食べてやせる

糖質OFFダイエットは、油のカロリーは気にしなくてもいいから、揚げ物や肉料理などを我慢する必要がありません。糖質さえ抜くことができれば、フランス料理やイタリア料理もおいしく食べられます。また、揚げ物もOKで、衣やつなぎの糖質を抜くことができれば、たっぷり食べても大丈夫。ダイエットにタブーなから揚げ、とんかつ、しょうが焼き、ステーキも糖質OFFダイエットなら楽しめます。

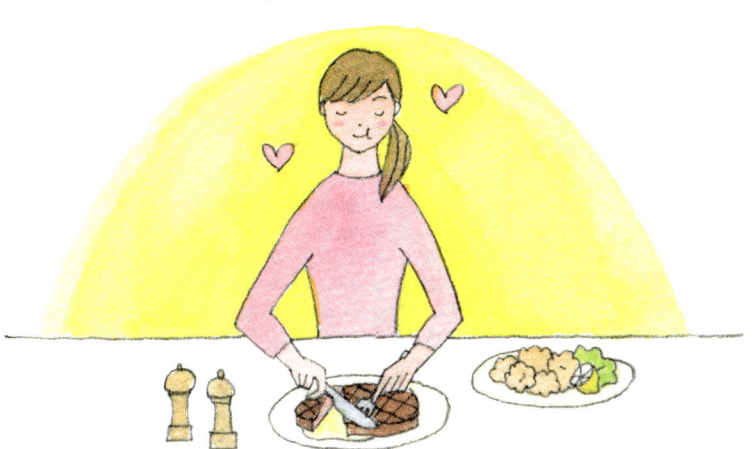

糖質OFFの安心グルメおかず

から揚げ
衣が気になるから揚げも、家で作るならドライおからで代用すればOK。外食の場合は衣が厚いものは避けましょう。

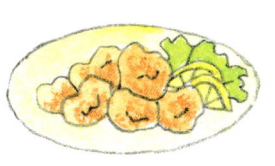

ステーキ
牛、豚、ラム、鶏肉をそのまま焼いて塩、こしょうでシンプルに食べられるステーキは、理想的なおかず！

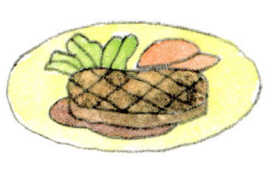

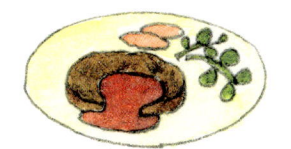

ハンバーグ
つなぎのパン粉だけが気になりますが、少量なのでOK。パン粉の代わりにおからを使えば完璧！

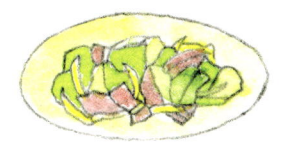

肉の炒め物
糖質の低いもやしやニラなどの野菜と一緒に炒めれば、油を使っても安心して食べられます。

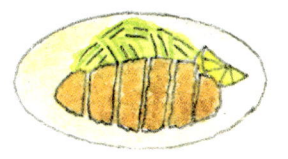

とんかつ
外食のとんかつなどのフライは、衣が厚いから注意。粗めのドライおからをパン粉の代わりにすればサクサク、安心！

ダイエットの常識・非常識を検証！④

ダイエット中の飲み会は?

お酒を飲み過ぎて、おつまみを食べたら一気に太りそう…。
といって、せっかくのお誘いを断っていませんか?
選び方を身につければ、飲み会も楽しめます。

✗ BAD 太るから断って、家で粗食を食べる

- 食べるのは夜8時頃
- カロリーは約500〜600kcal
- 食後はそのまま寝てしまう
- 作るのが面倒なので、お惣菜ですませる

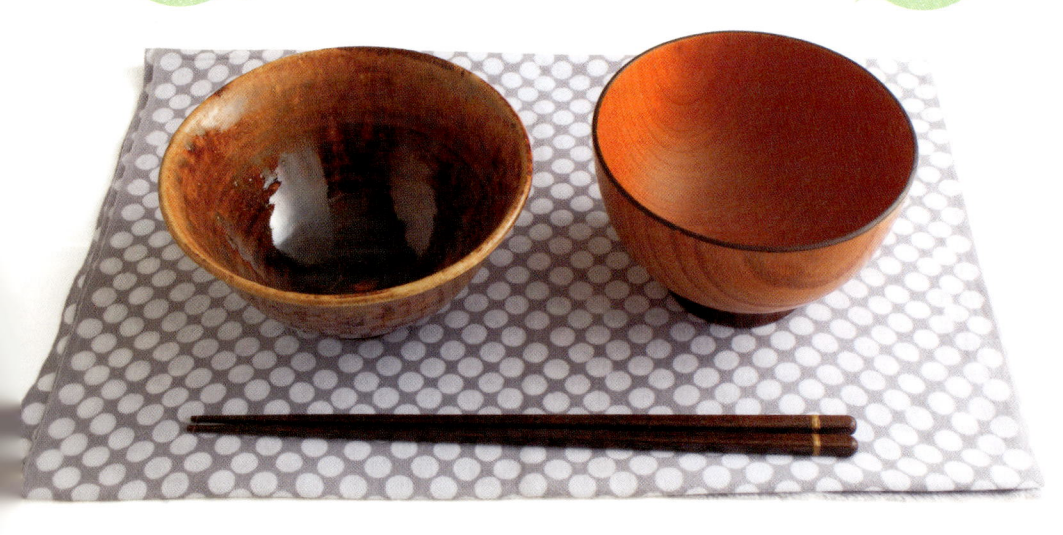

せっかくの楽しい飲み会の誘いも、ダイエット中だから…と断ってばかりだと、場がしらけるというもの。仕事を終えて帰ってから食べるとしても、20時から21時頃。もちろん疲れているから、帰りにスーパーに寄ってお惣菜を買って帰り、白いごはんとみそ汁、お惣菜1品を食べる…というパターンはかえって太りやすい傾向に。飲み会はお酒とおつまみの種類を選べば、思いっきり楽しめるので参加するのがおすすめです。

GOOD 喜んで飲み会に参加する!

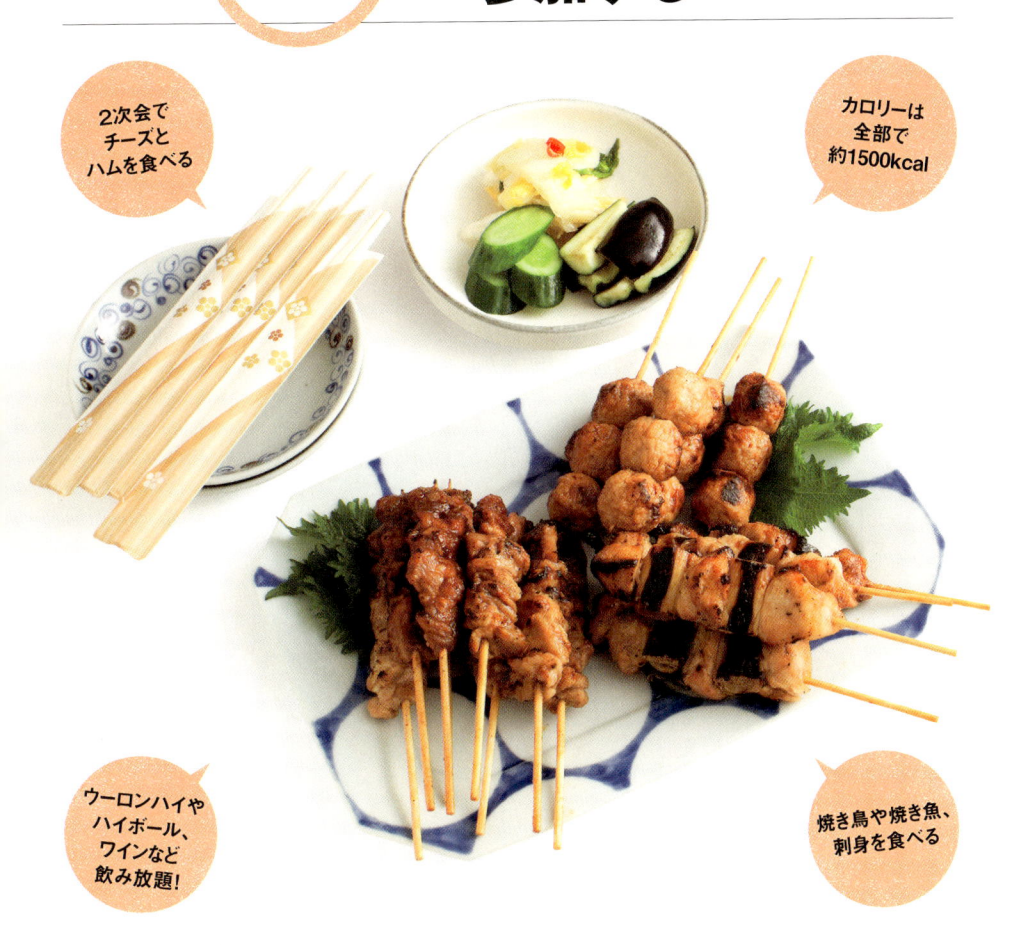

- 2次会でチーズとハムを食べる
- カロリーは全部で約1500kcal
- ウーロンハイやハイボール、ワインなど飲み放題!
- 焼き鳥や焼き魚、刺身を食べる

居酒屋は糖質制限なしで楽しめる!!

ダイエット中だからこそ、飲み会に参加しよう!

糖質OFFダイエットなら、お酒もOKだから、飲み会も楽しんで参加できます。しかも、お酒がある方が主食を抜きやすいから、ダイエットが成功する確率も上がります。また、定食と違って単品で頼むことができますし、糖質の低いメニューを選ぶことができますので安心です。たんぱく質と野菜を中心に選びましょう。

お酒の種類とおつまみを**賢く選ぶ**

居酒屋には、焼き鳥や焼き魚、刺身、チーズ盛り合わせ、サラダなど、糖質の低いメニューがたくさん。上手に選んで食べましょう。お酒は甘いカクテルや梅酒、日本酒、ビールは避けること。料理に合わせて、焼酎、ワイン、ウイスキーなどを選んで。ただし、飲み過ぎはくれぐれも注意。適量を心がけましょう。

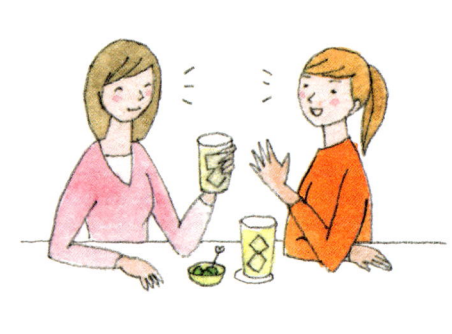

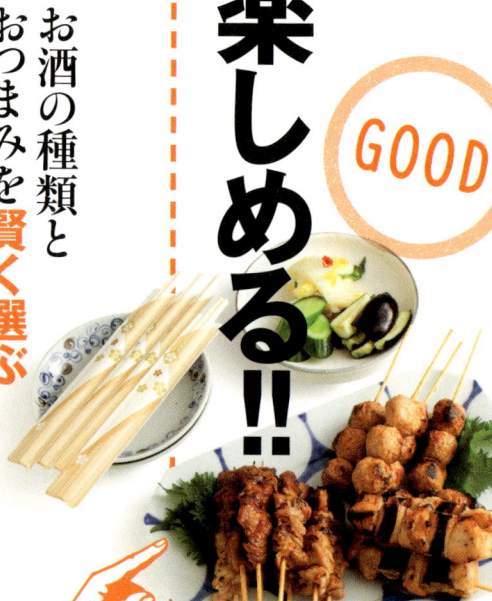

GOOD

NG

糖質OFFダイエットのおすすめおつまみ

焼き魚
シンプルな塩焼きがベスト。照り焼き、西京焼きなどは、糖質が多め。

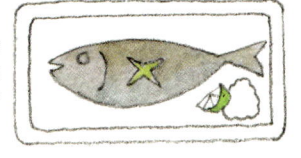

刺身
生の刺身もしょうゆでシンプルに味わって。カルパッチョ、サラダもOK。

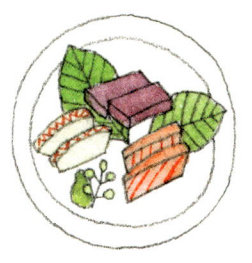

焼き鳥
たれよりも塩を選びましょう。砂肝、レバーなどは貧血予防にも。

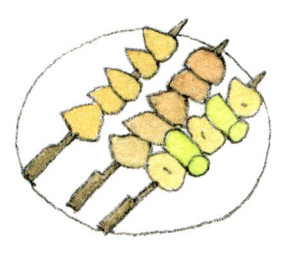

冷や奴
一番早くてヘルシーな冷や奴。カロリーも低いのでおすすめ。

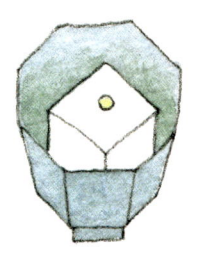

焼き厚揚げ＆油揚げ
ボリュームがあり、コクと満足感のある厚揚げと油揚げ。焼酎にぴったり。

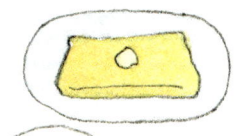

サラダ
ポテトサラダ、マカロニサラダは避けて、ツナ、海藻、豆腐、海鮮サラダをチョイス。

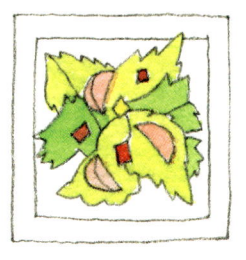

青菜のお浸し
ビタミン、ミネラルが豊富な青菜のお浸し、砂糖を使わない和え物がおすすめ。

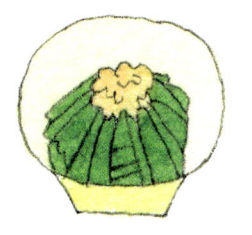

きのこバター
きのこは食物繊維も豊富で低カロリー＆低糖質。バターもOK。

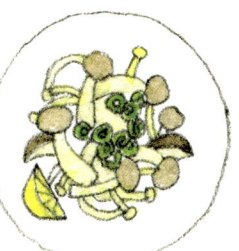

モツ煮込み
にんじんは糖質が多めですが、ねぎとモツ、大根は低糖質。焼酎にぴったり。

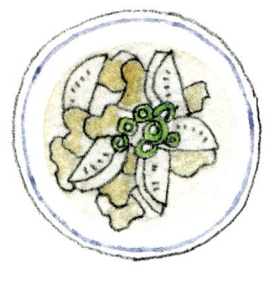

だし巻き卵
卵料理もおすすめのおつまみ。良質たんぱく質たっぷりなので悪酔いも防ぎます。

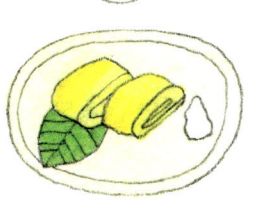

ダイエットの常識・非常識を検証！⑤

マヨネーズはどっちを選ぶ？

マヨネーズやドレッシングは高カロリーだから、
ノンオイルのドレッシングや低カロリーの調味料を選びがち。
本当にこれでやせる？

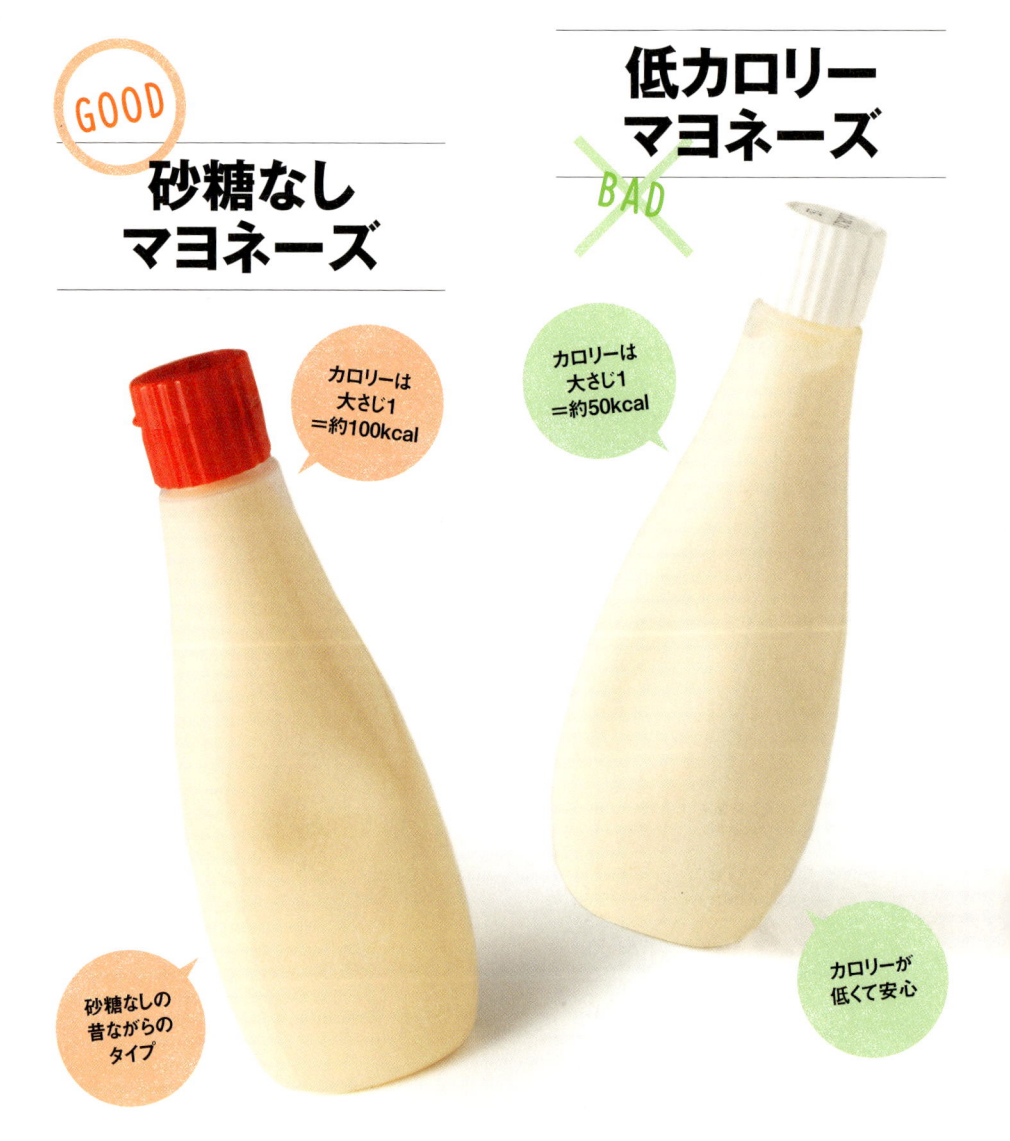

GOOD
砂糖なし
マヨネーズ

**低カロリー
マヨネーズ**
BAD

カロリーは
大さじ1
＝約100kcal

カロリーは
大さじ1
＝約50kcal

砂糖なしの
昔ながらの
タイプ

カロリーが
低くて安心

26

高カロリーでも砂糖なしのマヨネーズ！

低カロリーのものは油を減らす分、糖類をプラスしているものが多い

油たっぷりのマヨネーズは、ダイエットには不向きといわれています。低カロリータイプのものや低脂肪タイプのものも出回っていますが、それらは糖質が高いものが多く、安心してかけ過ぎると血糖値を上げてしまい、かえって太るもとに。選ぶなら砂糖の入っていない普通のマヨネーズが正解です。

ノンオイルドレッシングも糖質が含まれるのでかけ過ぎに注意！

ドレッシングにも同じことが言えます。市販のドレッシングには糖質が含まれているものがほとんどですが、ノンオイルドレッシングも糖質が多く含まれているものもあるので注意しましょう。カロリーが低いからといって安心できません。最近は糖質の低いドレッシングも出ているので上手に利用しましょう。

ノンオイルドレッシングの1食分(15g)のカロリーと糖質量

	カロリー	糖質
青じそ	14kcal	2.9g
中華	13kcal	2.1g
和風	16kcal	3.2g

ダイエットの常識・非常識を検証！⑥

ダイエット中のおやつは？

ダイエット中はケーキやスナック菓子はもちろんNG。
食物繊維が多くて低カロリーの
さつまいもを選ぶ？ それともチーズを選ぶ？

食物繊維が
豊富

カロリーは
131kcal

× BAD
さつまいも

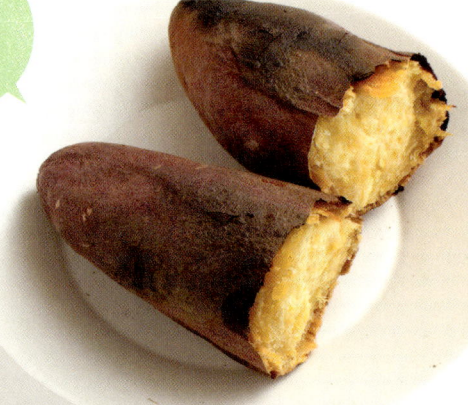

脂質、
カルシウムが
豊富

カロリーは
310kcal
（カマンベールチーズ）

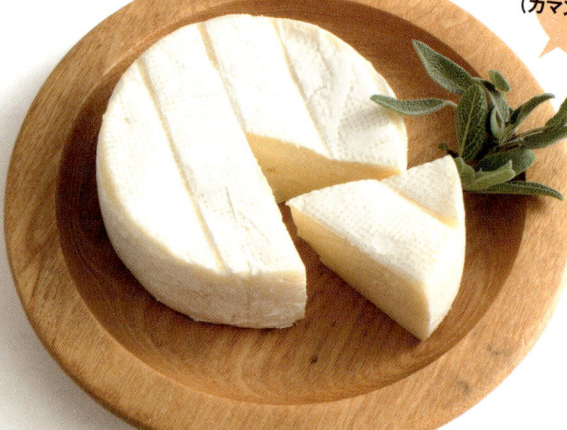

チーズ
GOOD

カロリー、脂質が多くても、糖質が低いものがおすすめ！

カロリーが低くても、糖質が多いいも、かぼちゃなどは避けて

食物繊維やビタミンCが豊富なさつまいもや、βカロテンやビタミンEが豊富なかぼちゃはカロリーが低い上、美容にもよい食材。でも、気をつけたいのが糖質量。さつまいもは100g中37.6g、かぼちゃは100g中21.6gで高糖質なので、血糖値を上げ、中性脂肪を溜め込むので、なるべく避けましょう。

いろいろな種類のチーズをおやつがわりに

おやつの中で一番おすすめなのがチーズ。チーズは脂肪、カロリーは高いものの、糖質が低いのでおすすめの食材。カルシウムも豊富で食べえもあるから、ダイエット中のイライラも解消できます。クリームチーズなら、ラカントSやパルスイートのような甘味料をかけて食べれば、立派なスイーツに。

いろいろ楽しめるチーズの種類

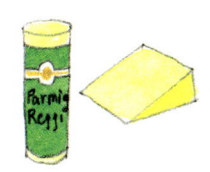

パルメザンチーズ
サラダにピッタリ。

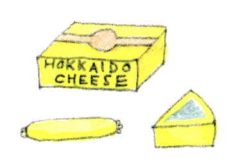

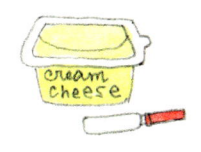

プロセスチーズ
おつまみに最適。

クリームチーズ
ラカントSなどの甘味料と合わせてデザートに。

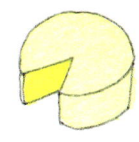

カマンベールチーズ
そのまま食べるほか、ディップなどもおすすめ。

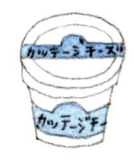

カッテージチーズ
低カロリー、低脂肪なので安心！

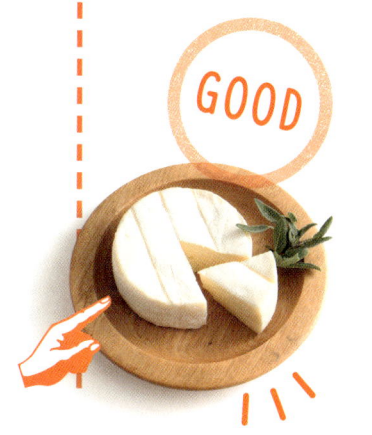

GOOD

糖質ダイエットは、だからやせる！

糖質を抜くとやせるということが理解できたら、人が太るしくみと血糖値の関係を知りましょう。そうすることで、確実にやせることが理解できるはず！

血糖値が上がると中性脂肪が増える

炭水化物をたっぷり食べて、血液中にブドウ糖が増えて血糖値が上がると、膵臓からインスリンというホルモンが分泌され、肝臓や筋肉にブドウ糖を取り込みます（グリコーゲンという物質にして貯蔵）。取り込む余地がなくなると脂肪細胞に中性脂肪といういう形でどんどん溜めます。これが太るということです。

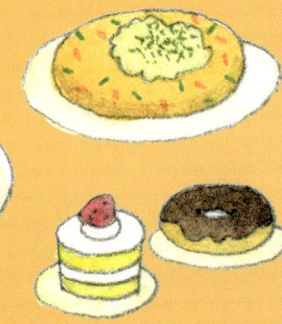

肥満ホルモンの正体はインスリン

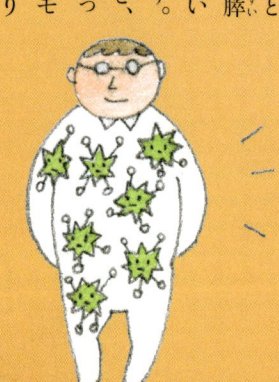

血糖値が急激に上がることで、血糖値を下げるために膵臓から多量にインスリンといううホルモンが分泌されます。このインスリンが多いほど、脂肪細胞に中性脂肪が溜まっていくので、別名肥満ホルモンともいわれています。太りやすい体質の人は、このインスリンが人より多く出やすいといわれています。

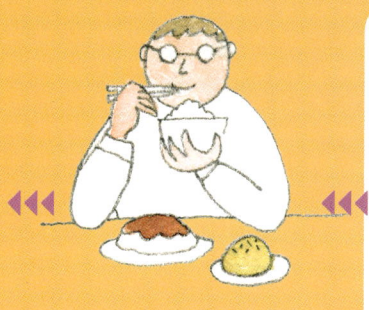

インスリンの作用と太るしくみ

炭水化物をたっぷり食べる

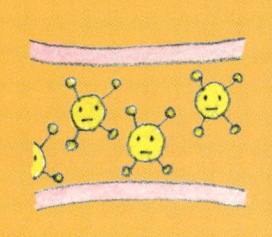

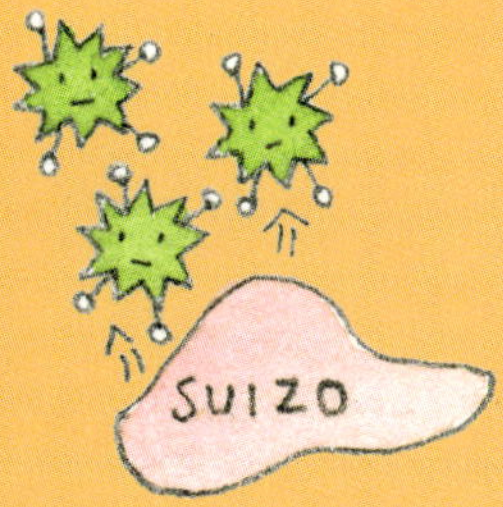

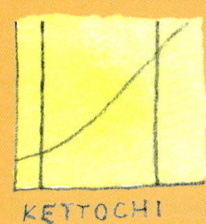

↓

血液中にブドウ糖が増える

↓

血糖値が上昇する（KETTOCHI）

▶▶▶

膵臓からインスリンが分泌される（SUIZO）

▶▶▶

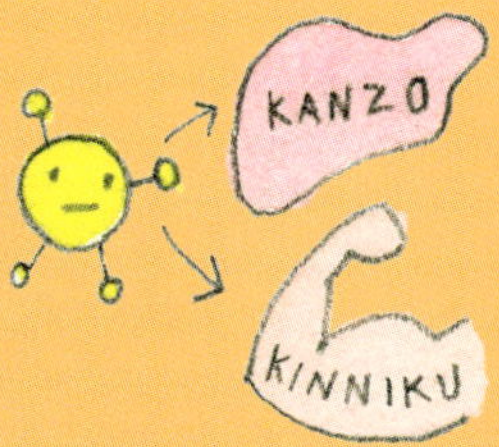

インスリンの働きで肝臓や筋肉にブドウ糖が取り込まれる（KANZO／KINNIKU）

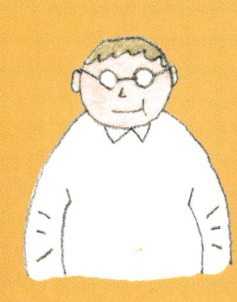

↓

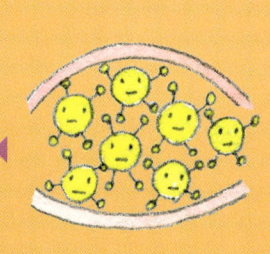

血液中にブドウ糖が過剰に増える

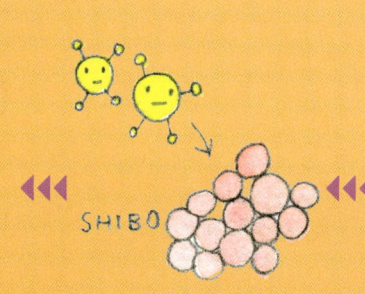

◀◀◀

余分なブドウ糖が中性脂肪に変わり、脂肪細胞に溜め込まれる（SHIBO）

◀◀◀

太る！

炭水化物の多い食材

下記の食材を制限すれば、確実にやせます。

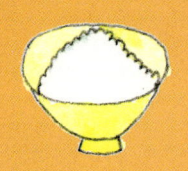

お米
主食のごはんはまさに糖質のかたまり。食べ過ぎは肥満のもとに。

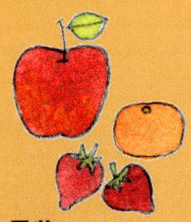

パン・パスタ
小麦粉で作られている主食。お米と同じく糖質のかたまりです。

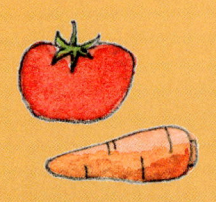

そば、うどん
ヘルシーなイメージが強いそば、うどんも糖質そのもの。

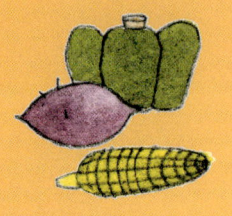

いも、コーン、かぼちゃ
基本的にホクホク、甘いものは糖質が高いから注意。

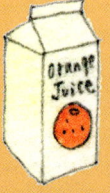

果物
みかん、りんご、もも、いちごなどの果物は果糖がたっぷり。

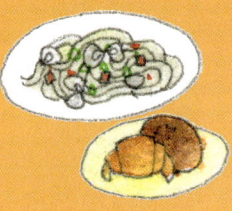

トマト、にんじん
緑黄色野菜も、糖度が高い野菜は避けましょう。

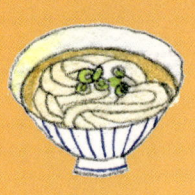

フルーツジュース
加糖のジュースはもってのほか。フレッシュのジュースも果物と同じなのでNG。

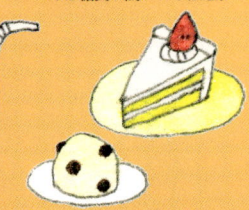

洋菓子・和菓子
お菓子は、血糖値を上昇させます。和菓子は100%糖質なので、特に注意。

炭水化物を制限すると皮下脂肪が消費される!

インスリンが余分な炭水化物を脂肪に変えて貯蔵しますが、体重が増えれば増えるほど、この作業にたくさんのインスリンが必要になります。太ると大量のインスリンがたえず血液中に放出されることになり、常に脂肪を体に溜め込もうとするため、悪循環に。

一方、炭水化物を制限すると、インスリンの分泌を正常に戻すので、今度は脂肪を分解し、脳や臓器にエネルギーを供給するしくみができることから、糖質OFFダイエットは理想的なダイエットといえます。

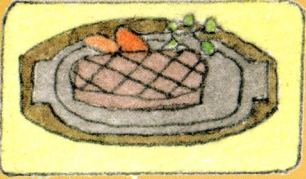

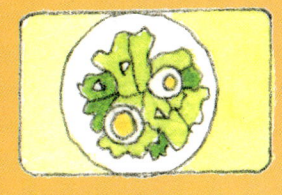

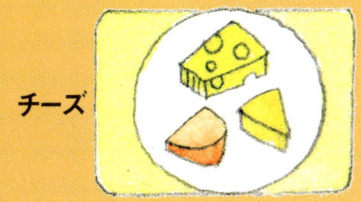

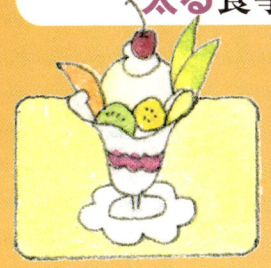

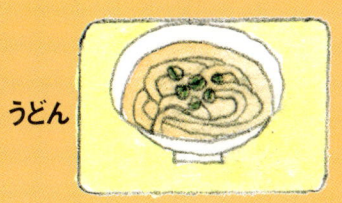

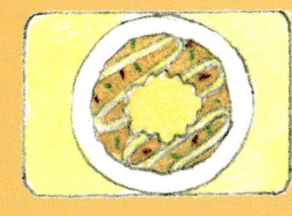

やせる食事	太る食事
ステーキ	お菓子
サラダ	うどん
チーズ	お好み焼き

糖質依存の食生活を変えることが、やせる体質作りの第一歩!

ごはんやパン、パスタや甘いものを食べていないと気がすまない状態を炭水化物中毒、または糖質依存といいます。もし、食べても食べても満足できず、食後にお菓子を食べてしまうなど、心当たりがあったら、インスリンの分泌異常によって肥満を引き起こしていることが考えられます。糖質OFFダイエットでインスリンの分泌を正常に戻し、健康的にやせましょう。

こんな時はどうすればよい？
糖質OFFダイエットQ&A その①
本当に糖質制限して大丈夫？　実際にはじめてみて感じる体の変化に関しての疑問を解決しておきましょう。

Q 腎臓障害があってもこのダイエットは可能ですか？

A 血液検査で血清クレアチニン値が高値で腎臓障害がある場合と、活動性の膵炎がある場合は、糖質OFFダイエットの食事は、高たんぱく＆高脂肪食になるので適していません。また、すでに経口血糖降下剤の内服やインスリン注射をしている糖尿病の人は主治医と相談を。

Q インスリンが太るホルモンなら、やせるホルモンはありますか？

A やせるのに関係するホルモンにレプチンがあります。食欲中枢に作用して、満腹だという情報を脳に伝達するホルモンです。ゆっくり食べれば、レプチンが出て満腹感を感じ食べるのをやめることができます。また睡眠不足になると、このレプチンが効かなくなり太りやすくなります。

Q 糖質を食べないと脳が働かないと聞きましたが大丈夫でしょうか？

A ごはんやパンなどの糖質を抜くと脳の働きが鈍くなるといわれますが、それは、脳はブドウ糖しか利用できないと思われているからです。実際はそうではなく、ブドウ糖が減ると筋肉や肝臓に溜め込んだグリコーゲンから、すぐにブドウ糖をつくり出せます。

Q 順調に体重が減っていたのに、急に増えてしまいました。

A 私たちの体には体重が減ってきたことを感知し、減るのをストップさせるメカニズムがあります。具体的には、基礎代謝を下げて体重が減らないように働きます。また、炭水化物を取りたくなる強い欲求が出てくるので踏みとどまって。体重が減るのは階段状に下がると覚えておきましょう。

もっと知りたい！100g中の糖質量 その①
いつも食べている主食や果物の糖質をチェック！

焼き麩	53.2g
小麦粉（薄力粉）	73.4g
片栗粉	81.6g
パン粉（乾燥）	59.4g
餃子の皮	54.8g

果実類
アボカド	0.9g
いちご	7.1g
キウイフルーツ	11.0g
グレープフルーツ	9.0g
バナナ	21.4g
りんご	13.1g
レモン	7.6g

ライ麦パン	47.1g
ロールパン	46.6g
ナン	45.6g
うどん（ゆで）	20.8g
そうめん・冷や麦（乾）	70.2g
そば（乾）	63.0g
ビーフン（乾）	79.0g
スパゲッティ（乾）	69.5g
中華麺（生）	53.6g
蒸し中華麺	36.5g
即席中華麺（油揚げ味つけ）	61.0g
マカロニ（乾）	69.5g
もち	49.5g
生麩	25.7g

穀類
ごはん（白米）	36.8g
玄米ごはん	34.2g
食パン	44.4g
フランスパン	54.8g
クロワッサン	42.1g

Part 2

段階別 実践!
糖質OFFダイエット

糖質制限することでやせることが理解できたら、さっそく実践してみましょう。
3日、7日、14日間と段階を踏んで体を慣らしていくことも大きなポイントです。

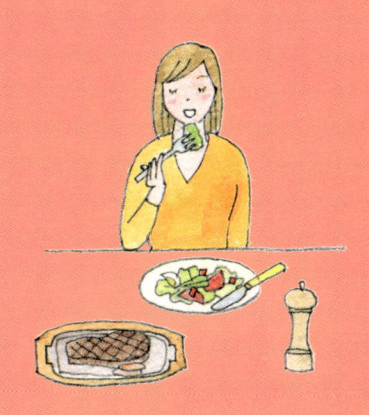

実践編

糖質OFF ダイエットをはじめよう!

糖質OFFすることでやせるしくみがわかったら、ダイエットのポイントを押さえて、さっそく挑戦してみましょう。

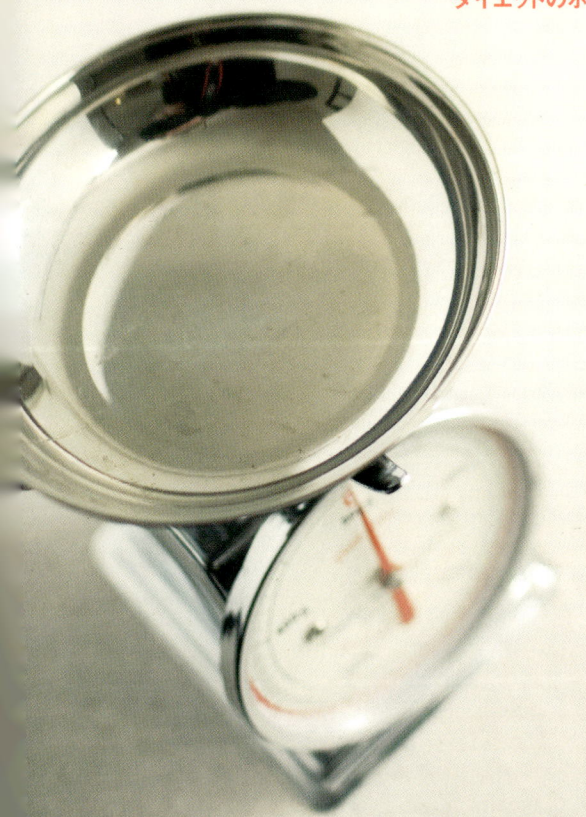

月に2～3kg、確実にやせるのが理想です

ダイエットをはじめるときは、短期間でやせるのを望むかもしれませんが、極端に一気にやせると体によくありません。体調を崩し、肌はボロボロ、気力がなくなったり、免疫力が低下し、風邪を引きやすくなったりなど、体に悪影響を与えます。体のことを考えると、月に2～3kg、徐々に確実にやせていくのが理想です。炭水化物を抜くだけの糖質OFFダイエットは、ゆっくり確実にやせられるダイエット。ポイントを押さえながら確実にやせましょう。

Step 1
目標を設定しよう

まずはどのぐらいやせたいのか、目標を設定しましょう。モチベーションを高めるためにも必須です。ボディマス指数（BMI）を使って標準体重を出して目標の設定を。もっとスリムに見せたいという人は、美容体重（見た目が美しく見え、健康を害さない適度な体重）を目指しましょう。

BMI指数＝
体重(kg)÷(身長(m)×身長(m))

[BMI指数] 18.5以上〜25未満が適正数値です。下記の計算式で自分の標準体重、美容体重を求めましょう。

標準体重＝身長(m)×身長(m)×22
美容体重＝身長(m)×身長(m)×20

Step 2
朝と夜に体重を量って記録しよう

毎日、朝と夜に体重を量って記録しましょう。これは、ダイエットを成功に導くために大切な方法です。1日2回、朝は排泄した後に、夜は就寝前に、なるべく一定の時間に量るのがポイント。体重の変化がわかるとともに、食事のコントロールや意欲につながります。

* 1日に2回決まった時間に、決まった（似たような重さの）服装で計る
* 計る時間は朝起きてトイレに行った後と、就眠直前に計る
* 計るのを忘れた時は前日の体重を入力する
* 記入漏れがあるとダイエット中止のきっかけになるのでなにかしら入力する
* 生活記録にはその日あったこと [食事内容・ダイエット方法・過違］などを入力していく
【その日の行ったことを記録しておくと体重増減の原因がわかります】

Step 3
主食を抜いて糖質の少ない食品を選んで食べる

まずは、主食を抜きましょう。ごはん、パン、麺などの主食を食べず、おかずのみを食べるようにします。最初は物足りなさを感じるかもしれませんが、徐々に慣れていきます。いもやかぼちゃ、果物など、糖質の多い食品も避けましょう。お菓子は極力食べないようにがんばって。

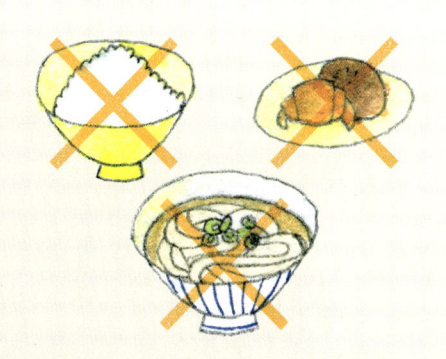

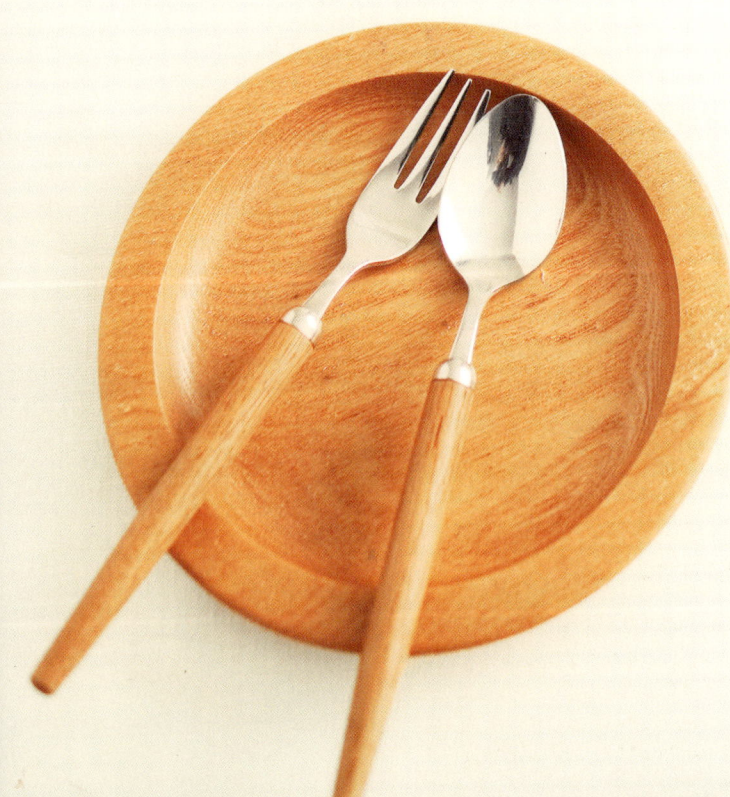

3日間で体を慣らす

まずは

糖質OFFダイエットをはじめよう！と決めたら、まずは3日間実践してみましょう。朝、昼、夜の食事で実践してみることによって、体の変化などをつかむことができます。

3日間はとにかく糖質を抜いてみて

3日間は糖質をしっかり抜くことが成功の鍵。ごはん、パン、麺類の主食を抜き、低糖質の食材を選んで食べてみましょう。最初は糖質を抜くことに抵抗があるかもしれませんが、この3日間だけは、と強い気持ちで取り組みましょう。糖質は1日30gが目安です。

1、2日目には体調の変化も

糖質をたっぷりとっていた人が、いきなり糖質OFFをすると、頭痛がして頭がボーッとしたり、体がだるくなるなど体に変調が起きてくる場合があります。また、血中のケトン体濃度が高くなることによって、脱水症状を起こすこともあるので水分補給はまめにしましょう。

38

体験リポート!

〈川崎市 Y.Mさん(男性)41歳〉

3日間糖質ダイエット!!

			献立	体重	comment
1日目	朝	6:30	●納豆オムレツ ●鶏肉の白菜煮	72.4kg	いよいよ、スタート! 便通アリ
	昼	12:30	●和風ハンバーグ ●ゆで卵 ●ほうれん草とベーコンのサラダ		ランチで、 糖質OFF弁当を 探すのに苦戦。
	夜	20:00	●チキンのトマト煮 ●水菜としらすのサラダ ●白菜と卵のスープ 飲酒 ●焼酎お湯割り2杯	72.0kg	すでに0.4kg減!
2日目	朝	6:30	●冷や奴 ●チキンのトマト煮 ●白菜スープ	71.3kg	ちょっと立ちくらみ。 少し辛い。 便通アリ
	昼	12:30	●チキンの照り焼き ●温野菜 ●だし巻き卵 ●コーンポタージュスープ		今日もコンビニで ランチ購入!
	間食	19:30	●せんべい		思わず食べてしまった… 反省。
	夜	23:40	●刺身 ●ハンバーグ ●ブロッコリーサラダ ●もやしナムル 飲酒 ●焼酎お湯割り4杯	70.7kg	1kg以上減! すごい!
3日目	朝	6:50	●白菜きのこスープ ●しらすオムレツ ●プロセスチーズ	69.9kg	昨日までの辛さが なくなった! 便通アリ
	昼	12:30	●プロセスチーズ ●なめこ汁		時間がなくて、 とりあえず。
	間食	19:30	●せんべい		また食べてしまった… 反省。
	夜	24:30	●冷や奴 ●しらす納豆 ●焼き塩鮭 ●しいたけ煮 ●昆布巻き 飲酒 ●焼酎お湯割り3杯	71.0kg	朝より結構増えた!

3日間で1.75kg減!

感想 最初は慣れるまで少し辛かった。2日目には立ちくらみなどがあったけど、3日目になったら、元気が出てきた。それにしても3日で1.75kg減※ってすごい!

※(朝の体重+夜の体重)÷2で1日の平均を算出し、1日目と3日目の体重の差を計算。

7日間、14日間に挑戦！

まだまだ、イケそう！

まずは3日間挑戦してみて、まだまだイケそう！と思ったら、次は7日間に挑戦してみましょう。そしてその次は14日間というように無理なく進めて効果を実感しましょう。

3日目を越えると、急に体が慣れてくる！

糖質OFFダイエットを実践すると、多少の体調の変化を感じ、辛く思うこともあるようですが、3日目を越えると急に体が慣れてきます。多い人で1日0.5kg～1kgほど体重が減る場合も。3食炭水化物を抜くことにも慣れ、おいしくダイエットを続けることができるようになります。

7日目で急に体重が落ちることも

3日間実践して体も慣れ、継続して糖質OFFダイエットを続けていくと、1週間で1～1.5kgぐらいの減量を体感することができます。この目に見えて減量しているという実感が、ダイエットの励みになります。まだまだイケそう！という人は、14日間を目標にがんばりましょう！

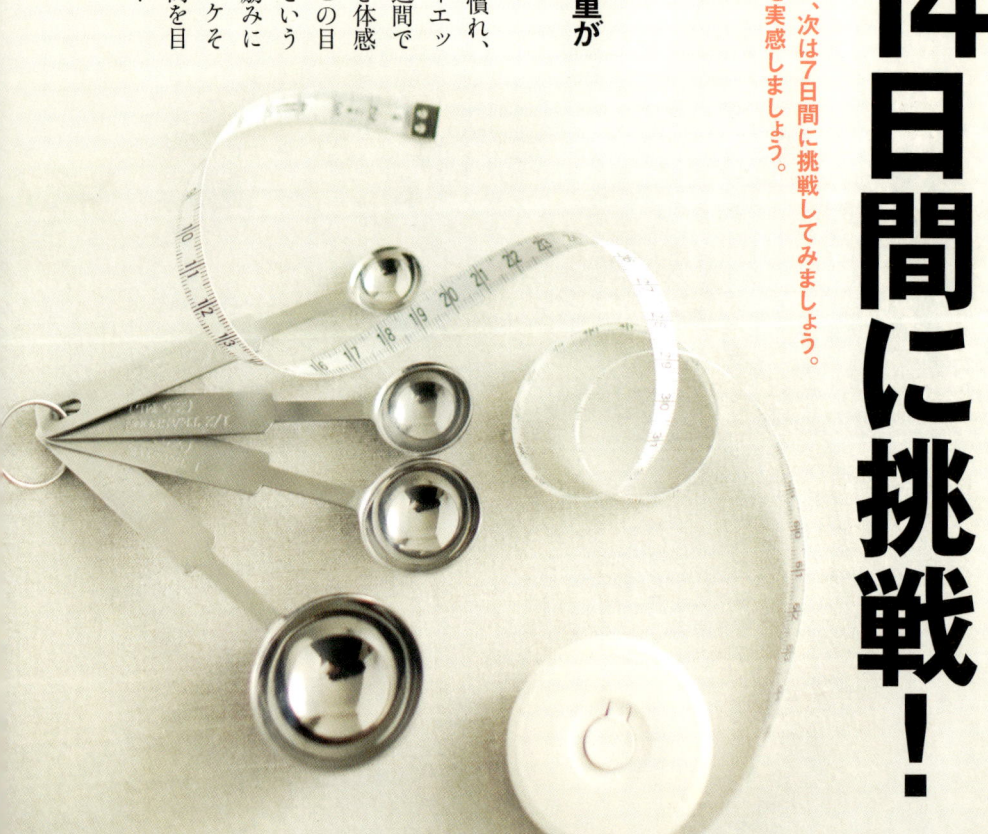

体験リポート!

〈川崎市 Y.Mさん（男性）41歳〉

7日間糖質ダイエット!!

			献立	体重	comment
4日目	朝	9:00	●しらすオムレツ　●焼き魚（塩鮭） ●ほうれん草ソーセージ炒め ●白菜スープ	70.6kg	体調いい感じ。 体重も少し減ってる! 便通アリ
	昼	15:00	●チキンナゲット　●白菜ツナサラダ ●かき玉ほうれん草スープ		子供たちと マックでテイクアウト。
	夜	19:50	●手羽先煮込みスープ ●ひめほっけ　●アボカドたらこサラダ ●もやしナムル　●数の子　●冷や奴 飲酒 ●赤ワイン2杯　●焼酎お湯割り3杯	71.3kg	夜、食べ&飲み過ぎて 反省。
5日目	朝	9:00	●目玉焼き　●ツナサラダ ●ウインナースープ	70.5kg	体調良好! 便通アリ
	昼	13:30	●パストラミチキン　●ゆで卵 ●白菜スープ		食べるものがない…。
	間食	15:00	●スナック菓子		お腹がすき過ぎて、 思わず。
	夜	19:00	●シーザーサラダ　●だし巻き卵 ●ぶりの刺身　●焼き鳥（砂肝） 飲酒 ●赤ワイン1杯　●焼酎お湯割り2杯	70.4kg	軽く居酒屋で食事。
6日目	朝	7:00	●納豆オムレツ ●生ハムレタスサラダ　●ウインナー	69.7kg	だいぶ慣れてきた! 便通アリ
	昼	13:30	●豚のしょうが焼き　●生野菜サラダ ●わかめのみそ汁		豚のしょうが焼きが 食べられるのがうれしい。
	夜	19:20	●あぶり焼きチキン　●ソーセージ ●和風サラダ 飲酒 ●ウーロンハイ1杯	70.5kg	疲れ気味。 便通アリ
7日目	朝	7:40	●ゆで卵　●ハムサラダ ●ソーセージ　●コーンスープ	69.8kg	やっと1週間が経った! 便通アリ
	昼	12:20	●おでん（ちくわ、大根、卵など） ●鶏から揚げ　●ほうれん草のごま和え		おでんって お腹が満たされる。
	夜	20:00	●ブロッコリーツナ卵サラダ ●肉豆腐　●ほうれん草ベーコン 飲酒 ●焼酎お湯割り5杯	70.7kg	飲み過ぎました。 （反省）

感想　すっかり糖質OFFの生活にも慣れてきた。しかも、順調に体重が減るのがうれしい。7日で約2kg※減った!

7日間で約2kg減!

※（朝の体重＋夜の体重）÷2で1日の平均を算出し、1日目と7日目の体重の差を計算。

Part 2　段階別 実践! 糖質OFFダイエット

体験リポート!

〈川崎市 Y.Mさん（男性）41歳〉

14日間糖質ダイエット!!

			献立	体重	comment
8日目	朝	9:00	●ブロッコリーツナ卵サラダ ●肉豆腐　●納豆	**69.8**kg	食べるものがなくなってきた。 便通アリ
	昼	15:00	●チキンナゲット ●レタスサラダ		今日はマックで ランチ。
	夜	21:30	●焼き魚（たちうお）　●豆腐サラダ ●川えびから揚げ　●ぶり刺身 ●大根煮 飲酒　●焼酎お湯割り6杯	**70.4**kg	会社の飲み会で たっぷり食べて飲んだ。
9日目	朝	7:00	●鶏のから揚げ	**69.3**kg	体重の減りがすごい！ 便通アリ
	昼	13:30	●ゆで卵　●笹かまぼこ ●チーズポテトスープ		新幹線の移動中に 食べた。 食べるものがない…。
	間食	17:40	●せんべい		夕方、小腹が すいたので。
	夜	19:00	●豚肉と野菜のうま煮 ●納豆 飲酒　●焼酎お湯割り3杯	**70.3**kg	おかずが足りなくて、 納豆も食べた
10日目	朝	7:10	●肉豆腐 ●野菜えびスープ	**69.5**kg	豆腐が お腹にやさしい。
	昼	13:30	●バンバンジーサラダ ●コーンポタージュスープ		今日もゆっくり 食べる時間がとれず。
	夜	24:30	●小えびサラダ　●タコのマリネ ●ほうれん草ソテー　●肉豆腐 ●ゆで卵 飲酒　●発泡酒（糖質ゼロ）1缶 ●赤ワイン3杯　●焼酎お湯割り2杯	**70.4**kg	最近少し便秘気味。
11日目	朝	6:50	●冷や奴 ●プロセスチーズ	**70.1**kg	朝食べるものに迷う。 便通アリ
	昼	13:30	●トマトバジルスープ ●チーズかまぼこ		新幹線の中で。食べる ものがなくて困った！
	夜	20:00	●厚揚げ白菜煮　●ツナもやし炒め ●えび野菜スープ 飲酒　●焼酎お湯割り7杯	**70.0**kg	酒の量が 増えています…。

体験リポート!

		献立	体重	comment
12日目	朝 8:40	●焼き魚(サバ) ●野菜スープ ●厚揚げ煮 ●かにかまオムレツ	68.9kg	また、体重が減ってる!
	昼 13:10	●オニオンスープ ●豆腐サラダ		便秘気味なのが気になる。
	夜 20:10	●まぐろ刺身 ●かにかまオムレツ ●ほうれん草のベーコン炒め ●豚汁 飲酒 発泡酒(糖質ゼロ)2缶 ●焼酎お湯割り5杯	70.3kg	食べ過ぎたのか、少し体重が戻った。
13日目	朝 6:50	●豚汁 ●プロセスチーズ	69.3kg	たっぷりの野菜と豚汁でお腹満足。便通アリ
	昼 14:30	●チンジャオロースー ●卵スープ ●サラダ		中華料理屋で。ごはんをはずしてもらう。
	夜 24:20	●豚肉とブロッコリー炒め ●もやしナムル ●卵きのこスープ ●納豆 ●チーズ 飲酒 ●ウーロン杯1杯 ●焼酎お湯割り5杯	70.2kg	寝たのは早朝4:20。
14日目	朝 6:40	●鶏肉と白菜のスープ ●納豆オムレツ ●ほうれん草ベーコン炒め	69.4kg	今日が最終日!便通アリ
	昼 12:20	●コーンポタージュスープ		今日も食べ損ねた。
	夜 20:00	●鶏肉、白菜、豆腐の中華スープ ●鮭のちゃんちゃん焼き ●チーズ 飲酒 ●発泡酒(糖質ゼロ)1缶 ●焼酎お湯割り5杯	69.6kg	最終的に約3kg減!

感想 この1週間は、だんだん食べるものがなくなって、苦労した。一度急に体重が戻ったが、最後にはやせてよかった。空腹感や体調を崩すことなく、2週間で約3kg※やせたのはすごいと思った。

14日間で約3kg減!

※(朝の体重+夜の体重)÷2で1日の平均を算出し、1日目と14日目の体重の差を計算。

体重がどんどん減っていくのが実感できる、楽しいダイエット

糖質OFFダイエットは、糖質の高いものさえ避ければ、体重計で量るごとに体重の変化がわかり、楽しんでダイエットに励むことができます。また、どんなダイエットでも決して直線的に体重は減りません。必ず、体重減少が定期的にストップします。その理由は、私たちの体には体重が減ってきたことを感知し、減るのをストップさせるメカニズムがあるからです。具体的には、基礎代謝を下げて体重が減らないように働きます。ここを超えれば、また必ず体重は減りはじめるので、継続してがんばりましょう。

Part 2 段階別 実践! 糖質OFFダイエット

いきなり糖質OFFが難しい人の
お助けプログラム

糖質をいきなり抜くのが、どうしても無理に感じる人のためのプログラムを紹介。すぐに効果は期待できませんが、ゆっくりじっくりと取り組んで体を慣らしていきましょう！

● 朝、昼は炭水化物を少なめに、夜を抜く

糖質を一気に抜いてしまうことに抵抗がある人は、朝、昼の主食の量を少なくして、夜は糖質を抜きましょう。そして、ごはんを食べるなら、血糖値の上昇がゆっくりの玄米や雑穀米がおすすめ。朝、昼は主食を½量にして体を慣らし、少しずつ減らしていきましょう。夜はおかずを中心に、糖質は抜いて。お酒は飲めるので、糖質ゼロビールやワイン、焼酎などお好みで。間食も食べてもいいですが、なるべく糖質の少ないもの、お菓子なら½量にするなど工夫しましょう。

● プラス運動で脂肪を燃焼させて

朝と昼に主食を食べたり、間食をした分、運動をプラスすれば大丈夫。ウォーキングやランニングなどの有酸素運動

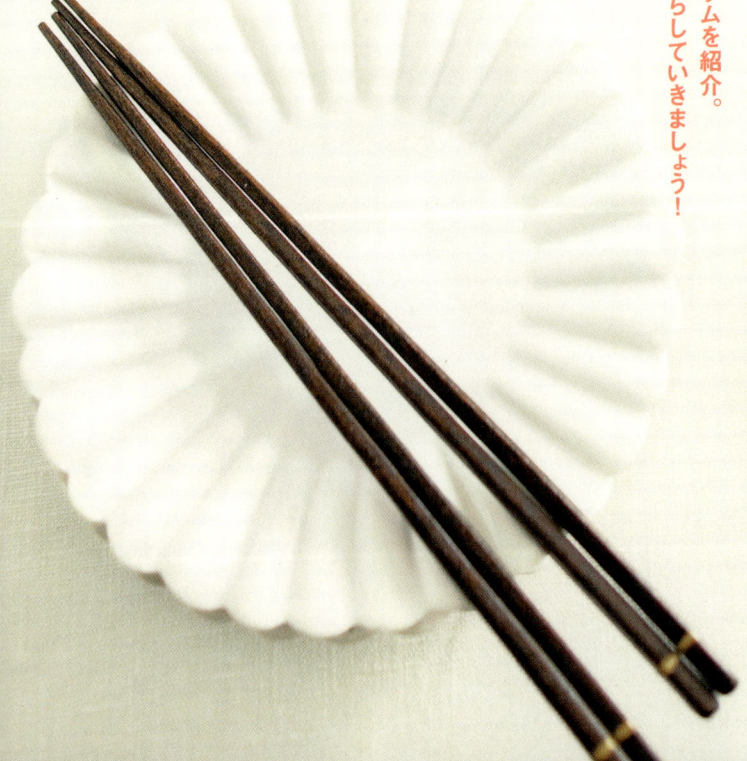

で、脂肪を燃焼させましょう。効果的なのは、主食を食べたあと、できるだけ早く10分でも20分でも歩くこと。それによって糖質を消費してくれます。

少しずつ実感してきたら、朝、昼も炭水化物を抜いていきましょう

最初は炭水化物を抜くのが辛かった人でも、1週間を過ぎれば、少しずつ慣れてきます。夜の糖質OFFに慣れてきたら、朝を抜く、というように徐々に慣らしていきましょう。昼ごはんを抜くのが厳しい人は、少しずつ主食の量を減らす、糖質の多い食材は減らすなど意識しましょう。そうすることで、少しずつ、確実に体重が減っていくのを実感できるでしょう。

お助けプログラム食事例

朝
- 玄米ごはん
  (半分残す)
- しじみのみそ汁
- 鮭の塩焼き
- ほうれん草のごま和え

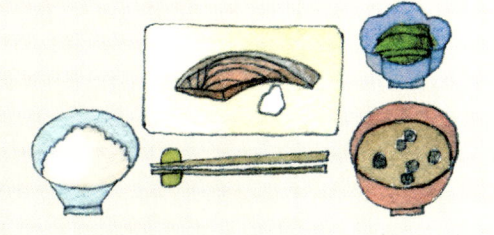

昼
- 五目あんかけ焼きそば
  (具をメインで食べて麺は半分以上残す)
- 卵スープ

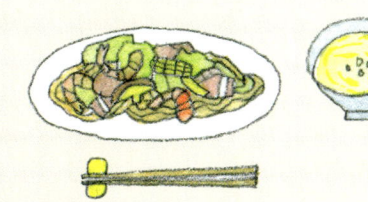

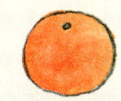

間食
- みかん1個

夜
- 焼き肉
- シーフードサラダ
- 枝豆
- ウーロンハイ
- 焼酎お湯割り

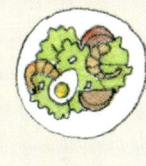

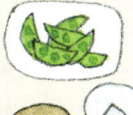

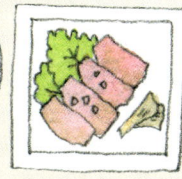

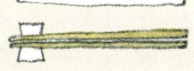

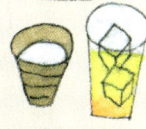

よりやせやすくなる！糖質OFFダイエットを成功させるコツ

糖質OFFダイエットをはじめてみて、なかなかうまくいかないことなど、疑問点も出てくることでしょう。疑問点を解決することがダイエット成功の近道です。

糖質OFFダイエットの悩みBEST3

1位 便秘気味で体重の減りが少ない

主食を抜いてから、便通が悪くなってしまった。そのせいか、体重の減りが少ない。

2位 生理前になると体重が増える

がんばっているのに、急に体重が増えたり、食欲が湧いてくる時期。上手につき合ってやせ体質をつくろう。

3位 思ったより、体重が減らない

低糖質のものを選んで、主食もしっかり抜いているのに、どうして減らないの？

悩み1位

便秘気味で体重の減りが少ない

解決！
水は1日2リットル以上飲むこと

便秘の原因はごはんを食べなくなるため

どんな形のダイエットでも便秘はつきものといわれています。特にごはんやパンを減らしたり、食べなくなるとそれに含まれる食物繊維摂取量が減るため、便秘しやすくなります。

解消するためには、その分、今まで以上に繊維の多い野菜や海藻をとる必要があります。水溶性と不溶性の食物繊維をバランスよく取り入れましょう。

朝起きぬけに冷たい水を飲むと効果的

食事から摂取する水分量が減ってしまうために、腸の水分量が減少して便秘を引き起こします。ですから、ダイエット中は水は1日2リットル以上飲むことが必要です。常に意識して水（お茶もOK）を取るように心がけましょう。朝の起きぬけや、食事のときに冷たい水を一気に飲むと排便が促進され、やせやすい体質に変わります。

食物繊維を多く含むおすすめ食材

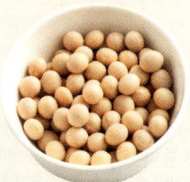

大豆
大豆には便秘解消に効果的な不溶性食物繊維が多く含まれます。

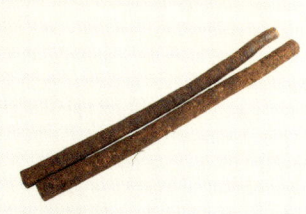

ごぼう
食物繊維の含有量100g中5.7gは、野菜の中でもトップクラス。

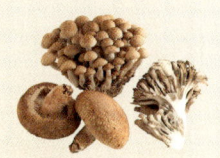

きのこ
低カロリーの上、食物繊維を含むのでたっぷり食べたい。

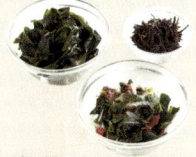

海藻
水溶性食物繊維を多く含むので、大豆やごぼうなどと一緒に。

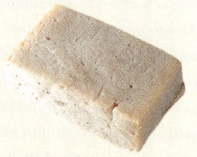

こんにゃく
水溶性食物繊維のグルコマンナンを多く含み、満腹感もアリ。

悩み 2位

生理前になると体重が増える

解決！
女性ホルモンのしくみを知る

やせるホルモンと太るホルモン

生理前1週間は女性ホルモンのプロゲステロンが多く分泌されるため、月経前症候群（だるさ、イライラ、気分の落ち込みなど）で体調が悪くなり、やせにくくなります。食欲が出て太りやすいだけでなく、むくみが起きやすく、体重が増えます。逆にもうひとつの女性ホルモンのエストロゲンが多く分泌されている時期はダイエット効果が高まるといわれています。

生理のときこそ、肉料理を食べよう

この時期に食欲を抑えるのはなかなか困難ですが、お腹を満たすためにもぜひ、肉をたくさん食べましょう。鶏肉は貧血には効果がないので、牛や豚、羊の赤身やレバーなど鉄分の多い肉がおすすめです。生理後の貧血治療に大きな効果があります。女性のダイエットの敵「生理」を克服し、同時に貧血も治療できる肉料理は理想的な食事なのです。

月経周期と女性ホルモンと体のサイクル（28日周期の場合）

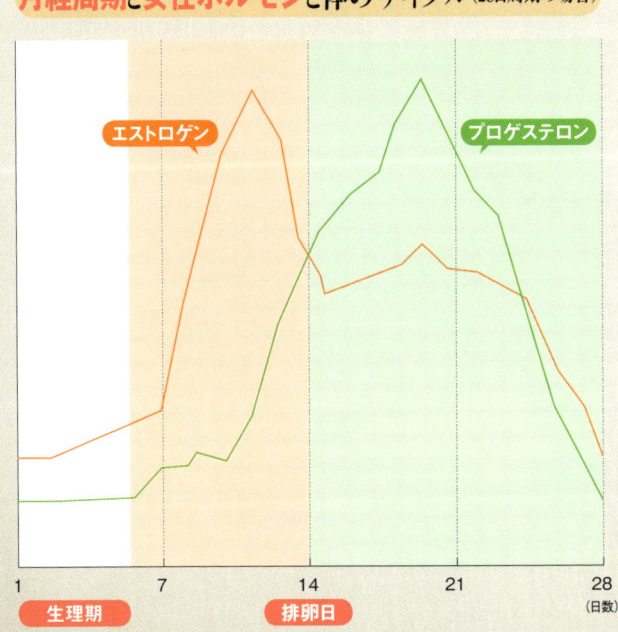

エストロゲン　プロゲステロン

1　7　14　21　28（日数）

生理期　　排卵日

48

悩み3位 思ったより、体重が減らない

解決！ 有酸素運動と筋肉運動を組み合わせて行って

食後すぐに歩くのが一番効果的

歩行やジョギングなどの有酸素運動は、糖質をすぐ消費するので速攻的効果が期待できます。運動は速歩でウォーキングが一番。そして、食後にすぐ歩くのが理想です。その理由はブドウ糖が脂肪（中性脂肪）に変えられる前に消費できるからです。朝早く起きて1時間歩くより、食後10～20分間でもすぐに速歩でウォーキングするのが効果的です。

有酸素運動と筋トレが理想！

筋トレで筋肉をつけると、炭水化物を食べても太りにくい体になります。なぜなら、炭水化物摂取により血液中に増えたブドウ糖は肝臓や筋肉に取り込まれ、入りきらないブドウ糖は脂肪細胞に中性脂肪として溜まっていくため、筋肉を増やすことができれば中性脂肪を大きく減らすことができます。糖質を消費する有酸素運動と筋トレを両方行うのが理想的です。

おすすめの運動

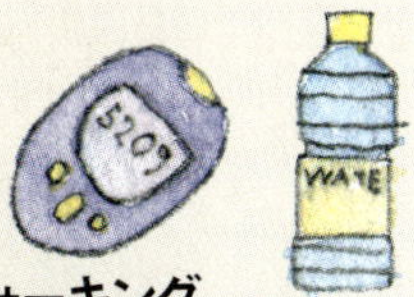

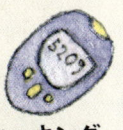

ウォーキング
有酸素運動の代表といえば、これ。朝早く起きて1時間のウォーキングよりも、食後の10～15分のウォーキングの方が効果アリ。

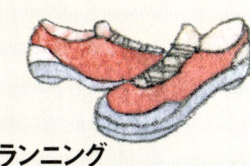

ランニング
ウォーキングが物足りなくなったら、おすすめなのがランニング。最初は無理しない程度に時間を決めて速度を上げながら走ってみて。

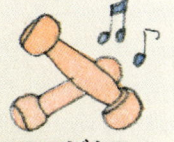

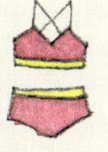

エアロビクス・ダンベル
より激しく体を動かして、脂肪を燃焼するのに効果的な有酸素運動。ダンベルを組み合わせて効果アップ。

水泳
足腰の負担が少なく、水の浮力と抵抗を利用した全身運動。長く続けられるのでおすすめです。

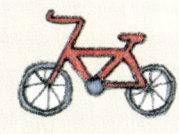

サイクリング
疲れずに長い時間続けられる有酸素運動。ジムならエアロバイクで代用もできます。

糖質OFFの調理のポイント

糖質OFFの料理ってどんなことに気をつけたらいい？ 調理法、調味料などのポイントを押さえましょう。

自分で作るのが一番だから、調理のコツを覚えましょう！

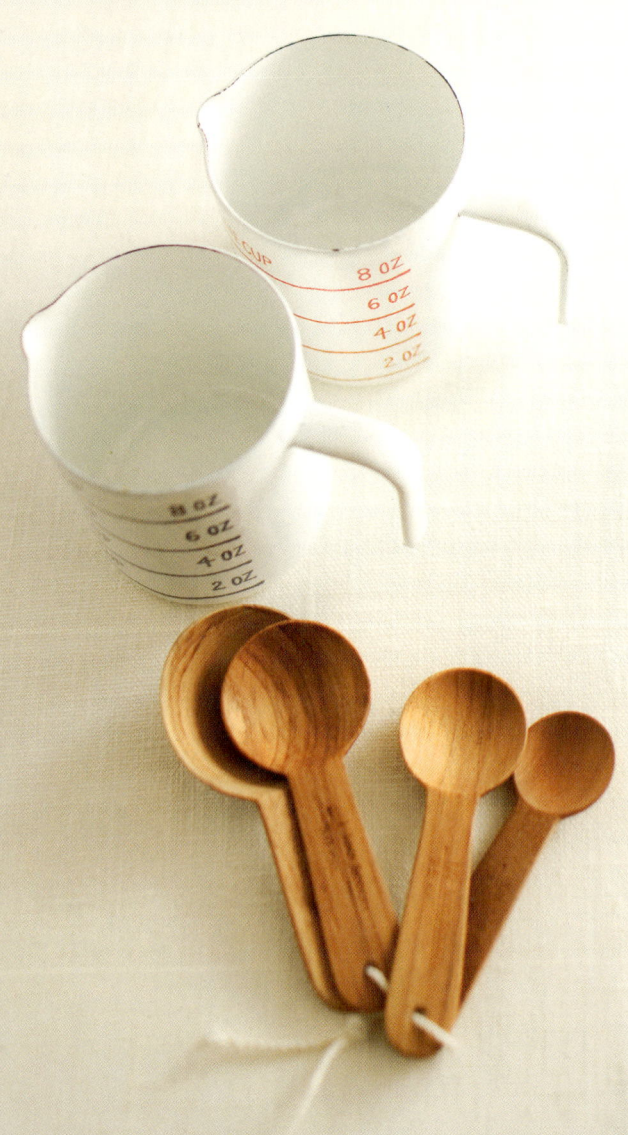

糖質OFFダイエットの一番のポイントは「糖質の低い食材を使った料理」を作ること。お惣菜や外食では、糖質の含有量はわかりにくいので、自分で低糖質の食材を選び、おいしく調理して食べるのがおすすめです。糖質を制限する以外は、どんな料理でもOKだから、コツを押さえておいしいダイエットをはじめましょう。

調理法は?

どんな調理法でも OKだからカンタン!

　ダイエットといえば、油は厳禁、低脂肪の食材を選んで、野菜中心…となりがちですが、糖質OFFダイエットなら、肉も油も気にしないでOK。揚げ物も炒め物も気にせず調理して食べられます。気にしてほしいのは揚げ物の衣に使う小麦粉、片栗粉。代わりにドライおから（P52）を使いましょう。

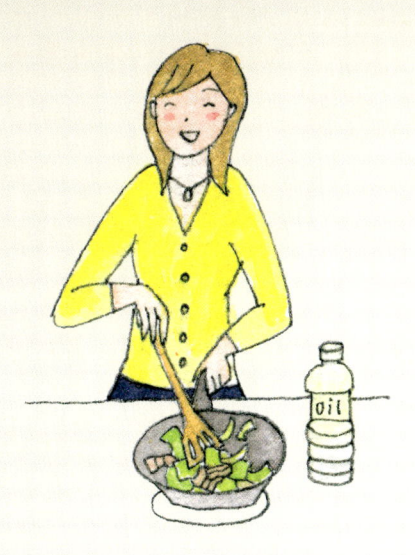

調味料は?

シンプルな味つけが おすすめ

　普段使っている調味料には糖質がたっぷり含まれている場合も。砂糖以外にも、みりん、トマトケチャップ、ソース、たれ、ポン酢しょうゆ、ルウなどは気をつけましょう。砂糖の代わりにはラカントSやパルスイートなどの甘味料を使いましょう。塩、しょうゆ、こしょうなどシンプルな味つけがおすすめです。

おすすめ甘味料

ラカントS

羅漢果エキスとエリスリトールの2つの天然素材でカロリーゼロ。血糖値上昇がないのでおすすめ。

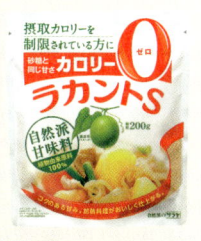

ラカントS 顆粒 200g／798円
販売元：サラヤ株式会社

OK な調味料

- マヨネーズ
- 油
- バター
- 塩
- こしょう
- みそ
- 酢
- トマトピューレ
- 香辛料

NG な調味料

- ウスターソース
  中濃ソース
  とんかつソース
- オイスターソース
- トマトケチャップ
- 本みりん
  みりん風調味料
- ポン酢しょうゆ
- 砂糖
- 焼き肉のたれ
  すき焼きのたれ
- カレールウ
  ハヤシルウ
  シチュールウ
- スイートチリソース
- 田楽みそ
  白みそ

衣やつなぎは?
ドライおからを活用してカンタン糖質OFF!

自分で調理するときに、とまどうのが揚げ物、焼き物の衣やつなぎのこと。小麦粉や片栗粉、パン粉などは糖質が多いのでNG。その代わりにドライおからを利用しましょう。ドライおから(乾燥おから)は市販されているので、から揚げの衣やハンバーグのつなぎに使ってみましょう。また、パン粉代わりにはオーブンで乾燥させたおからがおすすめ。サクサクの食感に感動するはず。

おすすめドライおから
ドライおから(市販)

から揚げの衣やフリッターの衣など、小麦粉の代わりに使いたいときは細かいタイプで。市販のものが便利です。

雪花菜 きぬ 150g／294円
販売元：千代の一番

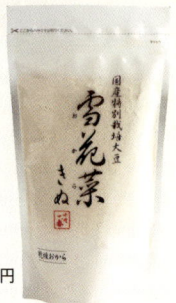

手作りドライおからの作り方

パン粉代わりに使うドライおからは、手作りで。天板におからを広げ、150℃くらいに熱したオーブンで30分ほど温めて乾燥させます。途中2回ほどかき混ぜながら焼くと、ムラなく仕上がります。細かいタイプのドライおからが欲しいときは、手作りドライおからをフードプロセッサーにかけてもOK。冷凍用保存容器に入れて蓋をして冷凍保存で1ヵ月保存できます。

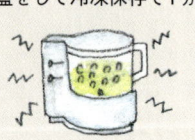

- フードプロセッサーにかければ、細かいタイプのドライおからに！
- 途中2回ほどかき混ぜながら焼くのがポイント。
- 150℃に予熱したオーブンで30分ほど乾燥させる。
- 天板におからを広げる。

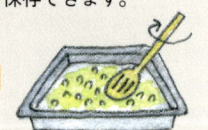

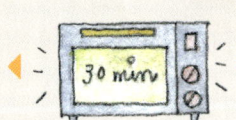

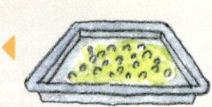

こんな料理に使えます!

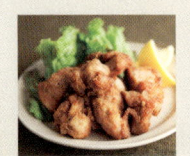

- **から揚げの衣に** レシピ P80 「鶏肉のから揚げ」
- **パン粉の代わりに** レシピ P84 「ポークカツ風」
- **ホワイトソースに** レシピ P120 「卵のグラタン」
- **フリッターの衣に** レシピ P105 「いかとズッキーニのフリッター」
- **ハンバーグのつなぎに** レシピ P86 「ジューシーハンバーグ」

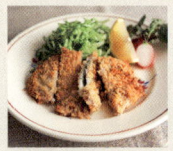

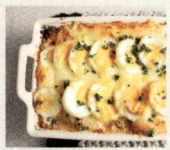

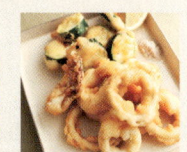

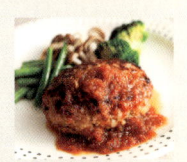

メニューの組み合わせ方は?

低糖質の食材を選び、たんぱく質を中心に野菜をバランスよく

　朝、昼、夜の献立のポイントは、肉、魚、卵、豆腐などのたんぱく質を中心に、低糖質の青菜、もやし、レタスなどの野菜を取り合わせてバランスよく、主菜と副菜を組み合わせましょう。ごはんを抜くのが慣れないときは、冷や奴などをプラスして。また、具だくさんのスープを1品つけておくと満足感が得られます。

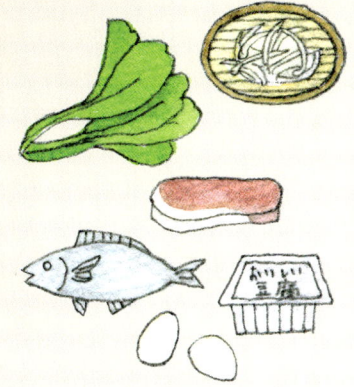

こんな**組み合わせ**に

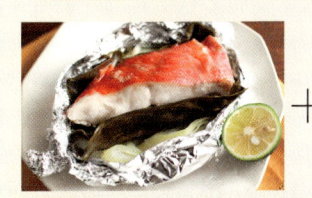

主菜 鯛とねぎの昆布ホイル蒸し
レシピ P103

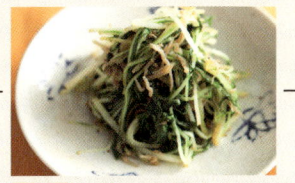

＋

副菜 水菜のゆずこしょう炒め
レシピ P139

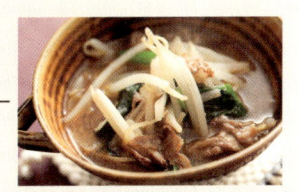

＋

汁物 韓国風もやしのスープ
レシピ P135

食べる順番は?

野菜などの食物繊維が多いものから

　少しのごはんやパンを食べたいときは、野菜などの食物繊維が多いものをまず先に食べる方がいいでしょう。そうすることで、後で食べた炭水化物の吸収が穏やかになり、血糖値が上がりにくくなります。また、同じ量の炭水化物を食べるのなら、分けて食べた方が太りません。ランチ（昼）のあとにケーキをどうしても食べたいなら、一緒にではなく15時頃に時間を空けて食べるようにしましょう。

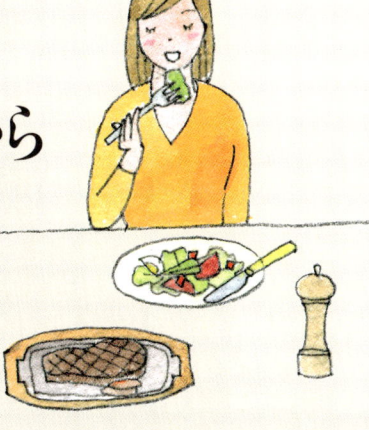

糖質OFFダイエット 朝・昼・夜の食事例

毎日の食事は何を組み合わせたらいいの？という人に献立の組み合わせ例を紹介します。

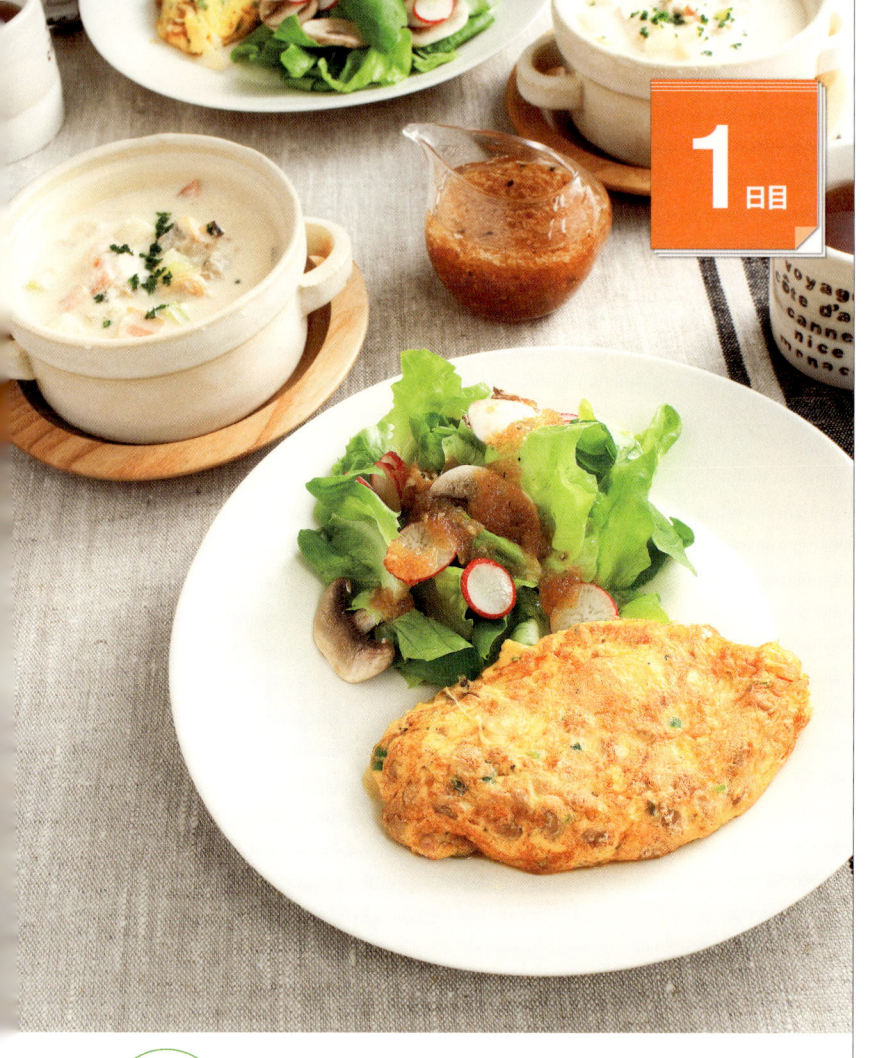

1日目

朝

ボリュームのある卵料理をメインに、葉野菜をたっぷり食べて満足感を出して

朝食に何を食べるか、迷う人も多いことでしょう。ポイントは、カンタンに作れて満足感のあるもの。たんぱく質を多めにとることも、一日の活動源としては大切です。前日にクラムチャウダーを仕込んでおけば、朝は納豆チーズオムレツとサラダだけ作ればOK。ごはんがないことを忘れるぐらいのボリュームです。ドレッシングは何種類かを作り置きしておくと、いつでも手軽にサラダが楽しめます。

- **主菜** 納豆チーズオムレツ　レシピ ▶P119参照
- **副菜** サラダ菜のシンプルサラダ　レシピ ▶P130参照
- **汁物** 豆乳クラムチャウダー　レシピ ▶P109参照

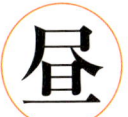

昼 ガツンと満足感を満たすおかずを弁当箱に入れて、職場でランチ

　糖質OFFダイエットの中で、悩むのがランチタイム。外出先の定食屋やレストランでは食べるものがなくて困るといった場合も。また、外食では、糖質までは表示されていないから、知らず知らずのうちに糖質を過剰にとってしまう場合があります。慣れるまでは大変ですが、お弁当箱に自分で作った糖質OFFおかずを入れて持っていくのが一番安心。見た目もお腹も満足できるおかずをたっぷり詰め込みましょう。

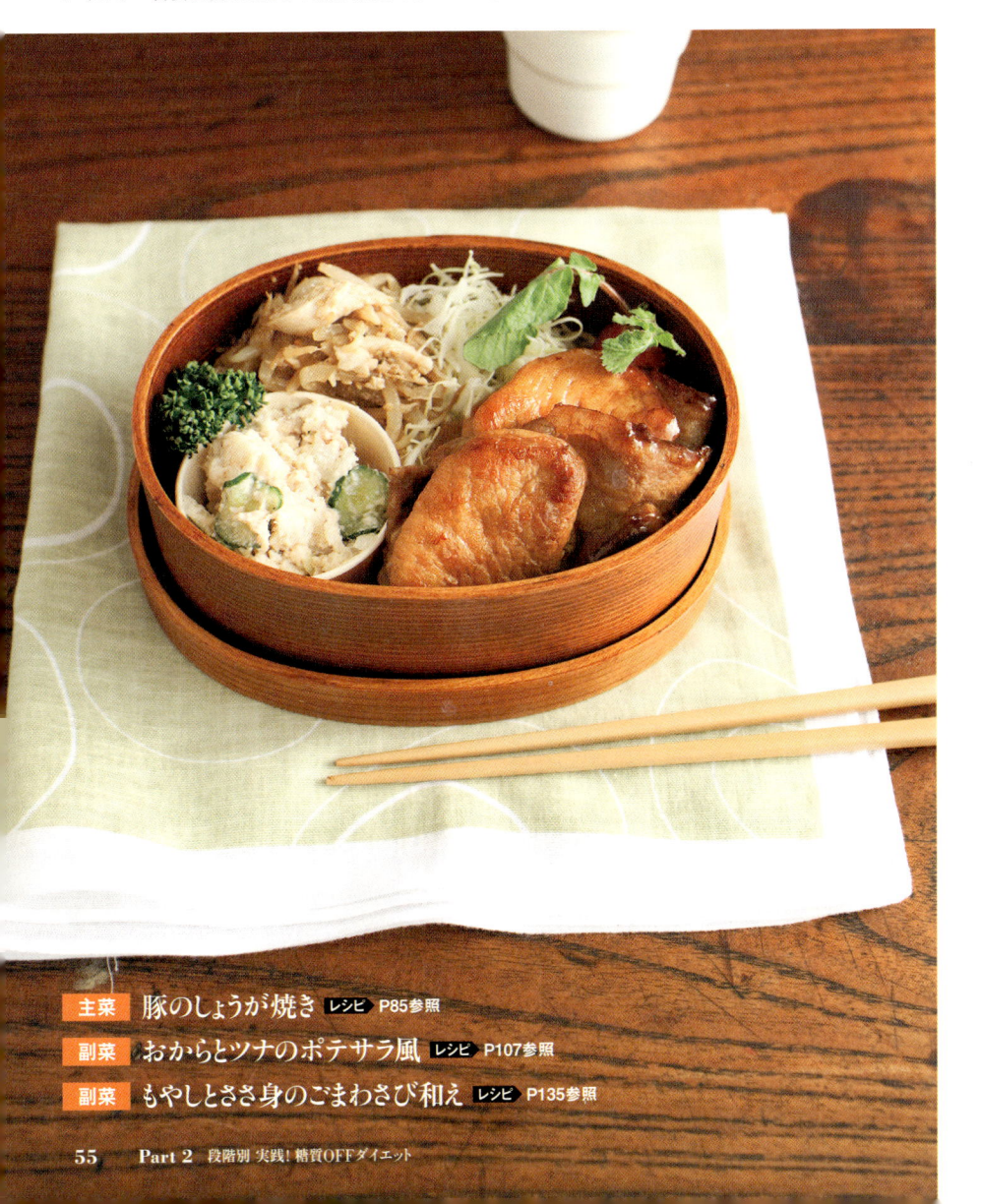

主菜　豚のしょうが焼き　レシピ P85参照
副菜　おからとツナのポテサラ風　レシピ P107参照
副菜　もやしとささ身のごまわさび和え　レシピ P135参照

夜

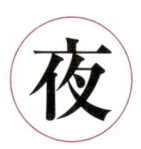

1日目

赤ワインと一緒に楽しむスペシャルディナー。食べ応えのある肉料理を満腹になるまで食べられる!

　ワインを飲むと血糖値が下がり、太りにくくなります。飲めるならぜひ、毎晩適量を飲み続けてやせ体質をつくりましょう。ダイエットだから、おつまみを悩んでしまう人も多いかもしれませんが、基本的に肉はOKなので、お好みのワインに合うおかずを作ってみましょう。サラダや野菜の炒め物もバランスよく合わせて。ワインと一緒だと、満足感も一層アップします。

主菜	スペアリブのオーブン焼き レシピ ▶ P85参照
副菜	シーザーサラダ レシピ ▶ P127参照
副菜	ズッキーニとパプリカの炒め物 レシピ ▶ P153参照
飲み物	赤ワイン

こんな組み合わせも

主菜	チキンと野菜のグリル レシピ ▶ P81参照
副菜	バーニャカウダ レシピ ▶ P154参照
副菜	厚揚げとレタスのサラダ レシピ ▶ P126参照
飲み物	赤ワイン

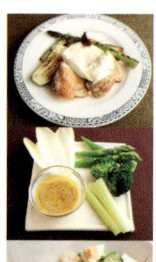

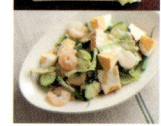

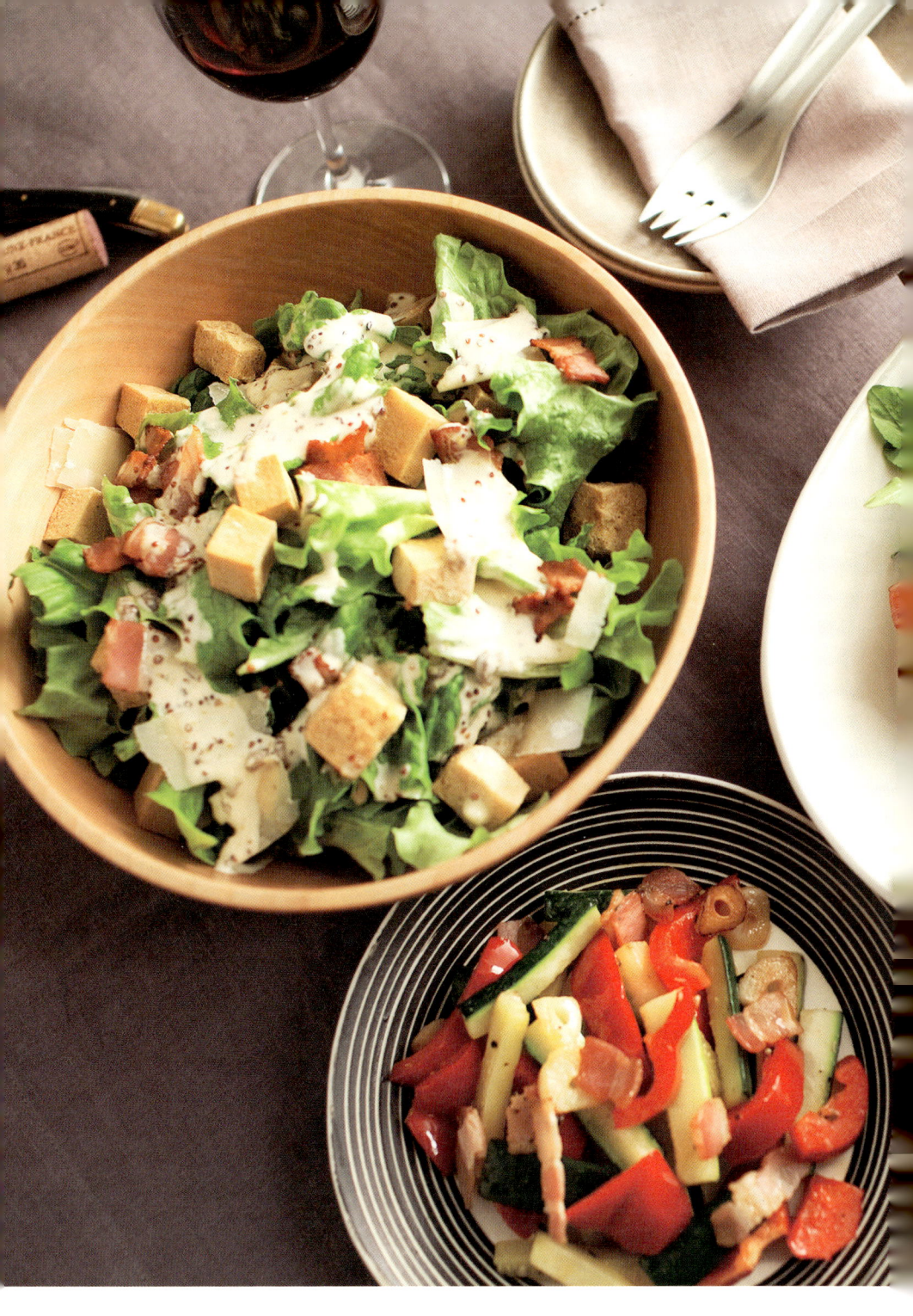

朝 忙しい朝には焼いた厚揚げでボリュームアップを

2日目

糖質OFFの食材で注目なのが、厚揚げ。豆腐を揚げたものですが、コクがある上、食べ応えも満点。カロリーを気にしていると危険な食べ物になってしまいますが、糖質OFFダイエットなら、気にせずたっぷり食べられます。栄養バランスを考えて、ビタミン、ミネラルが豊富な春菊とベーコンの炒め物を添えましょう。それだけで大満足の朝食になります。

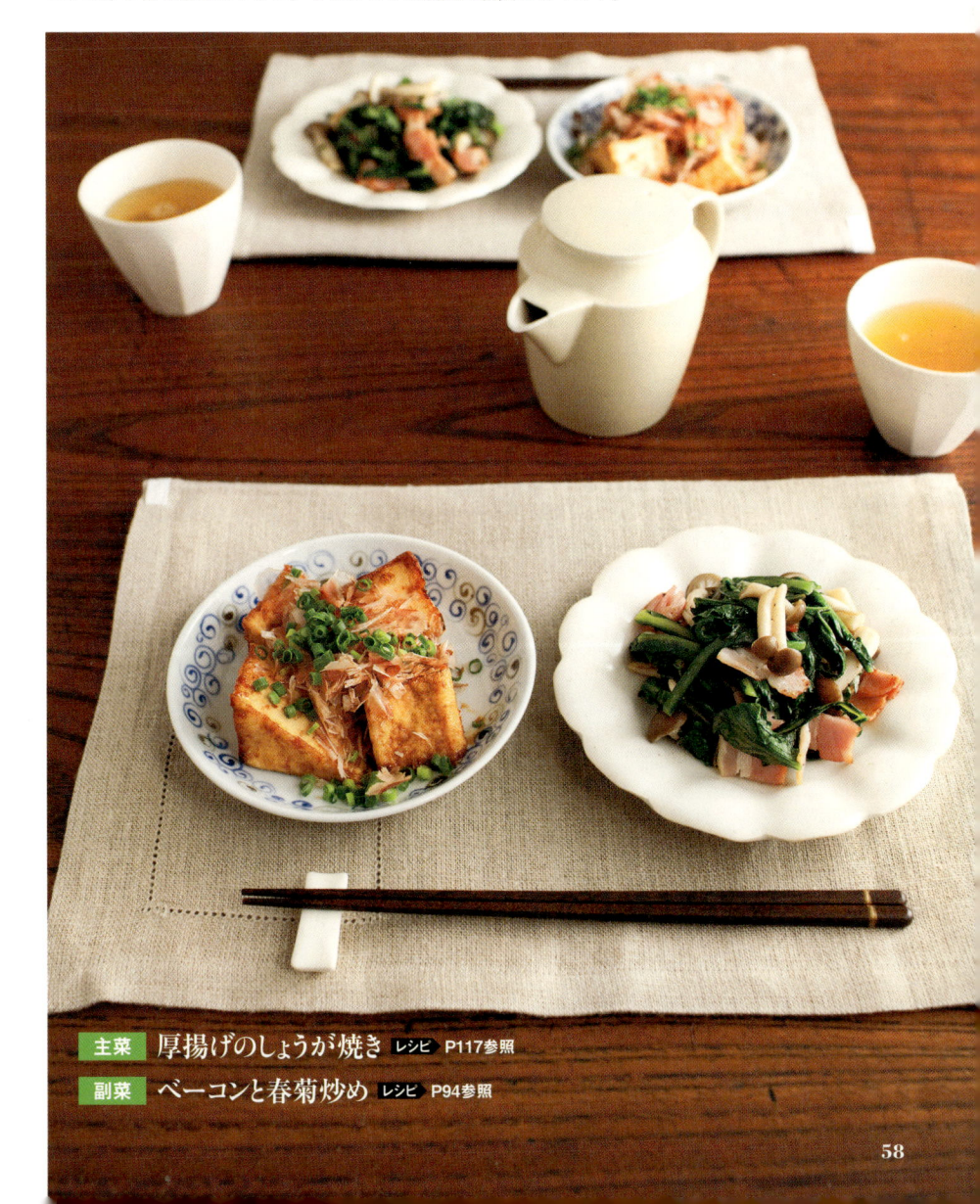

主菜 厚揚げのしょうが焼き レシピ P117参照
副菜 ベーコンと春菊炒め レシピ P94参照

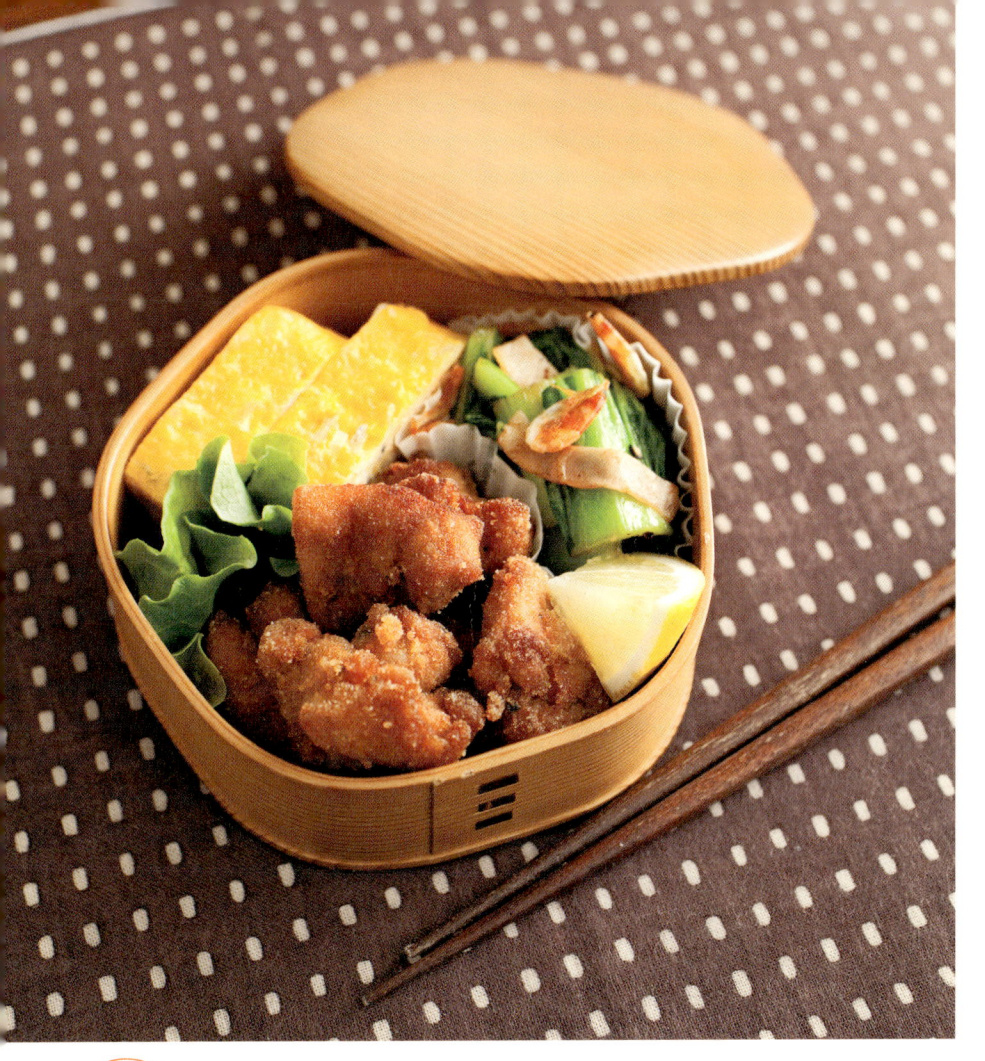

昼 揚げ物だってランチで食べられるから満足！
野菜も卵焼きもたっぷり食べてOK

　ダイエット中に揚げ物は無理…と感じている人も、糖質OFFダイエットならOK！　鶏のから揚げの衣をドライおからにするなど工夫すれば、さらに安心です。カルシウムが豊富な桜えびとじゃこを使ったおかずを詰め合わせれば、栄養バランスも満点。味が濃いめのから揚げには、マイルドな味の卵焼きを合わせるなど、味のバランスも考えながら、おかずを組み合わせましょう。

主菜 鶏肉のから揚げ　レシピ P80参照

副菜 桜えびとハムの青菜炒め　レシピ P137参照

副菜 じゃことマヨネーズの卵焼き　レシピ P121参照

夜

2日目

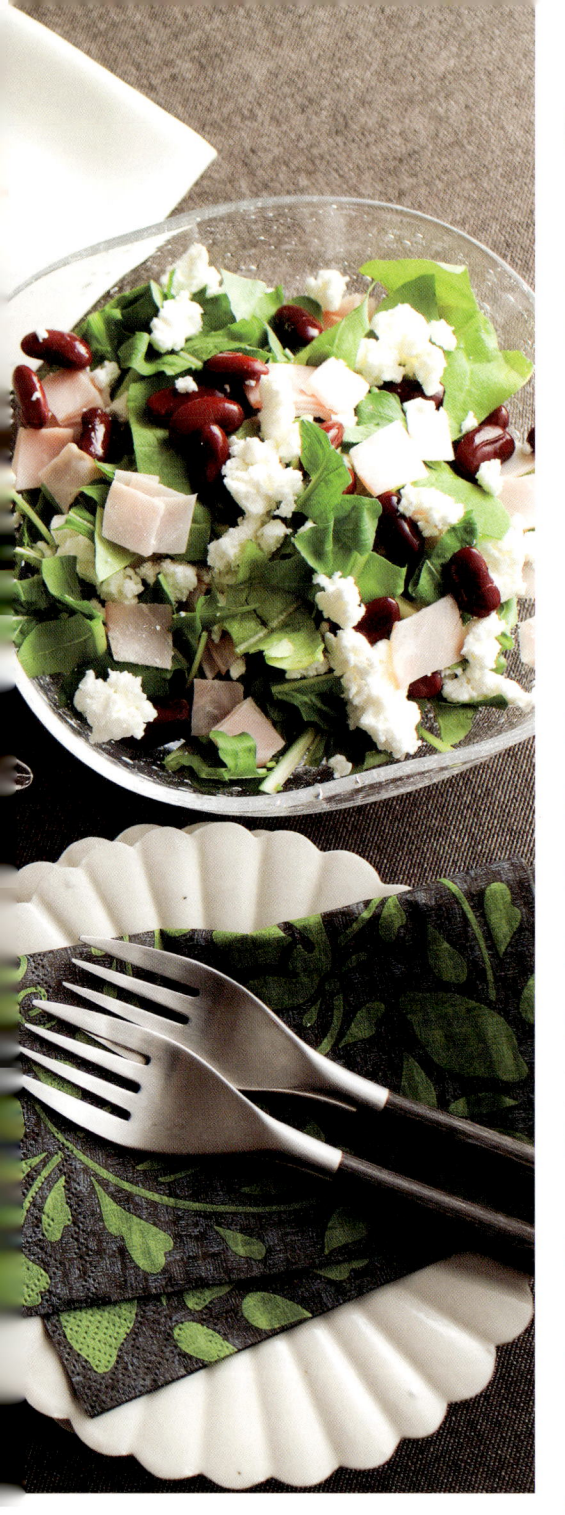

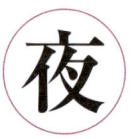

今日はお友達を
呼んでパーティー。
目新しいおつまみに
ゲストも喜んでくれそう！

　ダイエットをしているから、飲み会やパーティーを開けない…なんて思っていませんか？糖質OFFのおつまみをたっぷり作ってテーブルに並べれば、ダイエットをしていないお友達でも、大満足してくれそう。目新しいメニューでの飲み会は盛り上がりそうです。もう一品追加するなら、ゲストのためにバゲットとレバーペーストなどを添えてあげるといいでしょう。

主菜	油揚げピザ
	レシピ ▶ P117参照
主菜	いかとズッキーニのフリッター
	レシピ ▶ P105参照
副菜	ルッコラとキドニービーンズのサラダ
	レシピ ▶ P128参照
副菜	焼きなすの生ハム巻き
	レシピ ▶ P95参照
飲み物	白ワイン

こんな組み合わせも

主菜	さばのハーブグリル
	レシピ ▶ P101参照
副菜	あさりとキャベツの白ワイン蒸し
	レシピ ▶ P109参照
副菜	ズッキーニとゴルゴンゾーラのグリル
	レシピ ▶ P153参照
飲み物	白ワイン

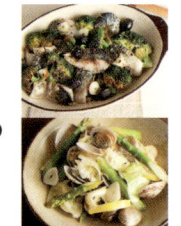

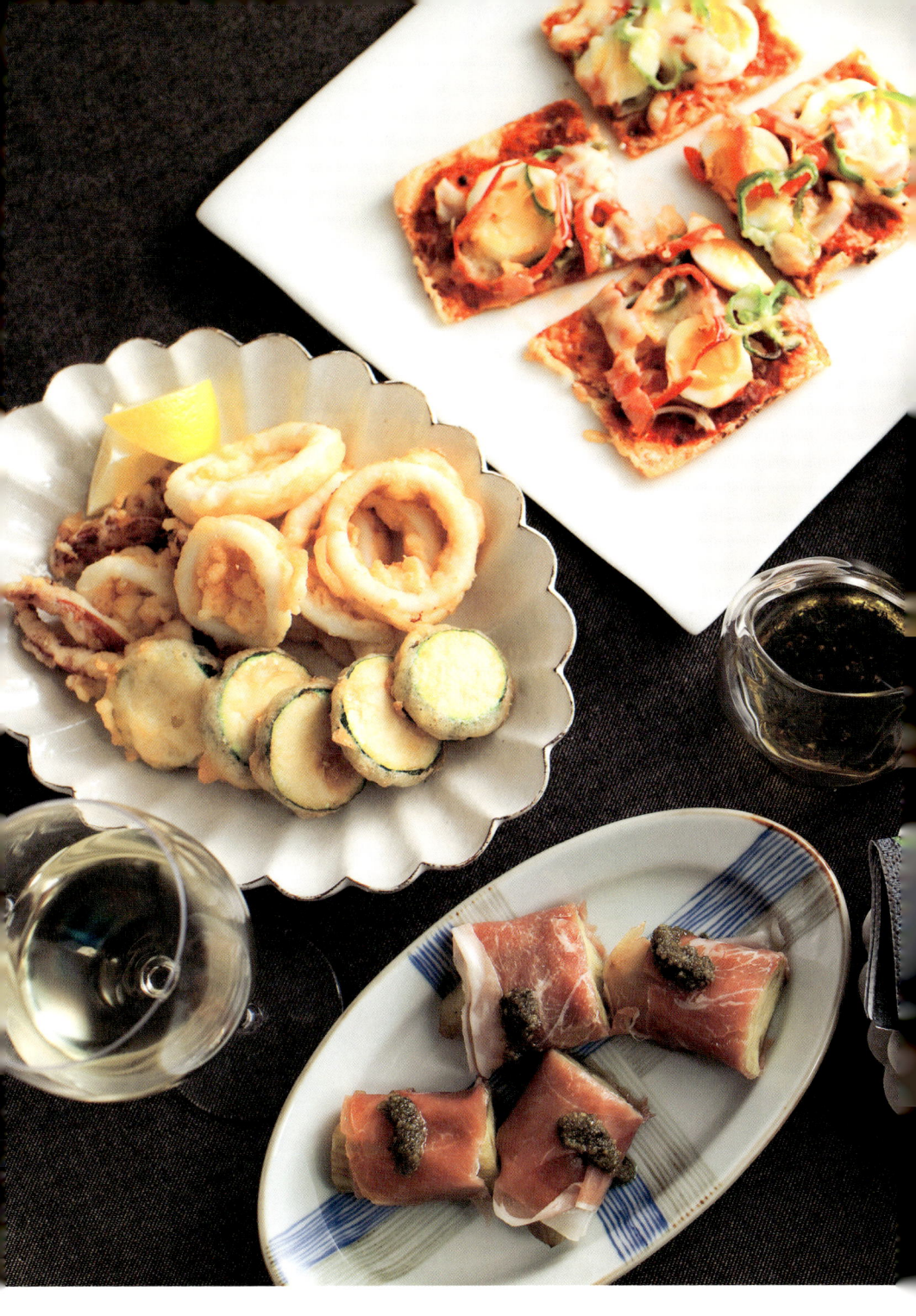

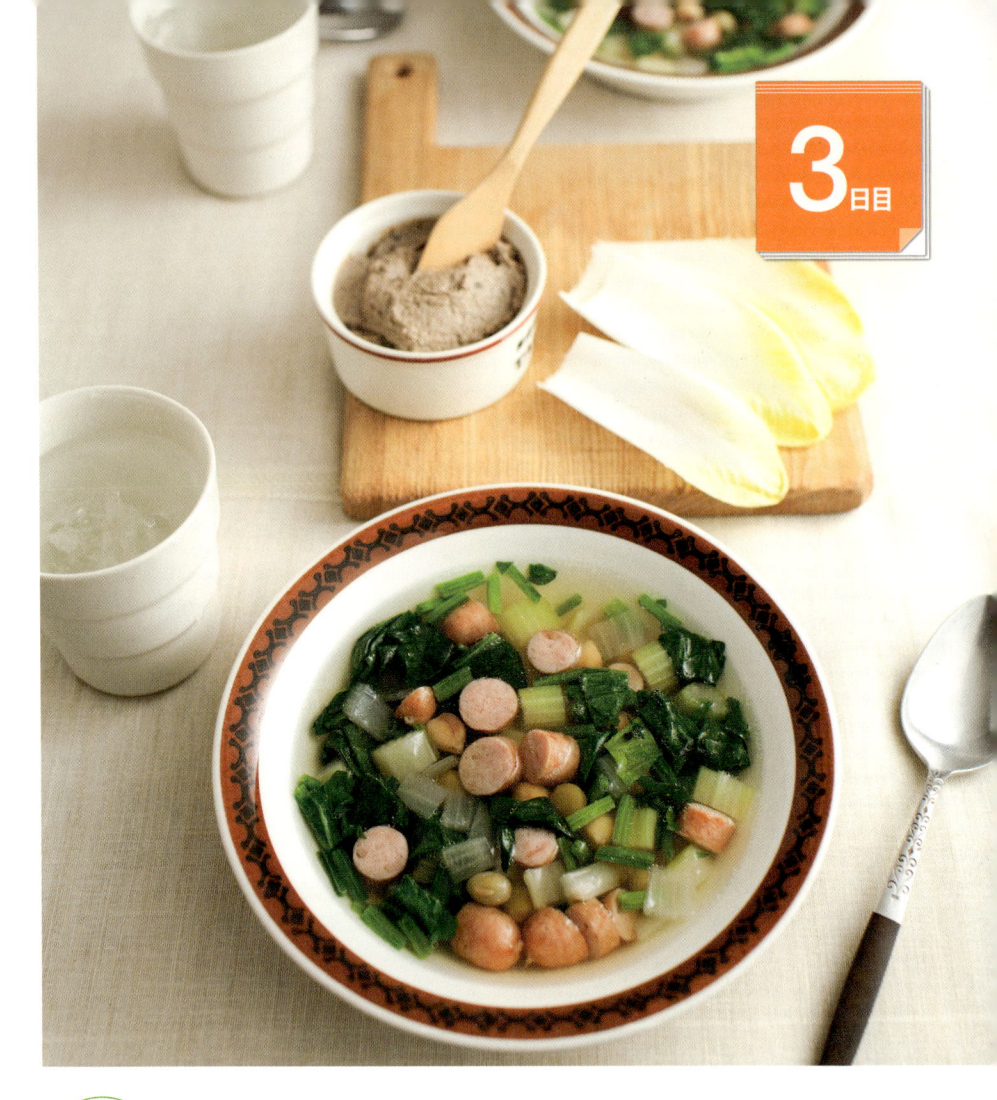

3日目

朝　具だくさんスープとレバーペーストの
ビタミン、ミネラルたっぷり献立

朝はやっぱりスープがおいしいもの。糖質OFFの食材をたっぷり刻んで煮込めば、あっという間に一品できあがり。ソーセージやベーコンは低糖質食品だから、安心して食べられます。レバーペーストもダイエット中に不足しがちな鉄分を多く含むからおすすめ。バゲットではなく、チコリの葉を添えて、たっぷりいただきましょう。

主菜　豆とソーセージのスープ　レシピ P95参照
副菜　レバーペースト　レシピ P93参照

昼 ごはんが食べたくなってきたら、炒り豆腐をお弁当箱に敷き詰めて

ごはんが恋しくなってきたら、活躍するのが豆腐。豆腐を炒ってポロポロにし、お弁当箱に詰めて親子煮をかければ、丼風に。意外と満足感が得られます。和風のシャキシャキサラダを添えれば、味のバランスもgood！ この炒り豆腐をお弁当箱に敷き詰め、ごはん代わりにするアイデアは覚えておきましょう。

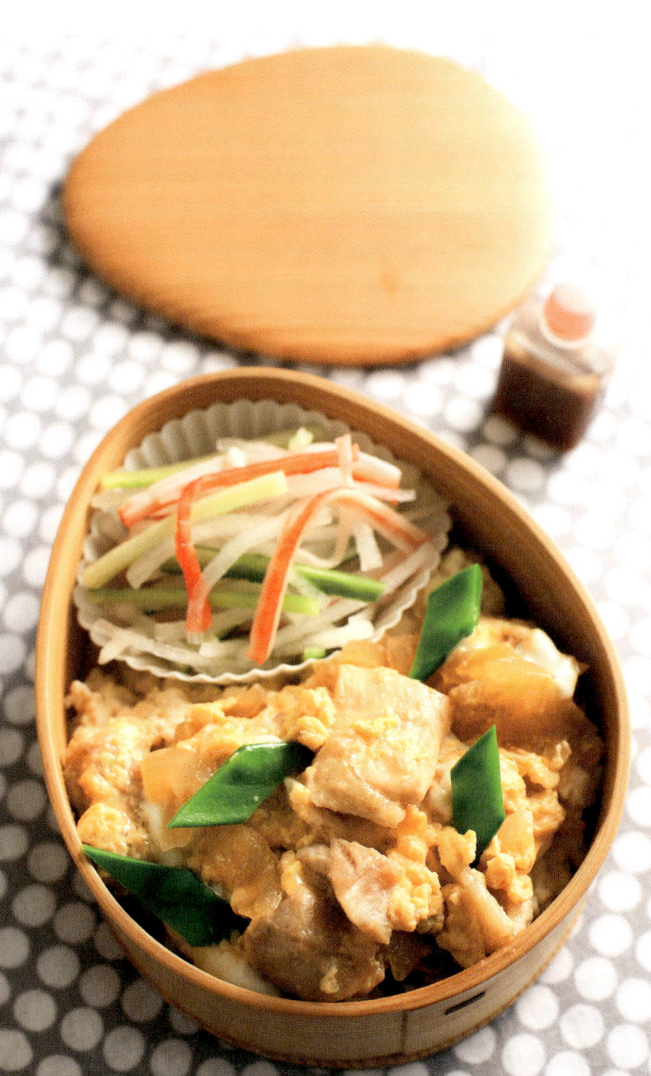

主菜 炒り豆腐の親子丼風　レシピ P115参照
副菜 細切り野菜の和風サラダ　レシピ P129参照

夜

3日目

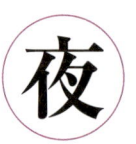

一番満足感が
得られるのが鍋料理。
糖質ゼロビールと一緒に
心ゆくまで楽しんで

　魚介類といろいろ野菜、きのこなどの具をたっぷり煮込んでいただく鍋料理は、一番手軽でおいしい糖質OFFメニュー。なるべく、糖質の低い食材を選んで煮込めば、たっぷり食べても安心です。そして鍋といったらやっぱりビール。ダイエット中は糖質ゼロビールで心ゆくまで鍋を楽しんで。ビールの他にも焼酎やハイボールなどもおすすめです。

主菜	たらとあさりのエスニック鍋 レシピ P148参照
副菜	アボカドピータン豆腐 レシピ P113参照
飲み物	糖質ゼロビール

こんな組み合わせも

主菜	トルティーヤ風牛肉炒めのレタス包み レシピ P91参照
副菜	たことモッツァレラチーズのバジル和え レシピ P104参照
副菜	きのことツナのオーブン焼き レシピ P141参照
飲み物	糖質ゼロビール

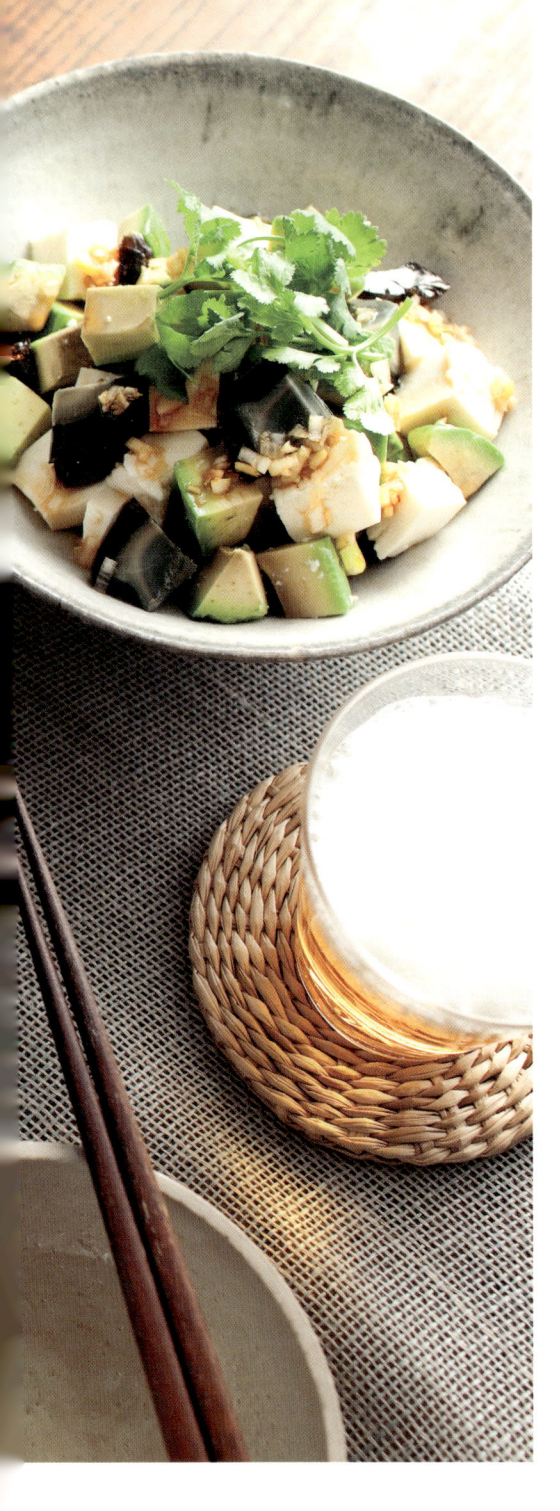

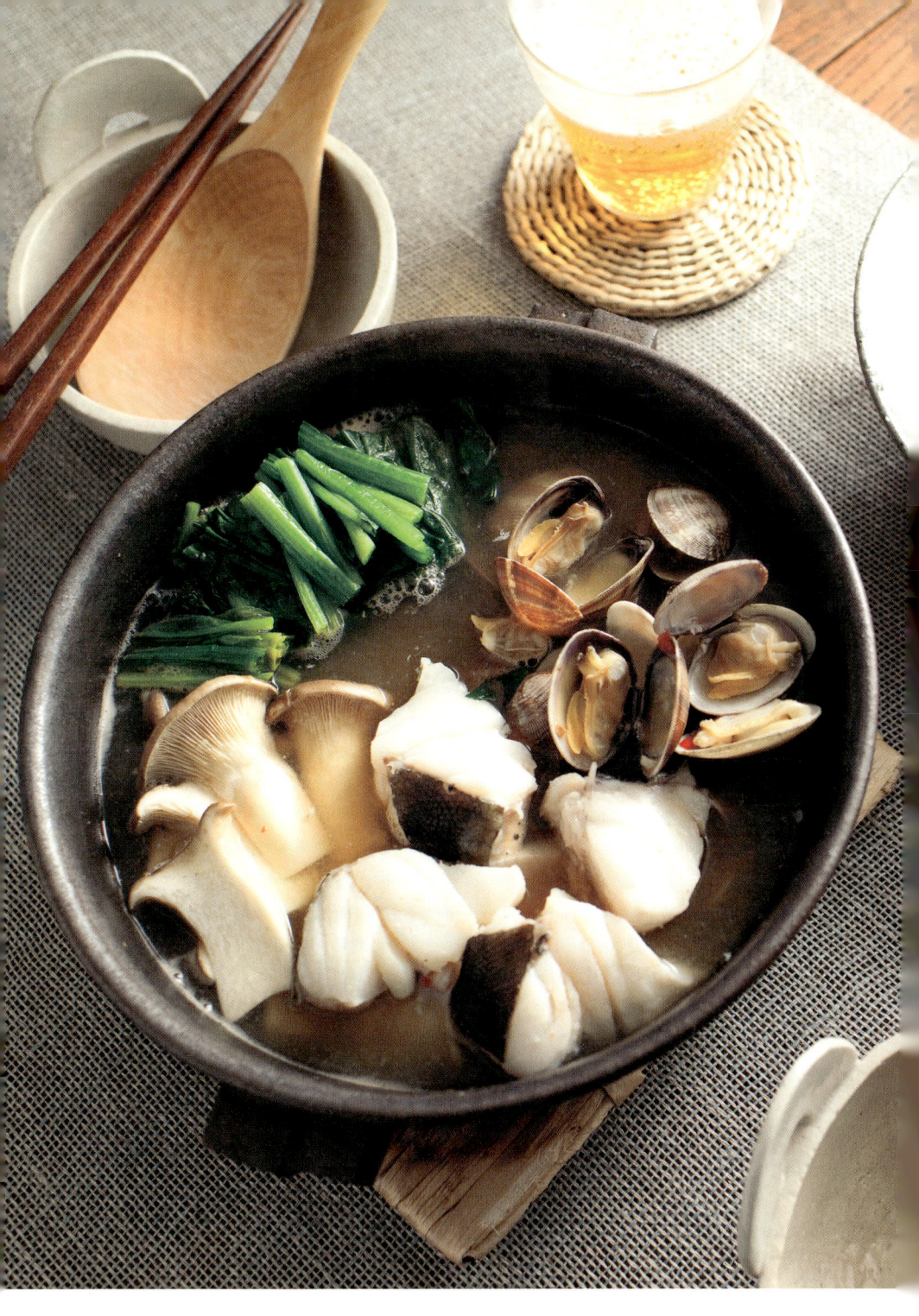

Column 1 食品のラベル表示の読み方

糖質OFFダイエットの成功の秘訣は、食品に含まれる糖質量をチェックして、低糖質の食品を選ぶこと。ラベル表示の読み方を覚えましょう。

原材料と栄養成分を必ずチェック

スーパーやコンビニで食品を購入するときは、必ず、パッケージの表か裏に表示されている原材料と栄養成分表をチェックしましょう。加工食品には原材料の表示義務がありますが、惣菜やお弁当などには表示の義務がなく、カロリー表示のみの場合も。気になるときはお店の人に確認を。栄養成分表示は健康増進法で定められたもので、エネルギー、たんぱく質、脂質、炭水化物、ナトリウムは表示が必須です。

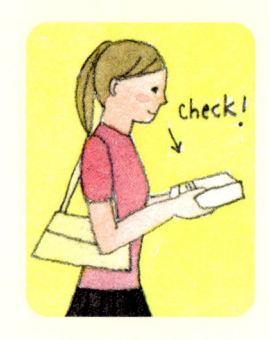

原材料表示例

加工食品には何が含まれているのかを知るために大切なのが原材料表示。食品添加物と原材料に区分され、原則として使用しているすべての原材料が記載されます。

●名称　幕の内弁当
●原材料名　ご飯、紅鮭、煮物（里いも、人参、ごぼう、その他）、鶏つくね、切干大根煮、厚焼卵、大学芋、昆布煮、つけ合わせ、（その他小麦、大豆由来原材料を含む）、調味料（アミノ酸等）、pH調整剤、保存料（ポリリジン）、グリシン、香料、着色料（カラメル、カロチノイド、赤102、赤106,）香料、膨張剤、甘味料（ステビア）、保存料（ソルビン酸K）

重量の多い順に記される
使われている原材料と食品添加物のそれぞれ重量の多い順に記され、砂糖、小麦粉などが含まれているかどうかがわかります。

甘味料の種類に注目する
糖の中には様々な種類があります。砂糖、甘味料などと表示されます。甘味料の種類も表示されるのでチェックしましょう。

食材名を見て、高糖質のものを見分ける
重量の多い順に表示されるから、最初の方に砂糖、小麦粉、じゃがいもなどの高糖質のものがあったら要注意。

糖質ゼロと糖類ゼロの違いにも注意が必要

糖には様々な種類があります。単糖類、二糖類（砂糖は二糖類でブドウ糖＋果糖）、多糖類、糖アルコール（ラカンカのエリストールなど末尾に「トール」がつくものはすべて糖アルコール（それほど血糖値を上げないので、ダイエットに向いています。）、合成甘味料がありますが、この中で糖類は単糖類と二糖類のみ。なので糖類ゼロといっても、多糖類、糖アルコール、合成甘味料は含まれているので注意が必要です。糖質は炭水化物から食物繊維を引いたものなので、糖質ゼロを選ぶほうが安心です。

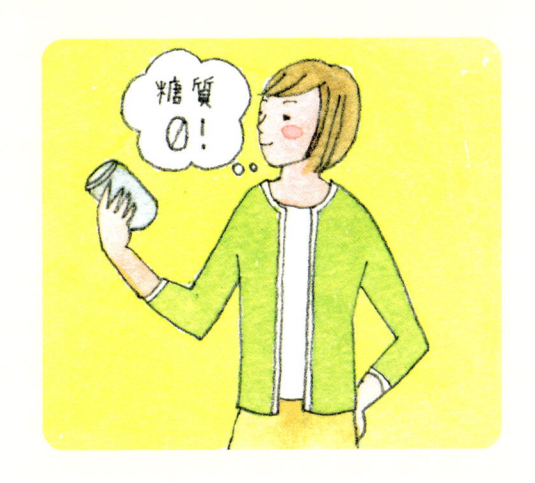

栄養成分表示例

栄養成分表示（100gあたり）

エネルギー	00kcal
たんぱく質	00g
脂　　質	00g
炭水化物	00g
ナトリウム	00g
食物繊維	00g

栄養成分表示は100gあたりや、1袋あたりなど
栄養成分は100gあたり、または1袋あたりで表示されます。ものによっては、カルシウム、鉄などの表示があるものも。

炭水化物の数値をチェック
一番のチェックしたいポイントは、炭水化物の含有量。商品によって糖質ではなく、炭水化物、食物繊維と表示されているものが多い。

食物繊維の数値にも注目
糖質量は、炭水化物の量から食物繊維の量を引いたもの。糖質の量の記載がないときは、炭水化物の量と食物繊維の量をチェック。

MEMO
食物繊維は人間の消化酵素では消化できないため、摂取すればお通じもよくなり、ダイエットに効果的。食物繊維の多いごぼうや、大豆は積極的に食べましょう。

Column 2

外食・コンビニ活用の糖質OFFポイント

毎日の生活の中で、日中、外に出ることも多いはず。毎日お弁当を作るのが難しければ、コンビニや定食屋などを利用して上手に糖質OFFダイエットを続けましょう。

コンビニ編

コンビニは意外に糖質の低いものが手に入るスポット。お惣菜は栄養成分表を必ずチェック。おつまみなどが豊富です。

Point1
まずは表示されている栄養成分表をチェック!

コンビニで食品を選ぶときは、必ず表示をチェックしましょう。お惣菜、お弁当には栄養成分の表示義務がないため、カロリーのみのものもありますが、炭水化物が表示されているものの方が安心です。

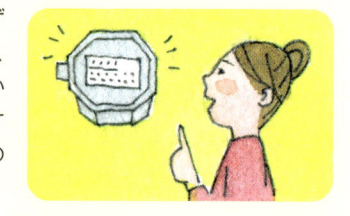

Point2
サラダ、おでん、ゆで卵などを上手に選ぶ

サラダやおでん、ゆで卵、冷や奴などは糖質が低い食材。サラダはドレッシングの分の糖質表示がされていないものもあるので注意しましょう。おでんはこんにゃくや大根、牛すじ、がんも、厚揚げなどがおすすめ。

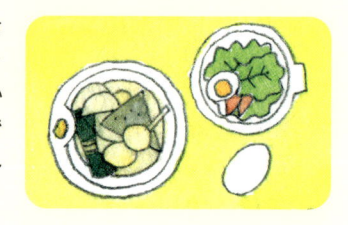

Point3
チーズ、ナッツなどのおつまみ類も豊富!

お酒が置いてあるコンビニなら、おつまみ類も豊富。チーズ、ナッツ、あたりめなどは低糖質の代表的な食材。他にも生ハム、砂肝炒め、スモークされた肉や魚などを選びましょう。枝豆もおすすめです。

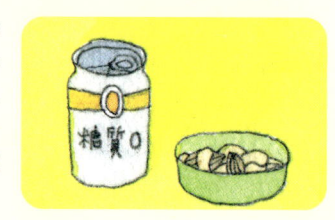

糖質OFFダイエットのための おすすめ食材

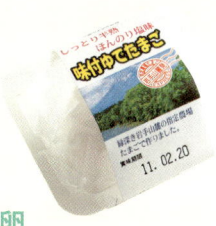

ゆで卵
困ったときのゆで卵。小腹がすいたら、ランチ時にもピッタリ。

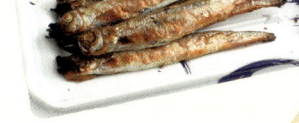

焼き魚・焼き鳥
焼き魚は塩などのシンプルな味つけだから安心。焼き鳥は塩味を選びましょう。

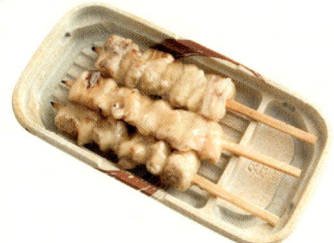

チーズ
プロセスチーズをはじめ、カマンベールチーズ、さけるチーズ、クリームチーズなど種類も豊富に置いてあります。

あたりめ
かめばかむほど味が出るあたりめは、糖質も限りなくゼロに近く、おやつにピッタリ。

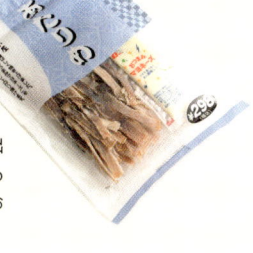

おつまみ
砂肝焼きやスモークタン、ソーセージ類のおつまみは、糖質が低めなのでおすすめ。

生ハム
生ハムも糖質が低い安心食材。サラダやワインのおつまみに選んで正解の一品。

定食屋編

焼き魚や豚汁など、ほっとできる和食を中心に味わえる定食屋。
ごはんは注文するときにあらかじめいらないことを伝えておきましょう。

Point1
勇気を持って主食を断りましょう

　ランチ時に定食屋に入って困るのが、大盛りのごはん。なるべく、単品の組み合わせができる定食屋を選びましょう。もしくは、注文するときに、主食を断る勇気を持ちましょう。後で残すよりは、最初に伝えた方がお店の人も助かります。

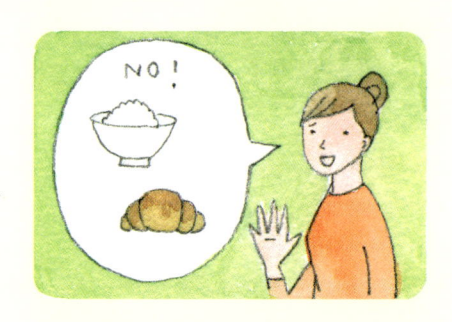

Point2
なるべく調味料を
使っていない料理を選ぶ

　トマトケチャップ、とんかつソース、オイスターソース、ルウ、酒かす、たれ、ポン酢しょうゆなど、糖質が多めの調味料が使われていそうなメニューは選ばないようにしましょう。塩、こしょう、しょうゆなどのシンプルな味つけのものを選んで。

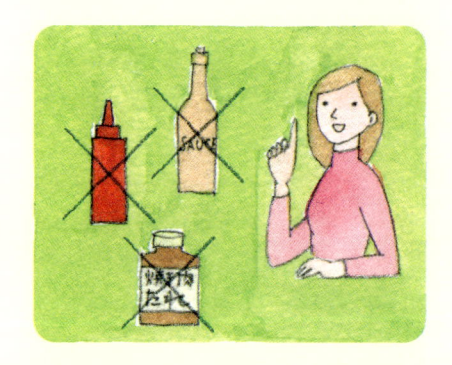

Point3
単品で冷や奴、
サラダなどを組み合わせて

　主食を抜くことで、物足りなさを感じるかもしれません。そんなときは、単品で冷や奴やボリューム感のあるサラダをオーダーしましょう。食べるときも、サラダから食べ始めると空腹感を感じにくくなるといわれています。

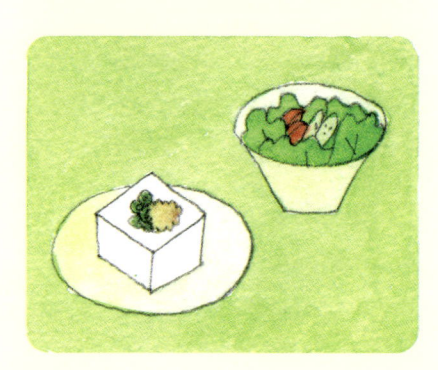

Column

糖質OFFダイエットのための おすすめメニュー

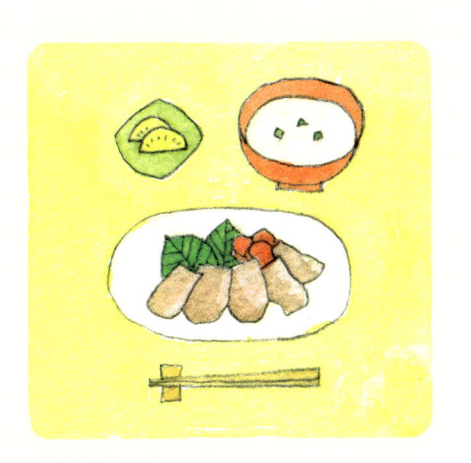

焼き肉定食

塩味ならさらによし。付け合わせの野菜は、かぼちゃ、にんじん、ポテトサラダははずして食べましょう。キャベツのせん切りは◎。

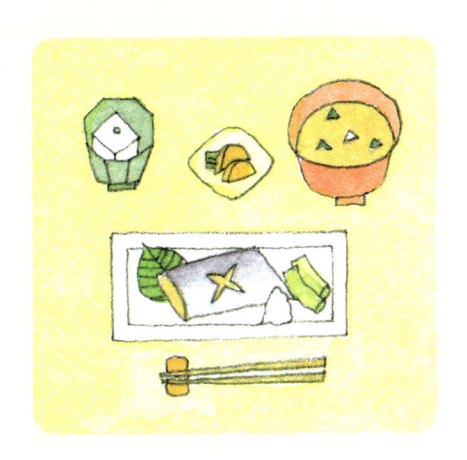

焼き魚・刺身定食

魚の定食も人気メニューのひとつ。煮魚よりは、焼き魚、刺身定食を選びましょう。ごはんをはずすと物足りない人は、単品の冷や奴などをプラスして。

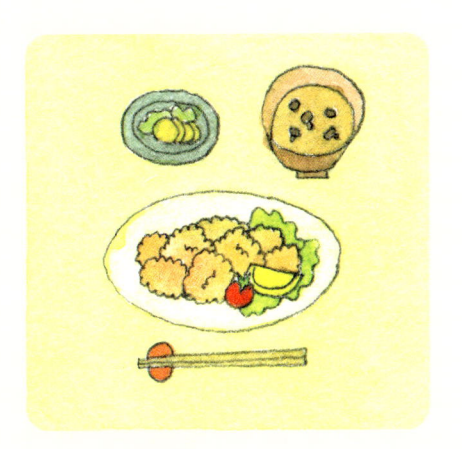

から揚げ定食

ジュワッと揚げたてのから揚げは、血糖値を上げないから安心。カロリーは気にせず完食してOK。物足りなければ、単品のサラダをプラスしましょう。

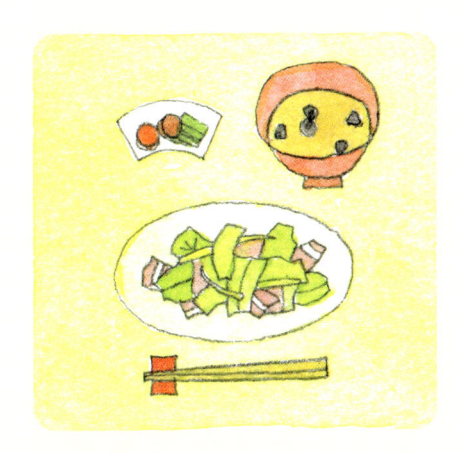

肉野菜炒め定食

ボリューム満点で野菜もたっぷりとれるからおすすめ。レバニラ炒めも鉄分が豊富だから積極的に取り入れたい一品です。

ファミレス編

ファミレスは、肉料理、魚料理、サラダ、おつまみ…など糖質が低いメニューもたくさん。
ごはんがついているセットメニューを避けてオーダーしましょう。

Point1
なるべく単品メニューを組み合わせる

　セットメニューの方がお得ではありますが、単品メニューを組み合わせた方が、糖質OFFダイエット時には安心です。メインのハンバーグを頼んだら、もう一品はサラダを頼むというように組み合わせると、バランスがよくなります。

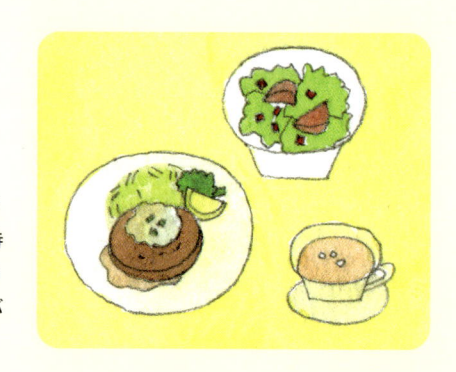

Point2
付け合わせは選んで食べる

　ハンバーグやステーキの付け合わせは、ポテトやにんじんのグラッセ、コーンの炒め物など、高糖質のものが多いのでなるべく避けましょう。葉野菜やトマトも少量なら食べてもOK。もし、野菜で食べるものがない場合は、サイドメニューをプラスして。

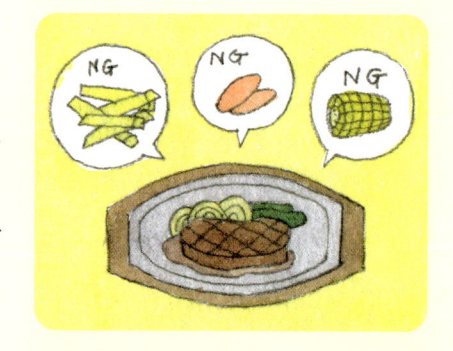

Point3
具だくさんのサラダを頼む

　ファミレスのサラダは具だくさん。かぼちゃやにんじんなど糖質の多いものは避けて、葉野菜中心でえびやいかがのっているシーフードサラダや肉やハム、卵が添えられているサラダを選びましょう。たんぱく質が一緒にとれるものがおすすめです。

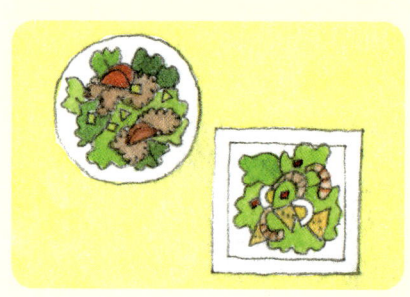

Column

糖質OFFダイエットのための おすすめメニュー

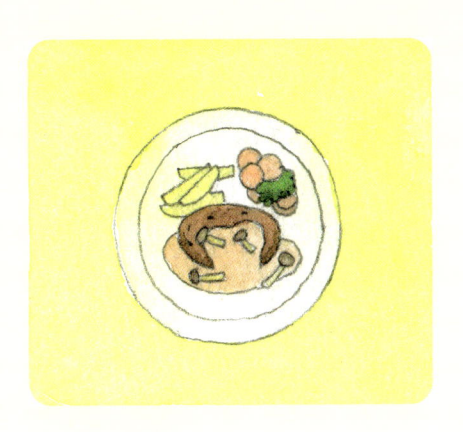

ハンバーグ

ハンバーグはつなぎにパン粉が少し入っていますが基本的に肉なので単品で頼むのもOK。でも、ソースによって糖質の量が変わるので、デミグラスソース、ホワイトソースなどは避けましょう。付け合わせにも注意。

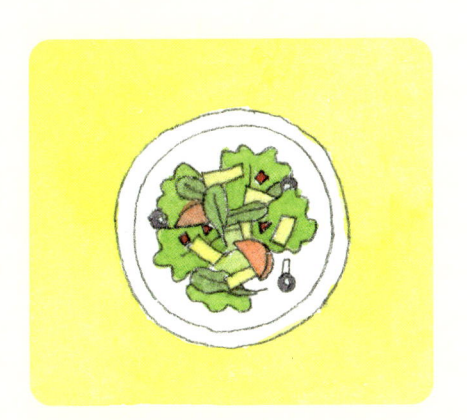

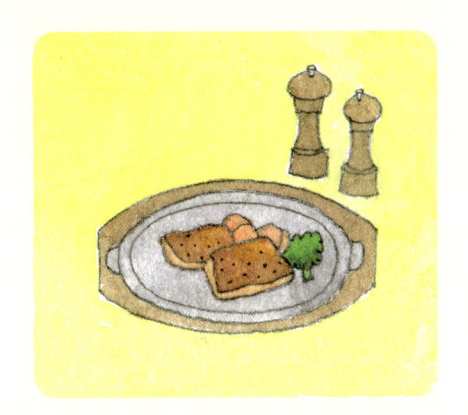

ビーフ・チキンステーキ

鉄板にのったジュージュー焼きたてのステーキは、高カロリーで敬遠されがちですが、シンプルな肉料理は糖質が低いから安心してたっぷり食べられます。ソースと付け合わせは糖質が少ないものを選んで。

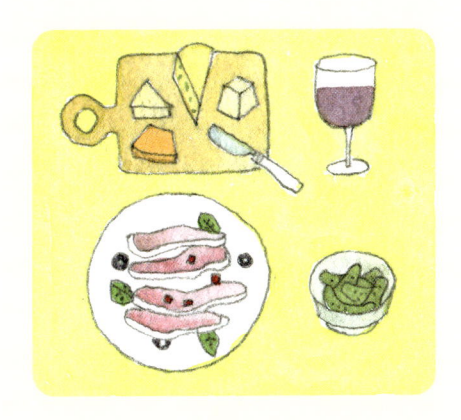

具だくさんサラダ

肉料理の付け合わせはポテト、コーン、にんじんなど高糖質の食材が多いので、レタスなど低糖質の野菜が豊富なサラダを最初に頼んでおきましょう。サラダを一番最初に食べるとダイエット効果も期待できます。

おつまみ・前菜メニュー

生ハム、ソーセージ、ほうれん草とベーコンの炒め物などのおつまみもおすすめのメニュー。夜に食べるときは、赤ワインと一緒にどうぞ。チーズの盛り合わせ、ピクルスなども安心な糖質OFFメニューです。

【 ファストフード 編 】

時間がないときに、利用しやすいのがファストフード。
ハンバーガー以外のもので食べられるものを探してみましょう。

Point2
ドリンクはお茶か
ゼロドリンクで

　せっかくサイドメニューの糖質が低いものを選んで食べても、ドリンクでジュースを選んではいけません。できればお茶か無糖の紅茶、糖質ゼロ、糖類ゼロドリンクを頼みましょう。ホットコーヒーもOKですが、カフェオレやカフェラテは糖質が多めなので注意して。

Point1
思い切って
サイドメニューを選ぶ

　バンズパンに肉と野菜といったハンバーガーが中心のファストフード店。バンズパンを残して中だけ食べる、といったことも考えられますが、できればサイドメニューを選ぶのが得策。チキンナゲットやローストチキン、フライドチキンやグリーンサラダなどを選びましょう。

糖質OFFダイエットのための おすすめメニュー

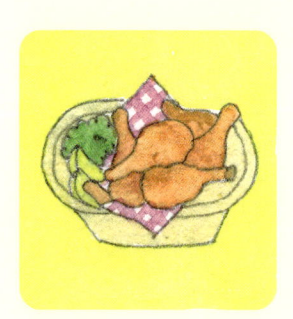

**チキンナゲット・
フライドチキン**

安心でおすすめなのが、チキンナゲット、フライドチキンやグリルチキンなどのチキンメニュー。どれも糖質は低めです。衣はなるべく少ないものが◎。

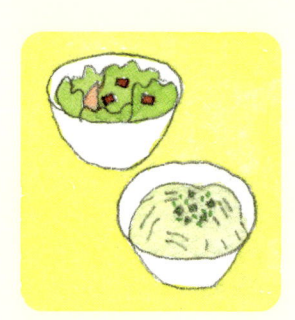

**サイドサラダ・
コールスローサラダ**

チキンを食べるなら、野菜も忘れずに。選びがちなのが、コーンサラダやポテトサラダですが、糖質が高いので注意して。

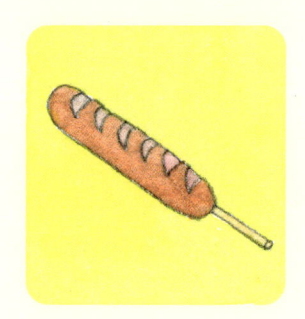

フランクフルト

糖質が低くて、ボリューム、食べ応えのあるフランクフルトは、小腹がすいたときにおすすめのメニュー。トマトケチャップは少量で我慢しましょう。

焼き肉屋 編

一番糖質OFFダイエットに向いているのが焼き肉。
低糖質の肉をたっぷり食べられると安心しないで！大切なポイントを押さえましょう。

Point1
たれよりも塩を選んで

焼き肉のたれには糖質がたっぷり。チェーン店などではあらかじめまぶしてあるものもありますが、注文時に選べるなら、必ず塩を選んで。また、市販されている焼き肉のたれも糖質が多いので、家で焼き肉をするときは、塩、しょうゆ、酒などで味つけを。

MEMO
たれの中で糖質が一番高いのはお好み焼きソース。

Point2
キムチよりも、ナムルやサンチュを

キムチは辛いから安心、と思うかもしれませんが、意外に糖質が多く含まれています。キムチを頼むなら、カクテキや白菜キムチよりも、水キムチを選びましょう。また、かぼちゃ、にんじんなどの焼き野菜よりはナムルやサンチュを選ぶのもポイントです。

糖質OFFダイエットのための おすすめメニュー

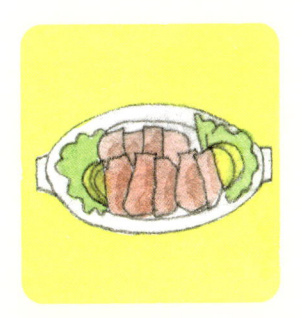

塩味の焼き肉
しょうゆだれには糖分がたっぷり含まれているものが多いので、できれば、塩だれのものを選びましょう。

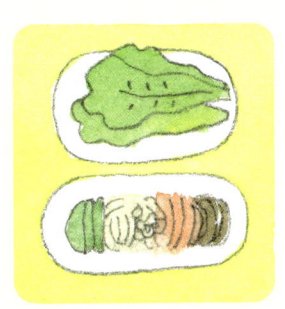

ナムル・サラダ・サンチュ
かぼちゃ、にんじん、とうもろこしなどの焼き野菜よりも、サンチュやサラダのような低糖質の野菜やほうれん草、もやしのナムルがおすすめ。

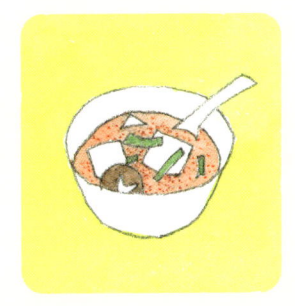

豆腐チゲスープ
チゲスープは辛いタイプのものを選びましょう。豆腐が入っていれば、少しマイルドになります。新陳代謝もアップしてやせ体質に。

こんな時はどうすればよい？
糖質OFFダイエットQ&A その②
実際、はじめるときに疑問に思うこと、甘い誘惑に負けそうなときの対処法など知りたいことがたくさん。

Q スポーツ選手には、このダイエットは向いていますか？
A 持久力を高めるためには炭水化物、とされてきましたが、糖質OFFの食事によって持久力が向上することがわかっています。糖質OFFダイエットの食事を続けていると、ケトーシス（脂肪分解）が起こり、脂肪を脂肪酸とケトン体に分解してエネルギーを放出し、持久力を向上させます。

Q どうしても甘いものが食べたくなったらどうしたらいいですか？
A 糖質OFFダイエットをはじめて、甘いものが無性に食べたくなる場合は、糖質依存症の場合が多いといわれています。薄味に慣れるようにしたり、ラカントSやパルスイートなどの甘味料を使いましょう。もしお菓子を食べてしまったら、ウォーキングを取り入れて糖質を消費して。

Q 糖尿病にも効果的と聞きますが、1型と2型両方ともに効きますか？
A 血液中のブドウ糖の量が多過ぎて常用量のインスリンでは処理しきれなくなることにより起こる2型糖尿病の治療に、糖質制限食は非常に効果的です。また、1型にも効果があります。インスリン量は、主治医の先生に相談してください。

Q サプリメントを併用しても大丈夫ですか？
A 一見、栄養が偏りがちに見える糖質OFFダイエットですが、そんなことはありません。糖質を抜いているだけなので、高栄養の食事をとることができます。ただ、たんぱく質が中心になるので、ビタミン、ミネラルなど、それぞれの状態に適した栄養素を補い、健康状態を改善しましょう。

もっと知りたい！
100g中の糖質量 その②
食材以外の調味料や脂の糖質量をチェック！

サウザンアイランドドレッシング	8.9g
マヨネーズ	4.5g
甘みそ	32.3g
淡色辛みそ	17.0g
赤色辛みそ	17.0g
カレールウ	41.0g
ハヤシルウ	45.0g
みりん（本みりん）	43.2g
黒砂糖	89.7g
上白糖	99.2g
グラニュー糖	100.0g
はちみつ	79.7g

調味料類
ウスターソース	26.3g
中濃ソース	29.8g
しょうゆ（濃口）	10.1g
しょうゆ（薄口）	7.8g
穀物酢	2.4g
米酢	7.4g
ワインビネガー	1.2g
めんつゆ（3倍濃縮）	20.0g
オイスターソース	18.1g
トマトピューレ	8.1g
トマトケチャップ	25.6g
フレンチドレッシング	5.9g

油脂類
オリーブ油	0.0g
ごま油	0.0g
調合油	0.0g
バター（有塩）	0.2g

Part 3

難しいことなし!
糖質OFFだけど、グルメなおかず

ダイエットだからといって、大好きな肉や魚、卵などを我慢しなくてOK!
糖質だけ抜くことができれば、ステーキ、揚げ物などグルメなおかずも楽しめます。

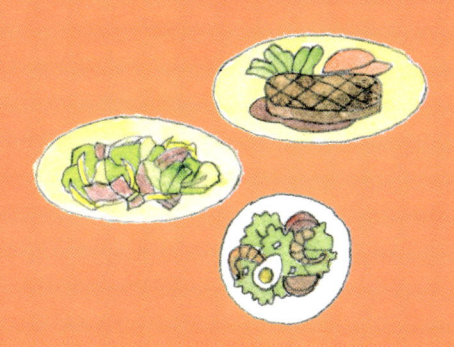

肉を食べてやせ体質に!

ダイエットでは食べてはいけないと思われがちな肉ですが、糖質OFFダイエットでは、どんどん食べたい食材。糖質が低いからたっぷり食べてOK!

肉の低糖質ランキング! Best5

Ranking

肉は全体的に糖質が低く、100gあたり1g未満のものが多いので、制限しなくても大丈夫です。

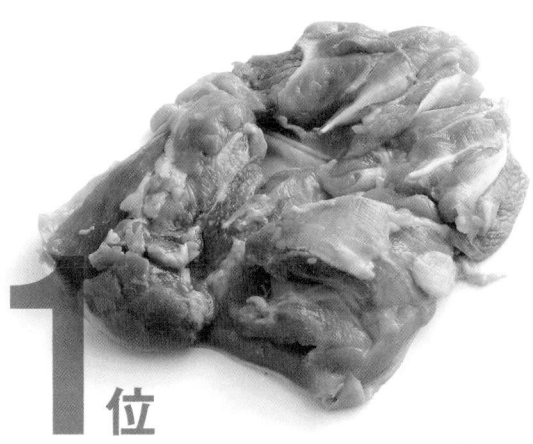

1位 鶏肉・生ハム（長期熟成）

糖質 0g※

鶏肉は部位にかかわらず糖質ゼロだから安心。生ハムの長期熟成も糖質ゼロですが、市販品には糖質が多いものもあるので、成分表を必ずチェック。

※100gあたりの糖質含有量

糖質 0〜0.2g※

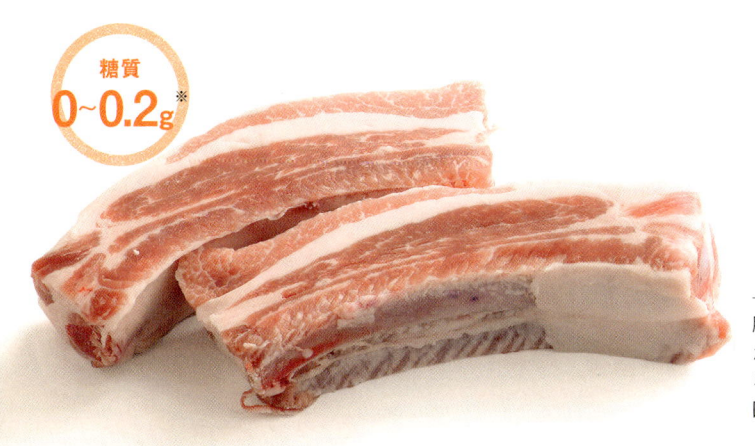

2位
豚肉

豚肉も糖質が低いのでたっぷり食べてOK。ビタミンB1も豊富だから、疲労回復にも役立ちます。

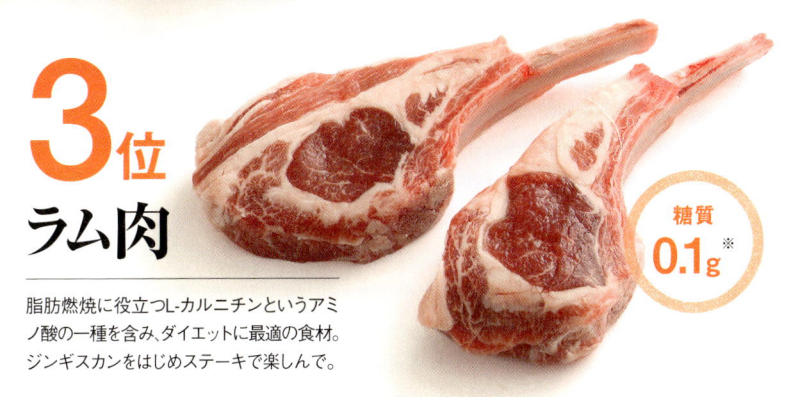

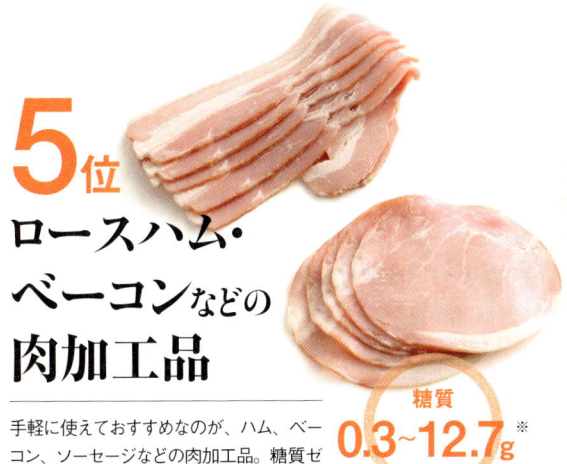

3位
ラム肉

脂肪燃焼に役立つL-カルニチンというアミノ酸の一種を含み、ダイエットに最適の食材。ジンギスカンをはじめステーキで楽しんで。

糖質 0.1g※

5位
ロースハム・ベーコンなどの肉加工品

手軽に使えておすすめなのが、ハム、ベーコン、ソーセージなどの肉加工品。糖質ゼロのものもあるので上手に利用しましょう。

糖質 0.3〜12.7g

4位
牛肉

糖質 0.1〜0.7g※

牛肉も糖質が低い食材ですが、中でも赤身を選んで食べましょう。鉄分が多いので貧血予防におすすめ。

その他 **レバー 糖質3.7g**※

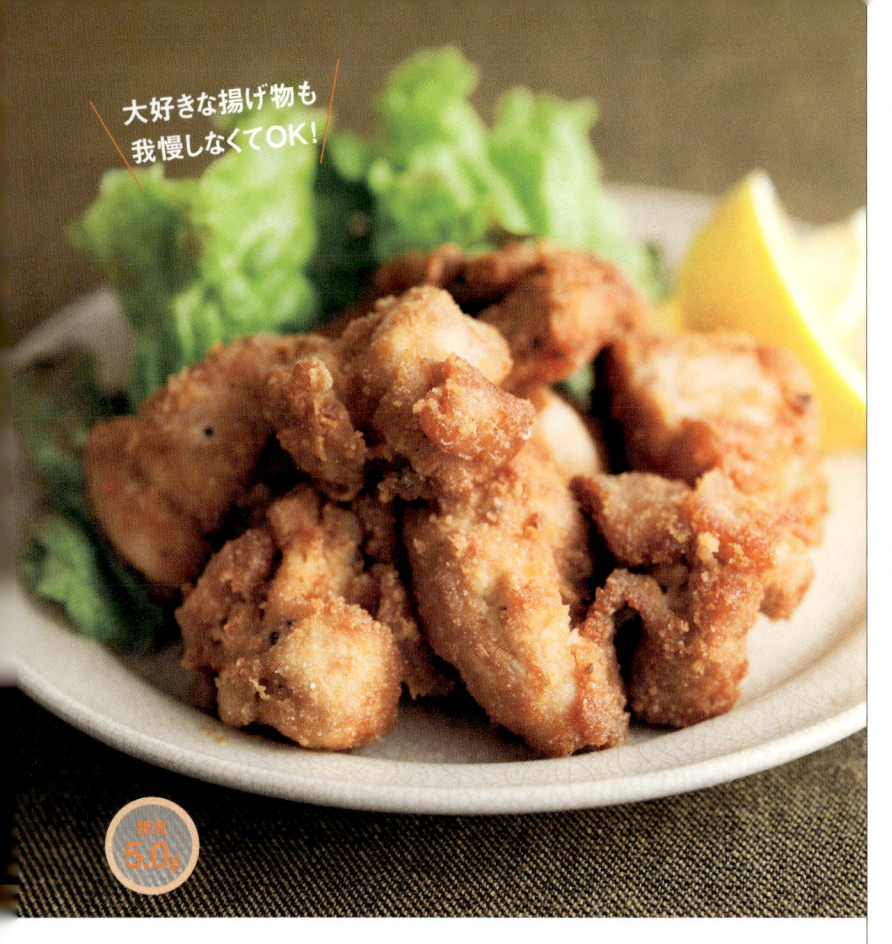

大好きな揚げ物も
我慢しなくてOK！

鶏肉の糖質OFFレシピ

鶏肉は皮の脂身が気になる…という人も多いはず。でも糖質はとっても低いから大丈夫！おいしいもも肉の揚げ物、炒め物、何でもOK！

糖質 5.0g

鶏肉のから揚げ

1人分 ▶ 415kcal

材料(2人分)

- 鶏もも肉…1枚
- 塩・こしょう…各少々
- A
  - しょうが(みじん切り)…1片分
  - にんにく(みじん切り)…1片分
  - 豆板醤…小さじ½
  - しょうゆ…大さじ2
  - ラカントS(P51)…小さじ1
- ドライおから(細かいタイプ・P52)…大さじ2
- 揚げ油…適量
- グリーンカール…適量
- レモン…¼個

作り方

1. 鶏もも肉はひと口大に切り、塩、こしょうをふる。
2. ボウルに1、合わせたAを加えて混ぜ、15分ほどつけておく。
3. 2にドライおからをまぶして150℃くらいに熱した揚げ油で揚げる。
4. 器に盛り、グリーンカール、くし形に切ったレモンを添える。

糖質OFFポイント！
コクを出すために、甘みを出すラカントSを、衣には、ドライおからを使えば怖いものなし！

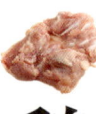

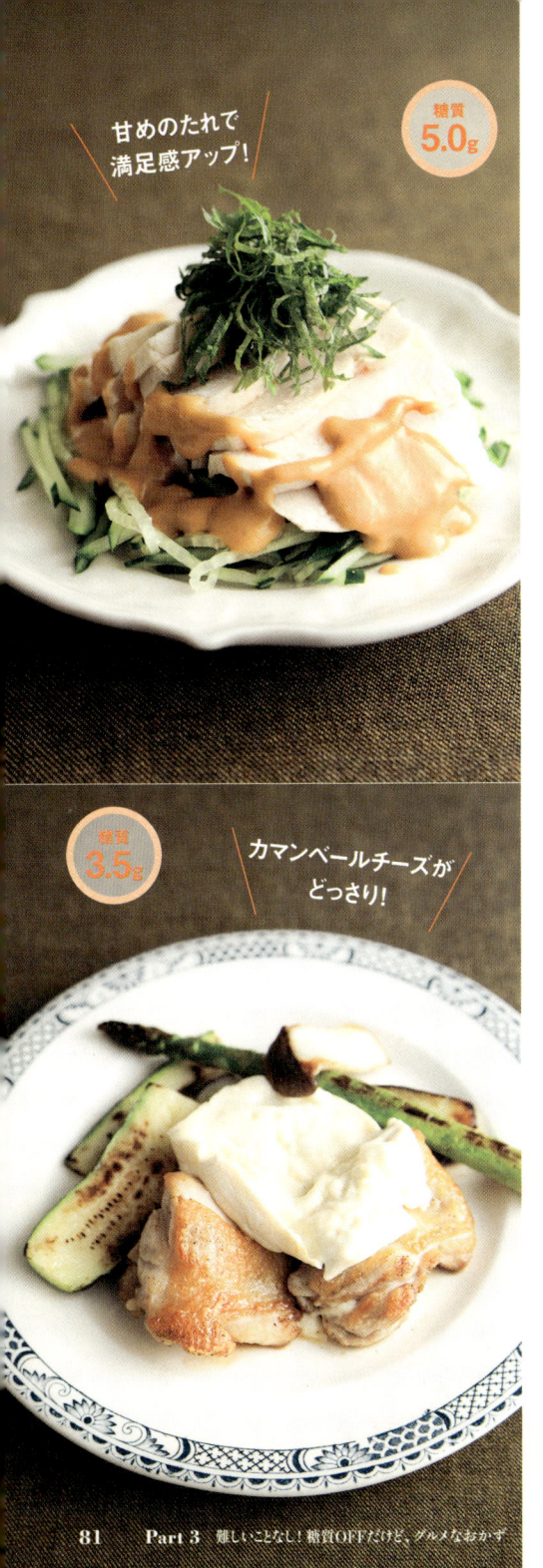

ゆで鶏の和風バンバンジー風

甘めのたれで満足感アップ！

糖質 5.0g

1人分 356kcal

材料(2人分)

鶏むね肉…1枚
塩…適量
きゅうり…1本
青じそ…5枚

A
- 白練りごま…大さじ2
- レモン汁…大さじ1
- ゆずこしょう…小さじ½
- 鶏のゆで汁…大さじ1
- ラカントS(P51)…小さじ1
- しょうゆ…大さじ1

作り方

1. 厚手の鍋に湯を沸かし、塩をふった鶏肉を入れる。5分ほどゆでたらそのまま蓋をして冷めるまでおいておく。
2. きゅうり、青じそはせん切りにする。Aはよく混ぜ合わせておく。
3. 1をそぎ切りにし、器にきゅうりを盛り、鶏肉、青じそを盛り、Aをかける。

糖質OFFポイント！
練りごまも低糖質食材のひとつ。ねっとりとしたごまのコクを味わって。

チキンと野菜のグリル

カマンベールチーズがどっさり！

糖質 3.5g

1人分 510kcal

材料(2人分)

鶏もも肉…1枚
塩・こしょう…各少々
ズッキーニ…½本
エリンギ…½本
なす…1本
グリーンアスパラガス…2本
オリーブ油…大さじ1
カマンベールチーズ…1個(80g)

作り方

1. 鶏肉は¼等分に切り、塩、こしょうをふる。
2. ズッキーニ、エリンギ、なすは縦に1cm厚さに切る。グリーンアスパラガスははかまや筋を取り除く。
3. フライパンにオリーブ油を熱し、1、2を焼く。焼き色がついてきたら、塩、こしょうをふり、横半分に切ったカマンベールチーズをのせて蓋をして中まで火を通す。

糖質OFFポイント！
低糖質のカマンベールチーズをソースの代わりに。

鶏肉とつきこんにゃくのチャプチェ風炒め

1人分 285kcal

材料(2人分)

- 鶏もも肉…½枚
- 赤ピーマン…1個
- ほうれん草…100g
- しいたけ…2枚
- 長ねぎ…⅓本
- にんにく・しょうが…各1片
- つきこんにゃく…1袋
- ごま油…大さじ1
- 豆板醤…小さじ½
- A ┌ しょうゆ…大さじ1
　　├ みそ…大さじ1
　　├ ラカントS(P51)…大さじ1
　　└ 塩・こしょう…各少々
- 白炒りごま…小さじ½

作り方

1. 鶏もも肉は小さめのひと口大に切る。赤ピーマンは細切り、ほうれん草はざく切り、しいたけは薄切り、長ねぎは4cm長さのぶつ切りにしてから縦に細切りにする。
2. にんにく、しょうがはみじん切りにする。
3. 1のほうれん草、つきこんにゃくはそれぞれ熱湯でサッとゆでてアク抜きをしておく。
4. フライパンにごま油を熱し、2、豆板醤を炒めて香りが出てきたら、鶏肉を炒める。火が通ってきたら、1、3を順に加えて炒め合わせる。
5. Aで味をととのえる。器に盛り、白ごまをふる。

糖質OFFポイント!
こんにゃくは低糖質で、噛み応えもあり、低カロリーのダイエット食材。積極的に取り入れましょう。

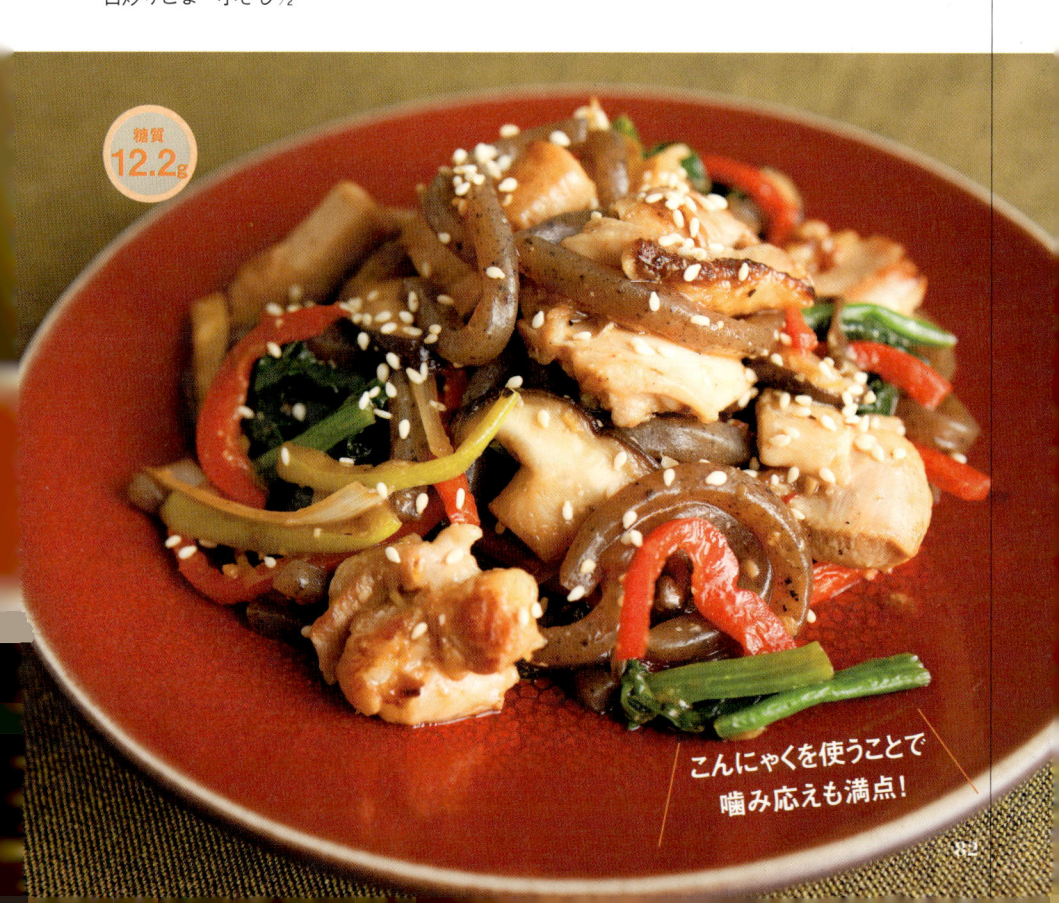

糖質 12.2g

こんにゃくを使うことで噛み応えも満点!

生クリームたっぷりでも太らない!!

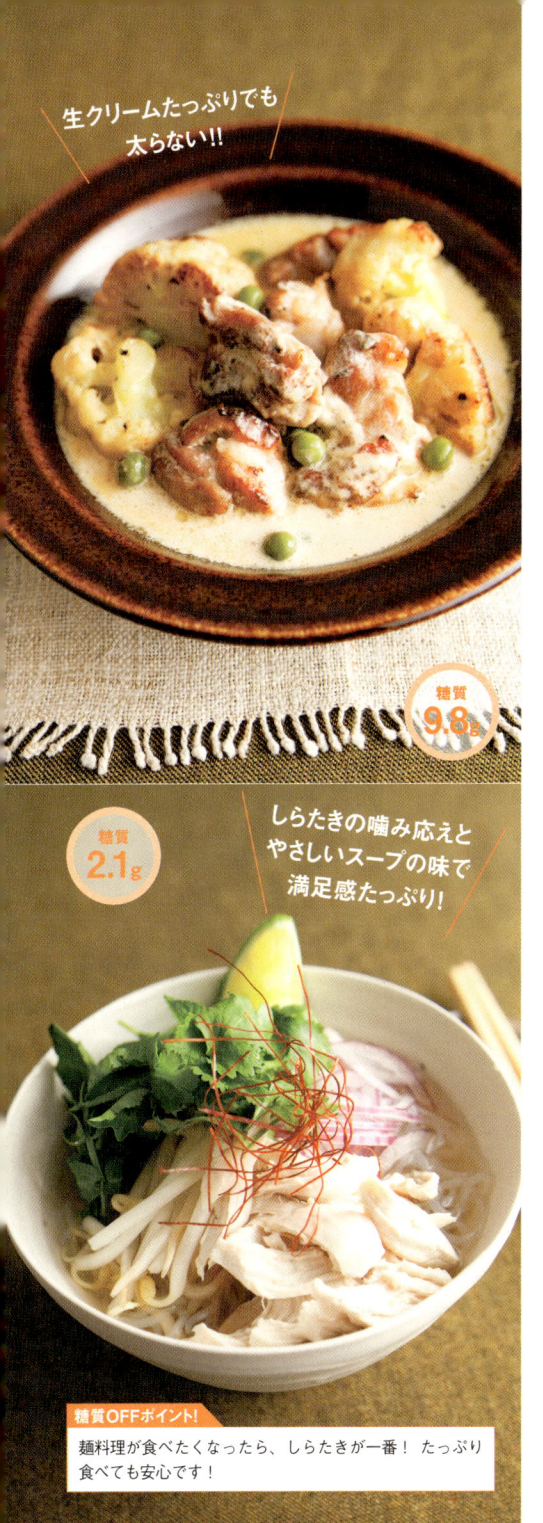

鶏肉とカリフラワーのクリーム煮

1人分 ▶ 701kcal

材料(2人分)

鶏もも肉…1枚
カリフラワー…½株
塩・こしょう…各少々
バター…10g
オリーブ油…小さじ1
白ワイン…50ml
牛乳…200ml
生クリーム…100ml
グリーンピース…大さじ1

作り方

1 鶏もも肉はひと口大に切り、塩、こしょうをふる。カリフラワーは小房に分ける。

2 フライパンにバター、オリーブ油を熱し、鶏肉を焼く。両面に焼き色がついたらカリフラワーを加えてサッと炒め、白ワインをふって蓋をして、中まで火を通す。

3 2に牛乳、生クリーム、グリーンピースを加え、塩、こしょうで味をととのえる。

糖質OFFポイント!
市販のルウには糖質がたっぷり。生クリームと牛乳で作るクリーム煮なら安心。

糖質 9.8g

糖質 2.1g

しらたきの噛み応えとやさしいスープの味で満足感たっぷり!

しらたきのフォー

1人分 ▶ 132kcal

材料(2人分)

しらたき…400g
鶏ささ身…4本
塩…少々
A ┌ 鶏がらスープの素(顆粒)…小さじ1
  │ ナンプラー…大さじ1
  │ 塩…小さじ⅓
  └ こしょう…少々
香菜・クレソン・ミント
　…各適量
紫玉ねぎ…¼個
もやし…50g
ライム…¼個
糸唐辛子…適量

作り方

1 しらたきは熱湯でサッとゆでておく。

2 鶏ささ身は筋を取り除き、塩をふってから熱湯でゆでて、食べやすく裂いておく。そのゆで汁600mlにAを加えて味をととのえる。

3 香菜、クレソンはざく切り、紫玉ねぎは薄切り、もやしはひげ根を取り除く。

4 2のスープに1を加えて温め、器に盛り、ささ身、3、ミントを盛り、くし形に切ったライムを添え、糸唐辛子をのせる。

糖質OFFポイント!
麺料理が食べたくなったら、しらたきが一番! たっぷり食べても安心です!

豚肉の糖質OFFレシピ

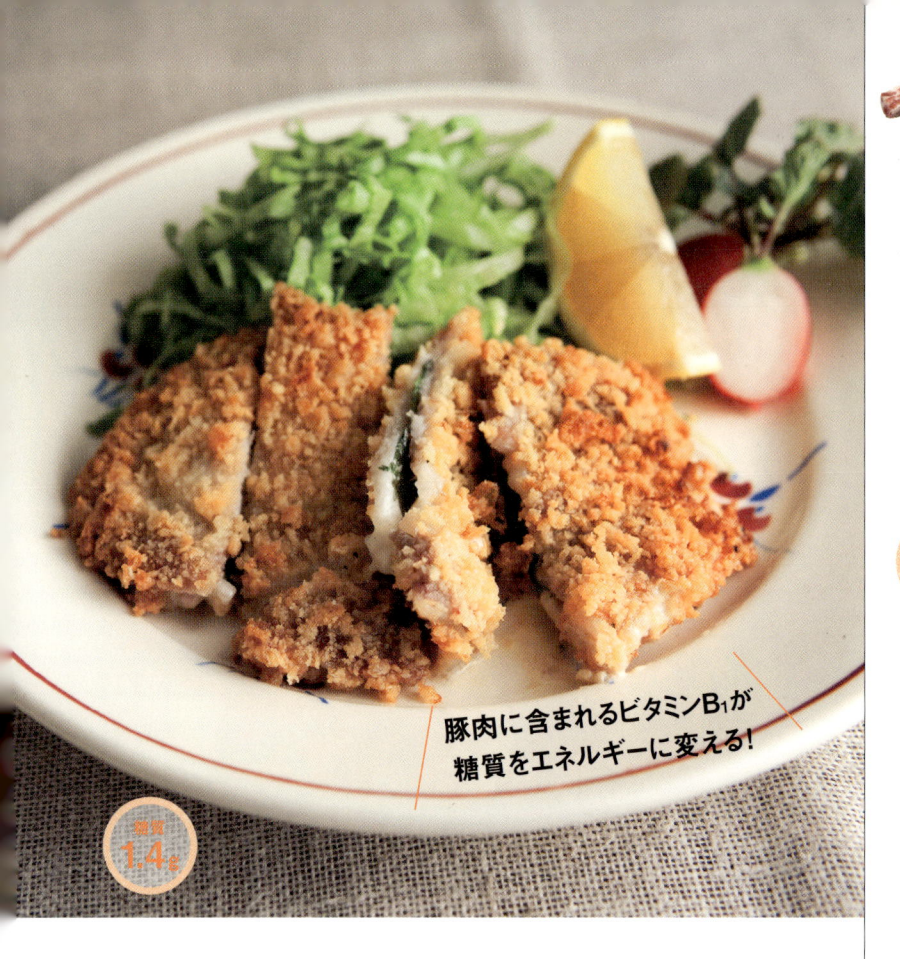

代謝をアップするビタミンB群を豊富に含む豚肉は、ダイエット向きの食材。ダイエットで元気が出ない…なんてことがないようにしっかり食べましょう!

豚肉に含まれるビタミンB₁が糖質をエネルギーに変える!

糖質 1.4g

ポークカツ風

1人分 213kcal

材料(2人分)

- 豚肉(ロースしょうが焼き用)…4枚
- 塩・こしょう…各少々
- スライスチーズ…1枚
- 青じそ(またはバジル)…2枚
- 手作りドライおから(粗いタイプ・P52)…大さじ4
- サラダ油…適量
- レタス・レモン・ラディッシュ…各適量

作り方

1. 豚ロース肉は筋を切り、塩、こしょうをふる。半分に切ったチーズ、青じそを挟む。
2. 1の表面にドライおからをまぶし、多めの油で揚げるように焼く。
3. 器に盛り、細切りのレタス、くし形に切ったレモン、ラディッシュなどを添える。

糖質OFFポイント!

手作りで作るおからは、サクサク歯応えがあっておいしい!ボリュームも出るのでお肉が少なくても満足感があります。青じその代わりにバジルを挟むときは、大きめの場合は2枚、小さめの場合は4枚使用します。

スペアリブのオーブン焼き

1人分 556kcal

糖質 11.0g

ボリュームのある
スペアリブを食べて
ダイエット！

材料(2人分)
スペアリブ…400g
塩・こしょう…各少々
A
- にんにく(すりおろし)…1片分
- しょうが(すりおろし)…1片分
- 玉ねぎ(すりおろし)…½個分
- 赤ワイン…50ml
- しょうゆ…大さじ2
- ラカントS(P51)…大さじ1

クレソン…適量

作り方
1. スペアリブに塩、こしょうをふり、合わせたAに20分ほどつけておく。
2. 200℃に予熱したオーブンで20分ほど焼く。
3. 器に盛り、クレソンを添える。

糖質OFFポイント！
玉ねぎは糖質が高めの野菜ですが、つけ込むだけだから安心。うま味もアップ！

豚のしょうが焼き

1人分 336kcal

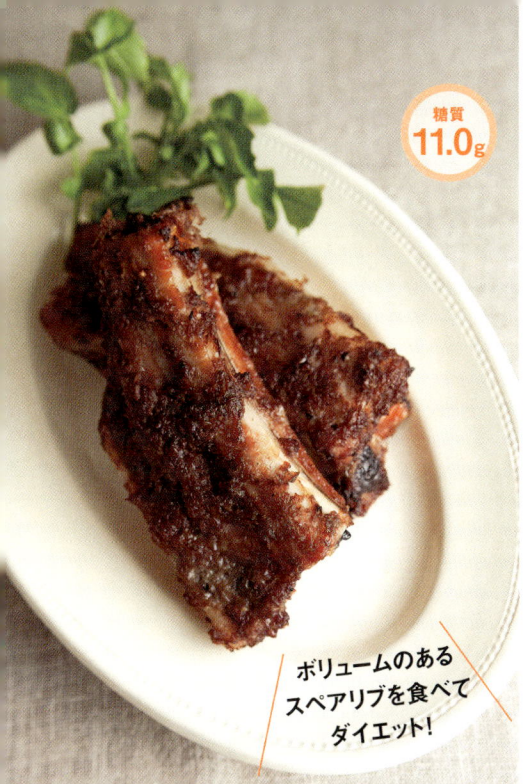

糖質 6.6g

豚肉プラスしょうがで
デトックス効果アップ！

材料(2人分)
豚肉(ロースしょうが焼き用)…200g
サラダ油…小さじ1
A
- しょうがの絞り汁…大さじ½
- しょうゆ…大さじ1
- ラカントS(P51)…大さじ1

キャベツ・パセリ…各適量

作り方
1. 豚肉はサラダ油を熱したフライパンで焼く。両面を焼き、余分な脂が出てきたらタオルペーパーなどで取り除き、Aを加えて煮絡める。
2. 器に盛り、せん切りのキャベツ、パセリなどを添える。

糖質OFFポイント！
ごはんが進むしょうが焼きは、豆腐と一緒に食べると満足感が得られます。

ジューシーハンバーグ

1人分 313kcal

豚肉

材料(2人分)

- 玉ねぎ…¼個
- 合びき肉(豚:牛=7:3)…200g
- A
  - 手作りドライおから(粗いタイプ・P52)…大さじ2
  - 溶き卵…大さじ2
  - 牛乳…大さじ2
  - 塩・ナツメグ…各少々
- サラダ油…適量
- さやいんげん…10本
- しめじ…½パック
- ブロッコリー…4房
- 塩・こしょう…各適量

作り方

1 玉ねぎはみじん切りにし、ひき肉、**A**を加えてよく練り合わせる。

2 小判形に丸め、サラダ油を熱したフライパンで焼く。一緒に食べやすい大きさに切ったいんげん、石づきを切り落としてほぐしたしめじ、ブロッコリーを焼き、塩、こしょうをふる。

糖質OFFポイント!
パン粉の代わりにドライおからを使用。玉ねぎ、牛乳は少量だから、気にしなくてもOK!

おいしいソースバリエーション

[赤ワインソース]
焼き汁に赤ワイン・トマトピューレ各大さじ2、しょうゆ大さじ1、バター10g、塩・こしょう各少々を加える。

[和風玉ねぎおろしソース]
焼き汁にすりおろした玉ねぎ½個分を炒め、しょうがのすりおろし小さじ½、しょうゆ大さじ2、ラカントS(P51)大さじ1、白ワイン大さじ1を加えてひと煮立ちさせる。

[マスタードチーズソース]
牛乳50mlを温め、ピザ用チーズ50g、粒マスタード小さじ2を加えて混ぜ合わせる。

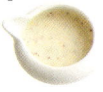

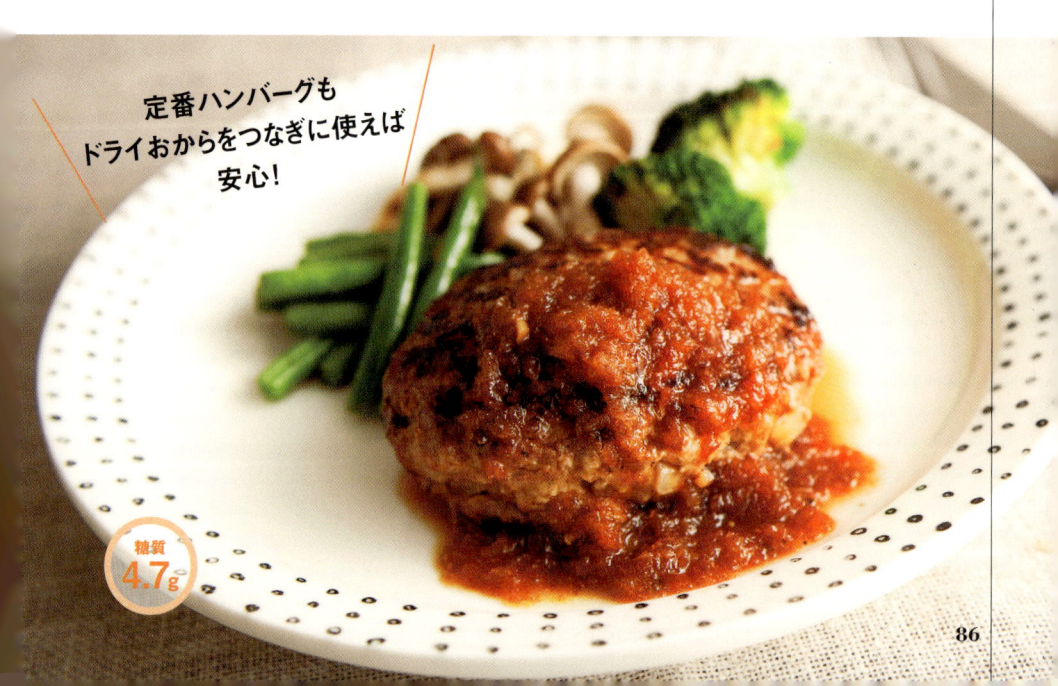

定番ハンバーグもドライおからをつなぎに使えば安心!

糖質 4.7g

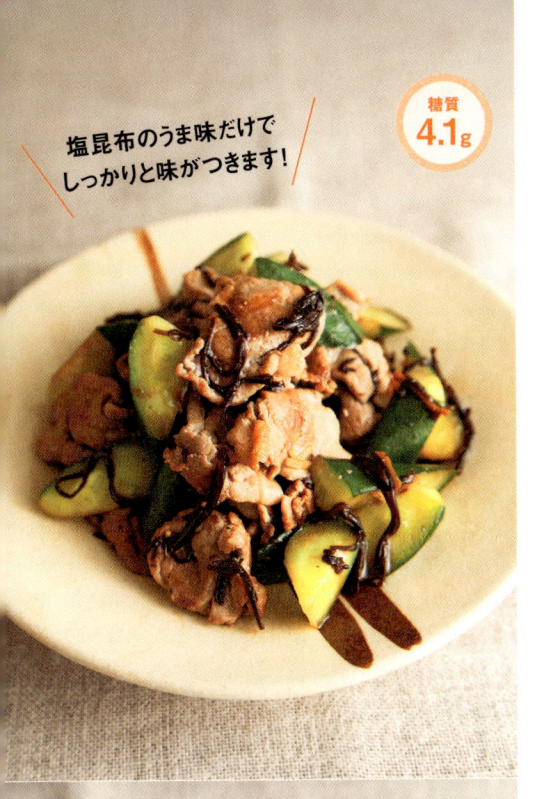

豚肉ときゅうりの塩昆布炒め

塩昆布のうま味だけでしっかりと味がつきます！

糖質 4.1g

1人分 373kcal

材料(2人分)
- しょうが…1片
- きゅうり…2本
- ごま油…大さじ1
- 豚こま切れ肉…200g
- 塩昆布…10g
- しょうゆ…小さじ2
- こしょう…少々

作り方
1. しょうがは細切り、きゅうりは乱切りにする。
2. フライパンにごま油を熱し、1のしょうが、豚肉を炒めてから、きゅうり、塩昆布を加えて炒め合わせる。
3. しょうゆ、こしょうで味をととのえる。

糖質OFFポイント！
きゅうり以外に白菜やなす、ブロッコリーなどの野菜もおすすめ。

お好み焼き風

小麦粉の代わりにおからでヘルシー！

糖質 8.2g

1人分 765kcal

材料(2人分)
- キャベツ…200g
- わけぎ…2本
- おから…½カップ
- **A** 卵…3個 / だし汁…200ml / 乾燥桜えび…大さじ3
- 豚バラ薄切り肉…150g
- マヨネーズ…大さじ2
- 青のり…小さじ2
- 削り節…10g
- しょうゆ…大さじ1
- サラダ油(またはラード)…大さじ2

作り方
1. キャベツはせん切りにする。わけぎは小口切りにする。
2. おから、1、Aを合わせてサラダ油(またはラード)を熱したフライパンに広げて焼き、豚肉をのせる。
3. 焼き色がついたら裏返し、焼いて中まで火を通す。
4. 器に盛り、マヨネーズ、青のり、削り節をのせ、しょうゆをかけていただく。

糖質OFFポイント！
小麦粉をおからに、ソースをしょうゆに代えることで、安心の一品に。

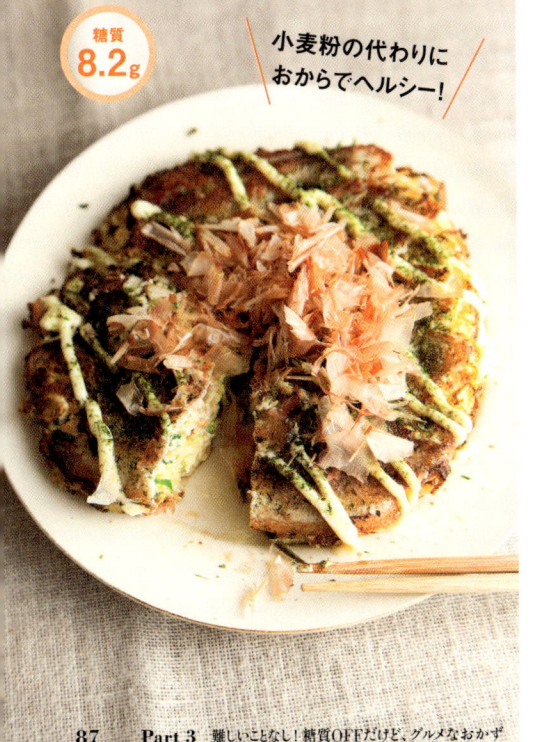

ラム肉の糖質OFFレシピ

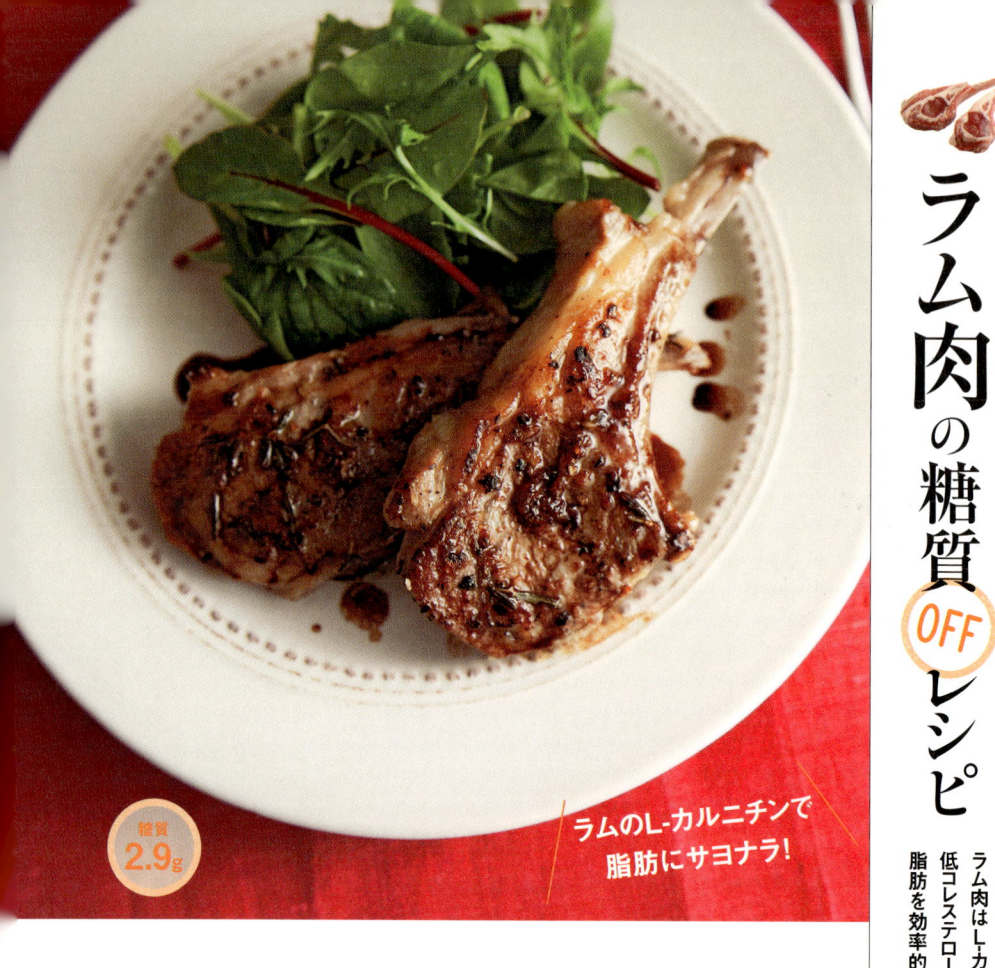

ラム肉はL-カルニチンというアミノ酸の一種や、低コレステロール、鉄分、ビタミンB群などを多く含み、脂肪を効率的にエネルギーに変えてくれます。

糖質 2.9g

ラムのL-カルニチンで脂肪にサヨナラ!

ラムステーキ バルサミコソース

1人分 533kcal

材料(2人分)
- ラム肉(骨つき)…4本
- 塩・こしょう…各少々
- にんにく(すりおろし)…小さじ½
- オリーブ油…大さじ2
- ローズマリー…1本
- A
  - バルサミコ酢…大さじ2
  - しょうゆ…大さじ2
  - 赤ワイン…大さじ2
  - バター…5g
- ベビーリーフ…適量

作り方
1. ラム肉は塩、こしょうをふり、にんにく、オリーブ油、ローズマリーをまぶして20分ほどおいておく。
2. フライパンを熱し、1をお好みの焼き加減に焼く。
3. フライパンに残った焼き汁にAを加えて煮詰める。
4. 器に2を盛り、3をかけ、ベビーリーフを添える。

糖質OFFポイント!
なんといってもシンプルに肉を焼くのが糖質OFFの一番のポイント。バルサミコ酢も見逃せない調味料。コクを出しつつも、米酢よりも低糖質です。

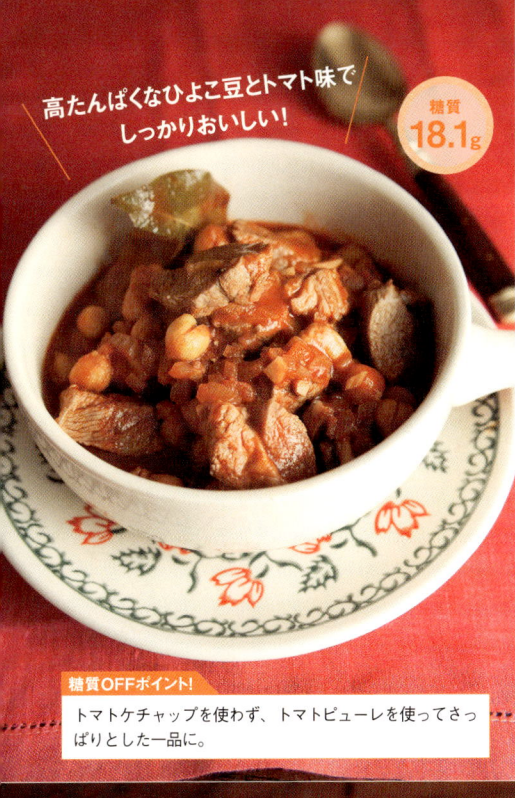

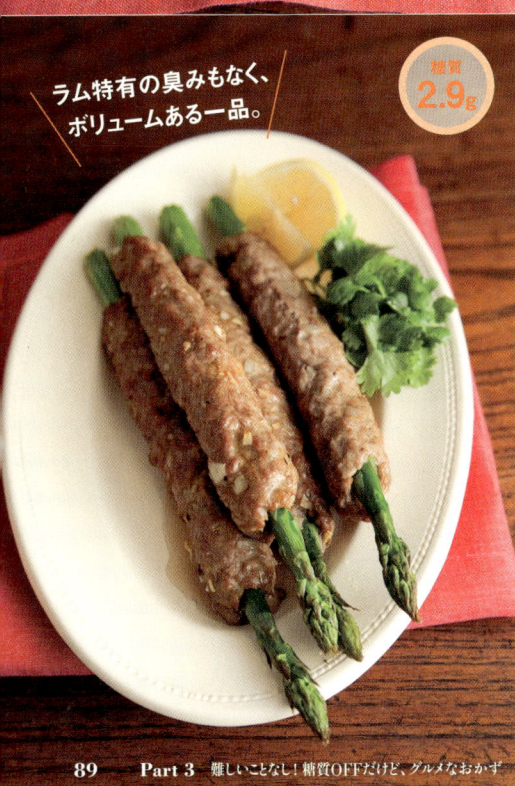

ラムとひよこ豆の クミントマト煮

糖質 18.1g

1人分 ▶ 425kcal

高たんぱくなひよこ豆とトマト味で しっかりおいしい！

材料(2人分)

- ラム肉…200g
- 玉ねぎ…½個
- にんにく…1片
- オリーブ油…大さじ1
- ひよこ豆水煮…½カップ
- A
  - 水…50ml
  - トマトピューレ…½カップ
  - クミン…小さじ½
  - ローリエ…1枚
  - 赤ワイン…50ml
- 塩…小さじ½
- こしょう…少々

作り方

1. ラムはひと口大に切る。玉ねぎ、にんにくはみじん切りにする。
2. 鍋にオリーブ油を熱し、1のにんにくを香りが出るまで炒めたら、ラム、玉ねぎの順に加えて炒め合わせる。
3. 2にひよこ豆、Aを加えて10分ほど煮、塩、こしょうで味をととのえる。器に盛る。

糖質OFFポイント!
トマトケチャップを使わず、トマトピューレを使ってさっぱりとした一品に。

ラムのシシカバブ風

糖質 2.9g

1人分 ▶ 307kcal

ラム特有の臭みもなく、 ボリュームある一品。

材料(2人分)

- ラムひき肉…250g
- A
  - 玉ねぎ(みじん切り)…⅛個分
  - しょうが・にんにく(みじん切り)…各½片分
- B
  - ターメリック…小さじ¼
  - ガラムマサラ…小さじ¼
  - コリアンダー…小さじ¼
  - 塩…小さじ¼
  - こしょう…少々
- グリーンアスパラガス…4本
- レモン・香菜…適量

作り方

1. ラムひき肉にAを加えてよく練り合わせ、Bを加えてさらに混ぜ合わせる。
2. グリーンアスパラガスの筋やはかまを取り除き、1を周りに巻きつける。
3. 200℃に予熱したオーブンで15分焼く。器に盛り、くし形に切ったレモン、ざく切りにした香菜を添える。

糖質OFFポイント!
香辛料を効果的に使うことで、代謝を上げてやせやすい体に。

牛肉のステーキ

1人分 450kcal

材料（2人分）
- 牛肉（もも、ヒレなど）…200〜300g
- 塩・こしょう…各少々
- にんにく（すりおろし）…1片分
- 牛脂…適量
- スナップエンドウ…10本
- 玉ねぎ（輪切り）…½個分

作り方
1. 牛肉は塩、こしょう、にんにくをまぶしておく。
2. フライパンに牛脂を溶かし、1、筋を取り除いたスナップエンドウ、玉ねぎを焼く。

糖質OFFポイント！
もも、ヒレ肉など低脂肪、高たんぱくな部位を選ぶのも重要なポイント。噛み応えがある肉の方が満足感もアップ。

おいしいソースバリエーション

[わさびしょうゆソース]
焼き汁にわさび小さじ¼、しょうゆ大さじ1を加えて溶き混ぜる。

[バルサミコソース]
焼き汁に玉ねぎすりおろし⅛個分、バルサミコ酢・赤ワイン・しょうゆ各大さじ1、バター5g、ラカントS（P51）大さじ½を加えて煮詰める。

[マスタードソース]
焼き汁に粒マスタード小さじ1、白ワイン・しょうゆ各大さじ1、塩・こしょう各少々で味つけする。

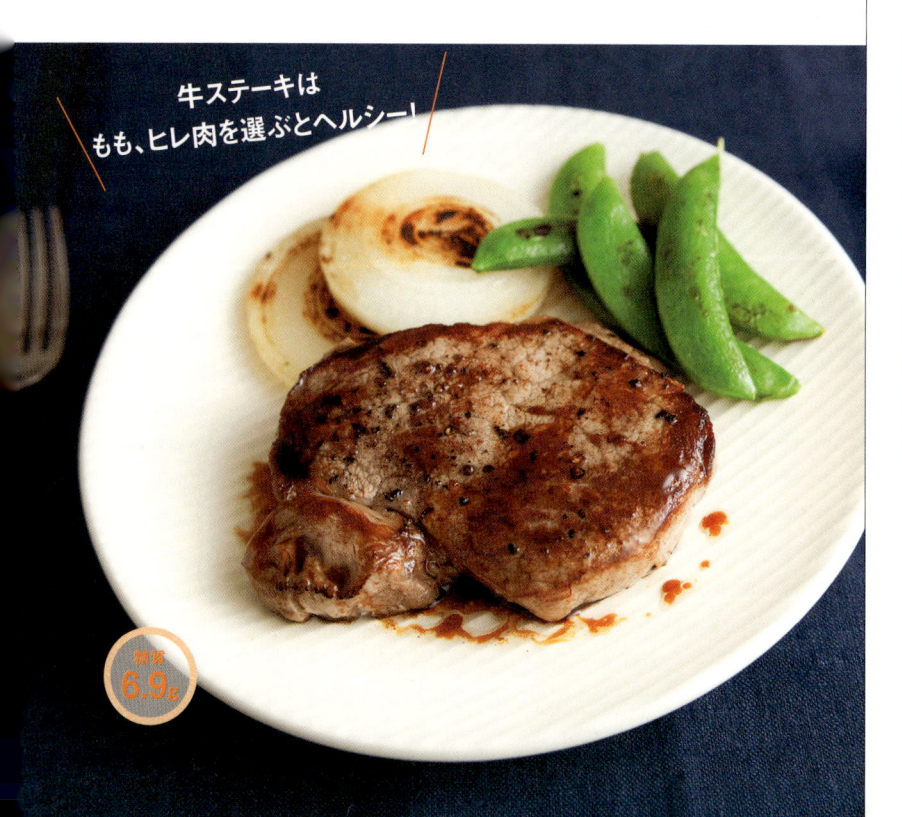

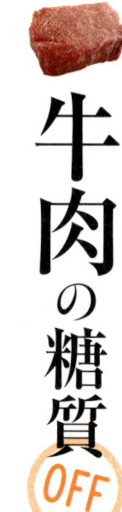

牛ステーキは
もも、ヒレ肉を選ぶとヘルシー！

糖質 6.9g

牛肉の糖質OFFレシピ

肉の中でも鉄分が多い牛肉はダイエットの強い味方！おいしい牛肉を選べばジュワッとおいしい肉汁が味わえます。女性は生理時に食べると貧血を解消してくれます。

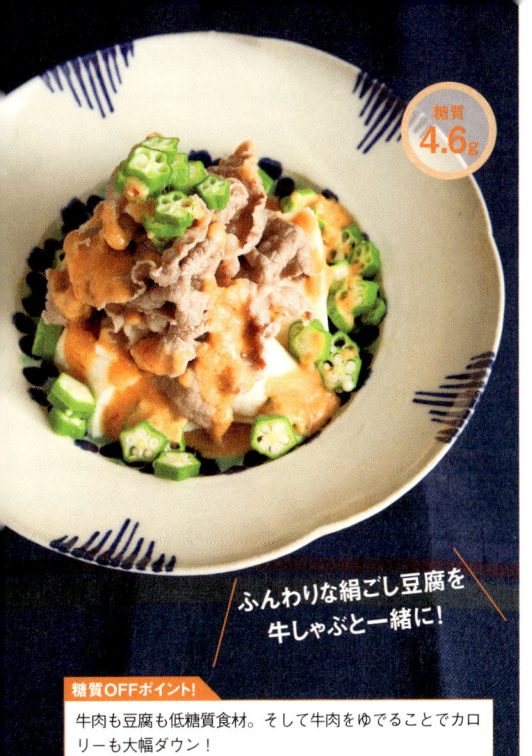

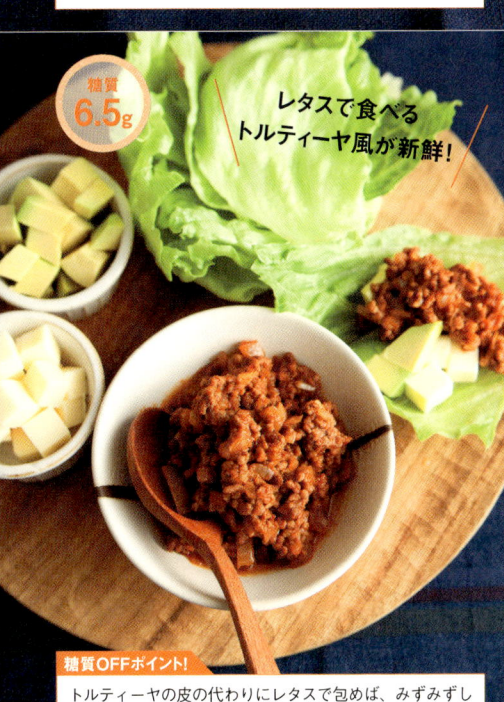

冷やし牛しゃぶ奴 ピリ辛ごまだれ

1人分 634kcal

糖質 4.6g

材料(2人分)

- 牛しゃぶしゃぶ用肉…200g
- 絹ごし豆腐…200g
- オクラ…6本
- A
  - 白練りごま…大さじ2
  - 薄口しょうゆ…大さじ1½
  - 豆板醤…小さじ1
  - 鶏がらスープ…大さじ2
  - しょうが(すりおろし)…小さじ½
  - ゆずの搾り汁…小さじ1

作り方

1 牛肉は熱湯でゆでて、冷水にとり、水けをきる。豆腐は水けをきっておく。オクラは塩(分量外)をふって板ずりし、熱湯でサッとゆでてから、小口切りにする。
2 Aはよく混ぜ合わせる。
3 器に1を盛り、2をかけていただく。

> ふんわりな絹ごし豆腐を牛しゃぶと一緒に!

糖質OFFポイント!
牛肉も豆腐も低糖質食材。そして牛肉をゆでることでカロリーも大幅ダウン!

トルティーヤ風 牛肉炒めのレタス包み

1人分 386kcal

糖質 6.5g

材料(2人分)

- 玉ねぎ…½個
- にんにく…1片
- オリーブ油…大さじ1
- 牛ひき肉…200g
- レタス…4枚
- プロセスチーズ…50g
- アボカド…½個
- A
  - チリパウダー…小さじ¼
  - カエンペッパー…小さじ¼
  - クミン…少々
  - トマトピューレ…¼カップ
  - 塩…小さじ½
  - こしょう…少々
  - コンソメスープの素(顆粒)…小さじ½

作り方

1 玉ねぎ、にんにくはみじん切りにする。
2 フライパンにオリーブ油を熱し、1のにんにくを香りが出るまで炒めたら、牛ひき肉、玉ねぎを順に加えて炒め合わせる。
3 2にAを加えて味をととのえる。
4 レタスに3、1cm角に切ったチーズ、アボカドをのせて包む。

※好みでマヨネーズをかけてもいい

> レタスで食べるトルティーヤ風が新鮮!

糖質OFFポイント!
トルティーヤの皮の代わりにレタスで包めば、みずみずしくてヘルシー!

レバー＆砂肝の糖質OFFレシピ

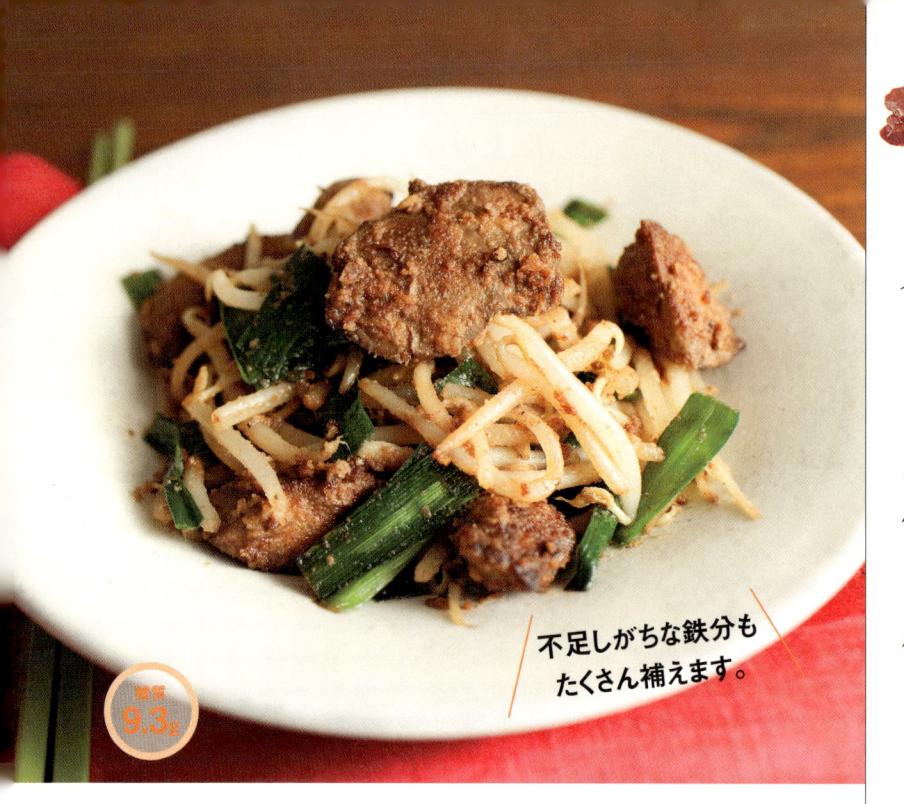

レバーは鉄分が多く、おすすめの食材。豚や牛のレバーは女性の貧血や生理痛も改善してくれます。

> 不足しがちな鉄分もたくさん補えます。

糖質 9.3g

もやしたっぷりレバニラ炒め

1人分 267kcal

材料(2人分)

鶏レバー…150g

A
- しょうゆ…大さじ1
- ラカントS(P51)…大さじ1
- みそ…小さじ1
- にんにく・しょうが(みじん切り)…各小さじ½

もやし…1袋(200g)
にら…½束(50g)
ドライおから(細かいタイプ・P52)…大さじ1
ごま油…大さじ2
豆板醤…小さじ½

B
- 塩・こしょう・しょうゆ…各少々
- 鶏がらスープの素(顆粒)…小さじ⅓

作り方

1　レバーは食べやすい大きさに切り、塩（分量外）をもみ込んでから水洗いする。水に浸して血抜きをし、水けを拭き取る。Aに15分ほどつけておく。

2　もやしはひげ根を取り除き、にらはざく切りにする。

3　1にドライおからをまぶして、ごま油を熱したフライパンで焼く。火が通ったら一度取り出しておく。そのフライパンに豆板醤を加えて軽く炒めたら、2を加えて炒める。レバーを戻し入れて炒め合わせ、Bで味をととのえる。

糖質OFFポイント！
もやし、にらともに低糖質食材。モリモリ食べて、健康的にダイエットできます。

ワインのお供にたまらない一品！

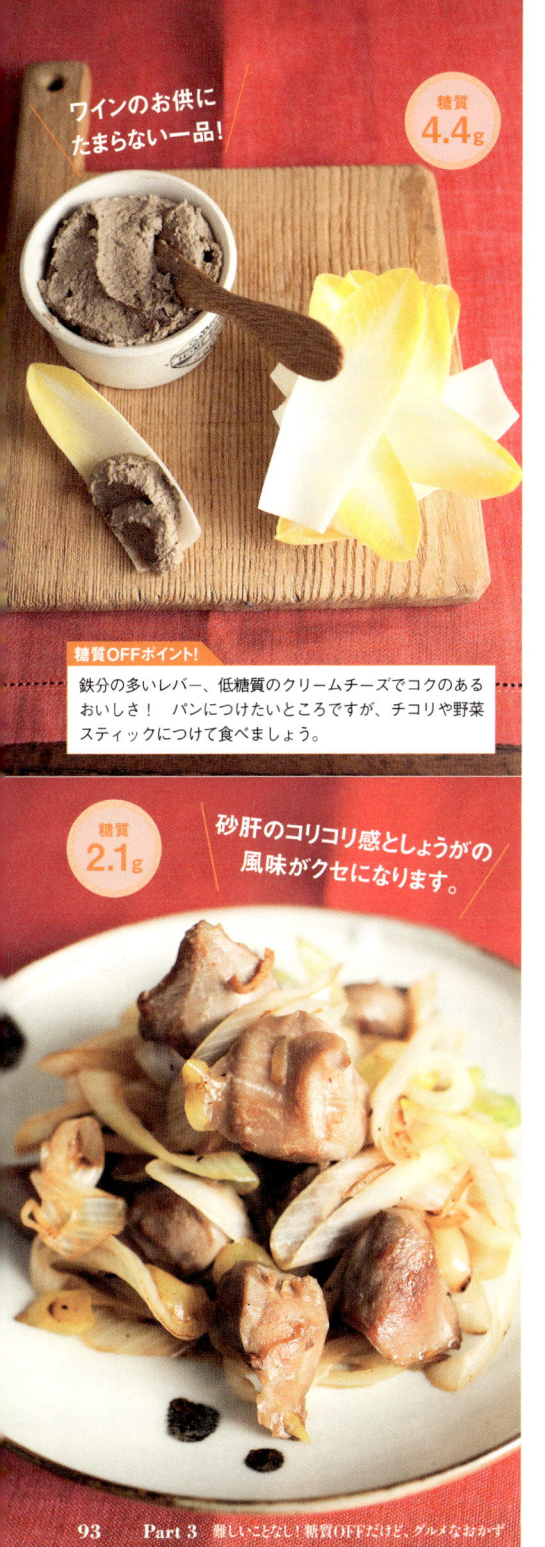

糖質 4.4g

レバーペースト

1人分 238kcal

材料(2人分)

鶏レバー…100g
玉ねぎ…1/6個
にんにく…1片
オリーブ油…大さじ1
ローズマリー…1枝
白ワイン…50ml
クリームチーズ…50g
塩…小さじ1/2
こしょう…少々
チコリ…適量

作り方

1　レバーは脂肪を取り除いて適当な大きさに切って、塩（分量外）をまぶして水洗いしてから、水（または牛乳）に浸して血抜きをする。よく水けをきっておく。

2　玉ねぎ、にんにくはみじん切りにする。

3　フライパンにオリーブ油、2を熱し、しんなりしてきたら1、ローズマリーの葉を加えて炒める。レバーに火が通ったら白ワインを加え、ひと煮立ちしたらフードプロセッサーにかける。

4　3に室温に戻したクリームチーズを加えてよく混ぜ合わせ、塩、こしょうで味をととのえる。チコリなどを添えていただく。

糖質OFFポイント!
鉄分の多いレバー、低糖質のクリームチーズでコクのあるおいしさ！　パンにつけたいところですが、チコリや野菜スティックにつけて食べましょう。

糖質 2.1g

砂肝のコリコリ感としょうがの風味がクセになります。

砂肝と長ねぎの炒め物

1人分 166kcal

材料(2人分)

砂肝(筋取り済み)…200g
長ねぎ…1本
しょうが…1片
ごま油…大さじ1
しょうゆ…小さじ1
塩…小さじ1/2
こしょう…少々

作り方

1　砂肝は食べやすい大きさに切り、長ねぎは斜め薄切りにする。しょうがは細切りにする。

2　フライパンにごま油を熱してしょうがを香りが出るまで炒めたら、砂肝、長ねぎを加えて炒め合わせ、しょうゆ、塩、こしょうで味をととのえる。

糖質OFFポイント!
砂肝は抵糖質、低脂肪のヘルシー食材。その上、ビタミンB群も豊富だからおすすめ！

ベーコンと春菊炒め

1人分 222kcal

材料(2人分)
- ベーコン…4枚
- 春菊…1束
- しめじ…½パック
- オリーブ油…大さじ⅓
- 塩・こしょう…各少々

作り方
1. ベーコンは1cm幅に切る。春菊は葉をつみ、茎はざく切りにする。しめじは石づきを切り落とし、ほぐす。
2. フライパンにオリーブ油を熱し、1のベーコン、春菊の茎、しめじを炒めてから、葉を加えて炒め合わせる。
3. 塩、こしょうで味をととのえる。

糖質OFFポイント!
春菊は低糖質の上、ビタミンA、Cが豊富な食材。しめじは食物繊維を含むので便秘解消にも。

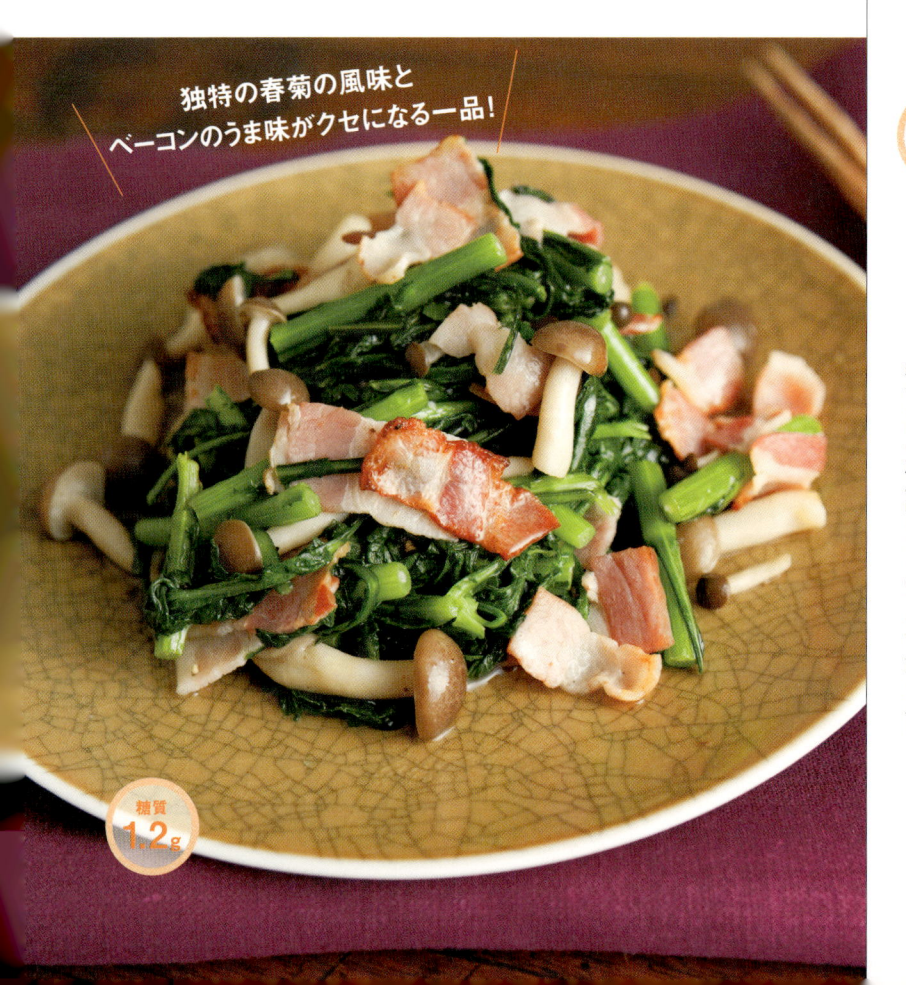

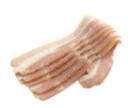

独特の春菊の風味とベーコンのうま味がクセになる一品!

糖質 1.2g

肉加工品の糖質OFFレシピ

糖質OFFに適した食材として注目なのが、肉加工品。手軽に使える上に、低糖質なのでおすすめです。糖質ゼロの加工品もあるのでぜひ、取り入れて!

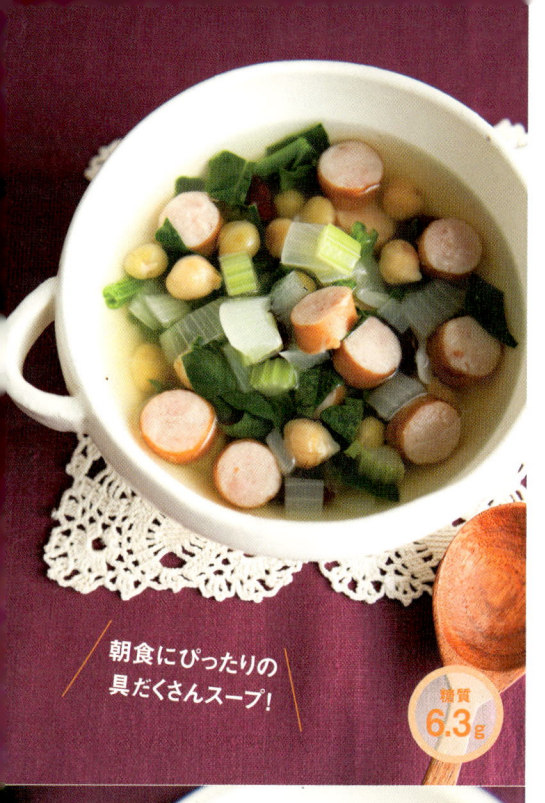

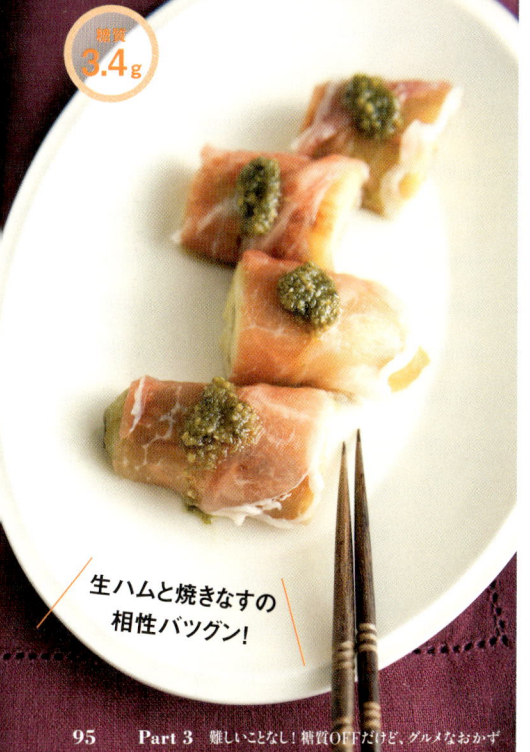

豆とソーセージのスープ

1人分 134kcal

材料(2人分)
- ソーセージ…3本
- ひよこ豆水煮…¼カップ
- 玉ねぎ…¼個
- セロリ…¼本
- ほうれん草…1株
- 水…500ml
- コンソメスープの素(顆粒)…小さじ½
- 塩…小さじ⅓
- こしょう…少々

作り方
1. ソーセージは小口切りにする。玉ねぎ、セロリは1cm角に切る。ほうれん草は塩ゆでしてから1cm幅に切る。
2. 鍋に分量の水を沸かし、1、ひよこ豆を入れて10分ほど煮、コンソメスープの素、塩、こしょうで味をととのえる。

糖質OFFポイント!
ソーセージとひよこ豆がボリューム満点なので、朝食のスープにおすすめ。

朝食にぴったりの具だくさんスープ!

糖質 6.3g

焼きなすの生ハム巻き

1人分 109kcal

材料(2人分)
- なす…2本
- 生ハム…4枚
- ジェノバペースト(市販)…大さじ1

作り方
1. なすはヘタを切り落とし、グリルなどで焼いてから皮をむき、縦半分に切る。
2. 生ハムを広げて1をのせ、巻く。
3. 食べやすく切って器に盛り、ジェノバペーストを添える。

糖質OFFポイント!
みずみずしい焼きなすに生ハムは、ヘルシーでいて満足のいく一品。

生ハムと焼きなすの相性バツグン!

糖質 3.4g

魚介類も食べ放題！

高たんぱく、低脂肪の魚介類は、ダイエットには最適な食材。コレステロールや中性脂肪を下げるEPAが豊富だから、究極のダイエット食品といえます。

魚介類の低糖質ランキング！ Best5

Ranking

糖質の低い魚介類の中でも、さらに糖質の低い選りすぐりの食材を紹介します。

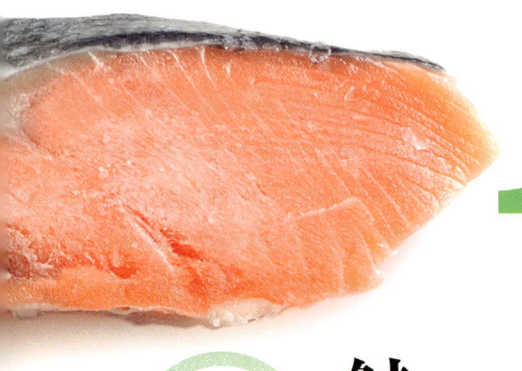

1位 鮭（サーモン）

糖質 0.1g ※

鮭（サーモン）は、あの赤い色の中にアントシアニンがたくさん入っていて、アンチエイジングに効果絶大です。

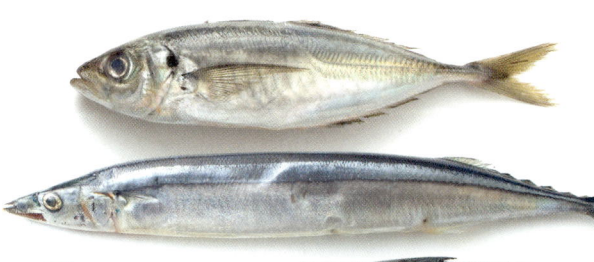

2位 青魚（あじ・さんま・さば）

糖質 0.1〜0.3g ※

あじ、さんま、さばなどの青魚にはコレステロールや中性脂肪を下げるEPAが豊富。ダイエットに適した食材といえます。

※100gあたりの糖質含有量

3位
白身魚・穴子・ツナ缶

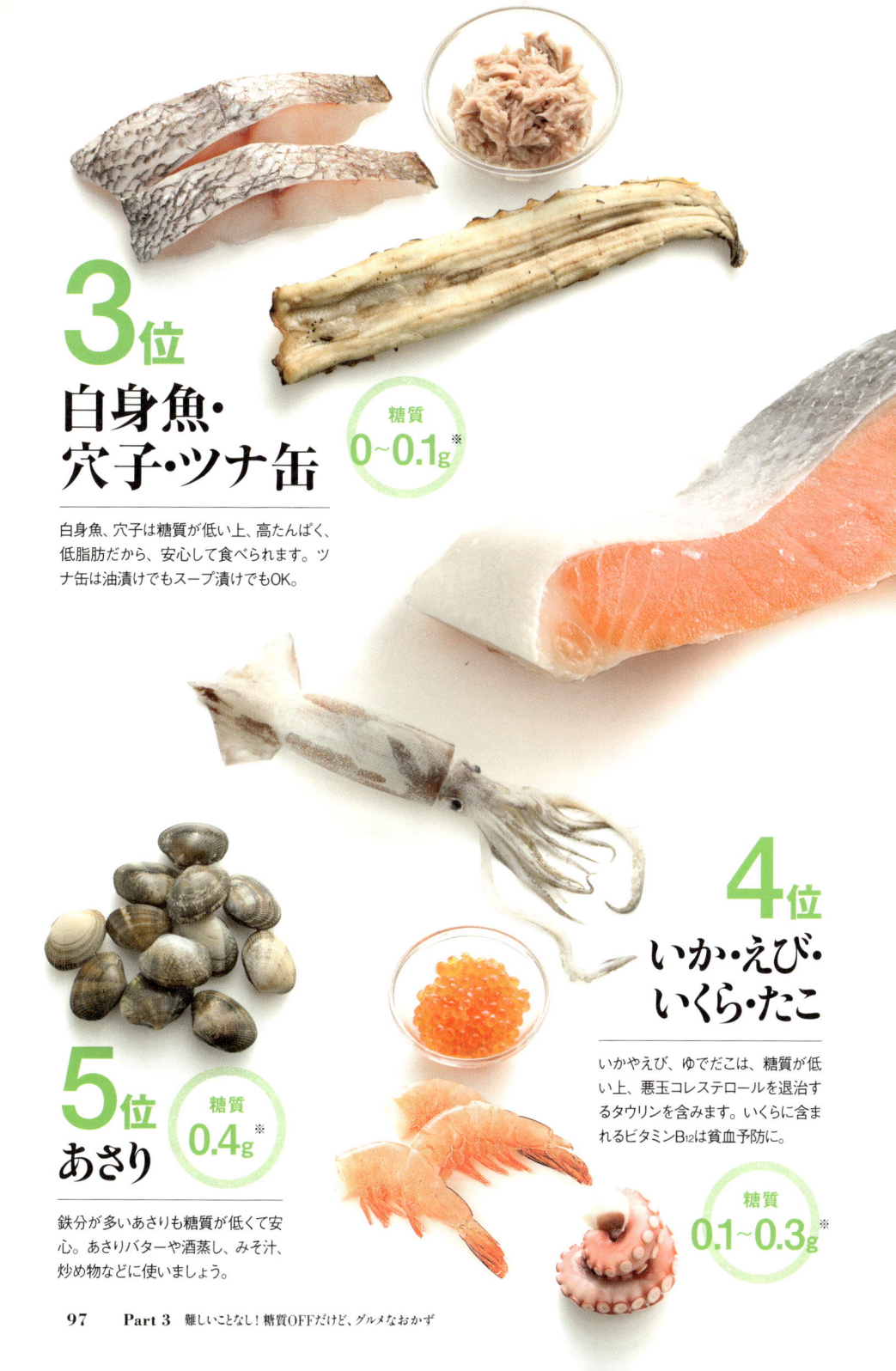

糖質 0〜0.1g ※

白身魚、穴子は糖質が低い上、高たんぱく、低脂肪だから、安心して食べられます。ツナ缶は油漬けでもスープ漬けでもOK。

4位
いか・えび・いくら・たこ

糖質 0.1〜0.3g ※

いかやえび、ゆでだこは、糖質が低い上、悪玉コレステロールを退治するタウリンを含みます。いくらに含まれるビタミンB_{12}は貧血予防に。

5位
あさり

糖質 0.4g ※

鉄分が多いあさりも糖質が低くて安心。あさりバターや酒蒸し、みそ汁、炒め物などに使いましょう。

青魚の糖質OFFレシピ

青魚は糖質が低いだけでなく、DHA、EPAなどの不飽和脂肪酸を多く含み、血中のコレステロールや中性脂肪を低下させるから、ダイエットに向いています。

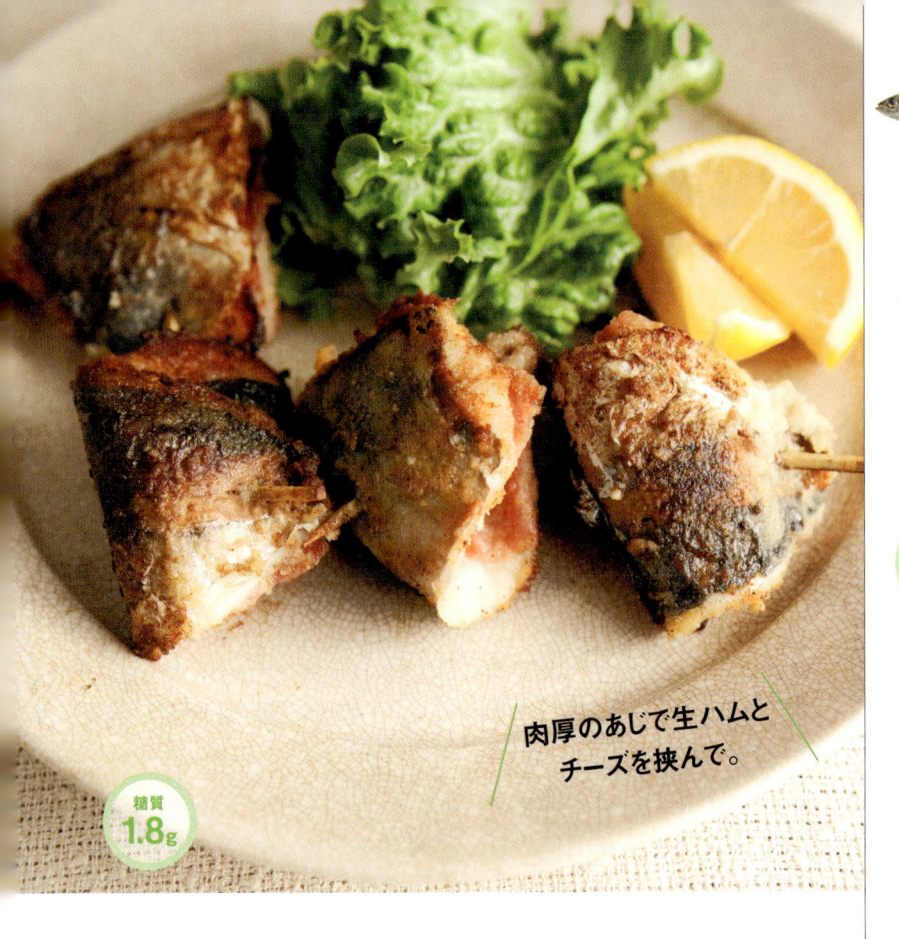

肉厚のあじで生ハムとチーズを挟んで。

糖質 1.8g

あじのソテー

1人分 388kcal

材料(2人分)
- あじ…4尾
- 塩・こしょう…各少々
- 生ハム…4枚
- 粉チーズ…大さじ2
- バジル…8枚
- ドライおから(細かいタイプ・P52)…大さじ4
- バター…10g
- オリーブ油…大さじ1
- レモン…¼個
- グリーンカール…適量

作り方
1. あじは三枚におろし、塩、こしょうをふる。
2. 身の内側に半分に切った生ハム、粉チーズ、バジルを挟んで半分に折り、爪楊枝で留めてドライおからをまぶす。
3. バター、オリーブ油を熱したフライパンで2を焼き、器に盛って、くし形に切ったレモン、グリーンカールなどを添える。

糖質OFFポイント!
小麦粉の代わりに、ドライおからをまぶしてカリッと焼き上げて。ドライおからは細かいタイプのものを使用。

お酒の
おつまみとしても!

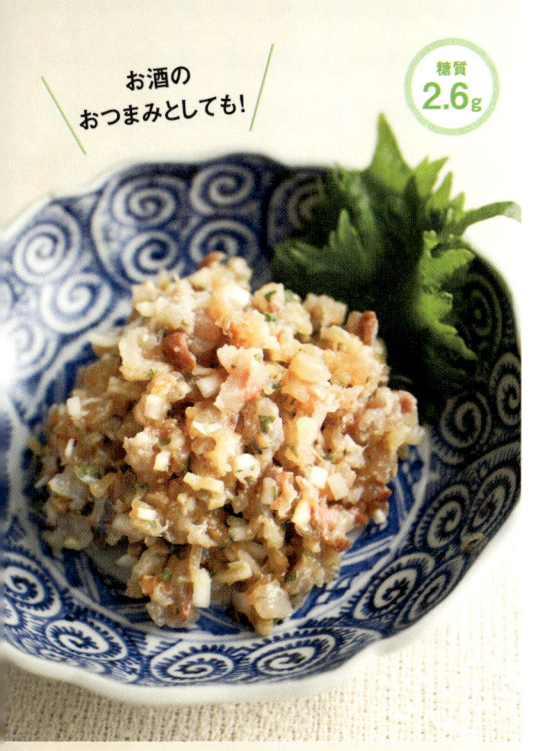

糖質 2.6g

あじのなめろう

1人分 115kcal

材料(2人分)
あじ(刺身)…150g　　長ねぎ…5cm
みょうが…1個　　　みそ…大さじ1
しょうが…1片　　　ゆずの搾り汁…小さじ2
青じそ…3枚　　　　しょうゆ…小さじ1

作り方
1　あじの刺身を包丁で細かく刻み、みじん切りにしたみょうが、しょうが、青じそ、長ねぎを加えて混ぜ合わせる。
2　1にみそ、ゆずの搾り汁、しょうゆを加えて混ぜ合わせる。

糖質OFFポイント!
新鮮なあじとたくさんの香味野菜を混ぜ合わせて、ヘルシーなおつまみに。

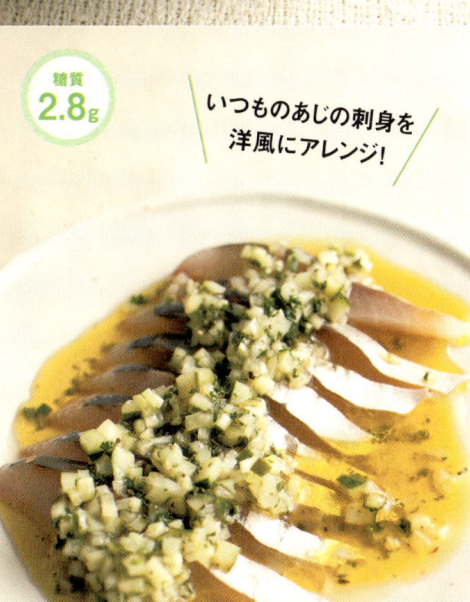

糖質 2.8g

いつものあじの刺身を
洋風にアレンジ!

あじのカルパッチョ

1人分 223kcal

材料(2人分)
あじ(刺身)…150g　　オリーブ油…大さじ2
玉ねぎ…1/8個　　　　レモン汁…大さじ2
きゅうり…1/3本　　　塩…小さじ1/2
パセリ(みじん切り)　こしょう…少々
　…小さじ1

作り方
1　玉ねぎ、きゅうりはみじん切りにし、パセリ、オリーブ油、レモン汁、塩、こしょうを加えて混ぜ合わせる。
2　器にあじの刺し身を並べ、1をかける。

糖質OFFポイント!
あじはEPA、DHAなどの不飽和脂肪酸が豊富なので、血液もサラサラに!

さばのスパイスマヨネーズ焼き

1人分 ▶ 118kcal

材料(2人分)
- さば(半身)…1枚
- A ┌ マヨネーズ…大さじ1
    └ カレー粉…小さじ½
- 塩・こしょう…各少々
- クレソン・レモンなど…各適量

作り方
1. さばは半分に切り、塩、こしょうをふる。
2. 1に混ぜ合わせたAを絞り袋に入れて絞り、魚焼きグリルまたは200℃に予熱したオーブンで15分ほど焼く。
3. 器に盛り、クレソンやレモンなど、お好みで添える。

> **糖質OFFポイント!**
> マヨネーズは純正のものを使って。カロリーハーフのマヨネーズは糖質が含まれるので注意。

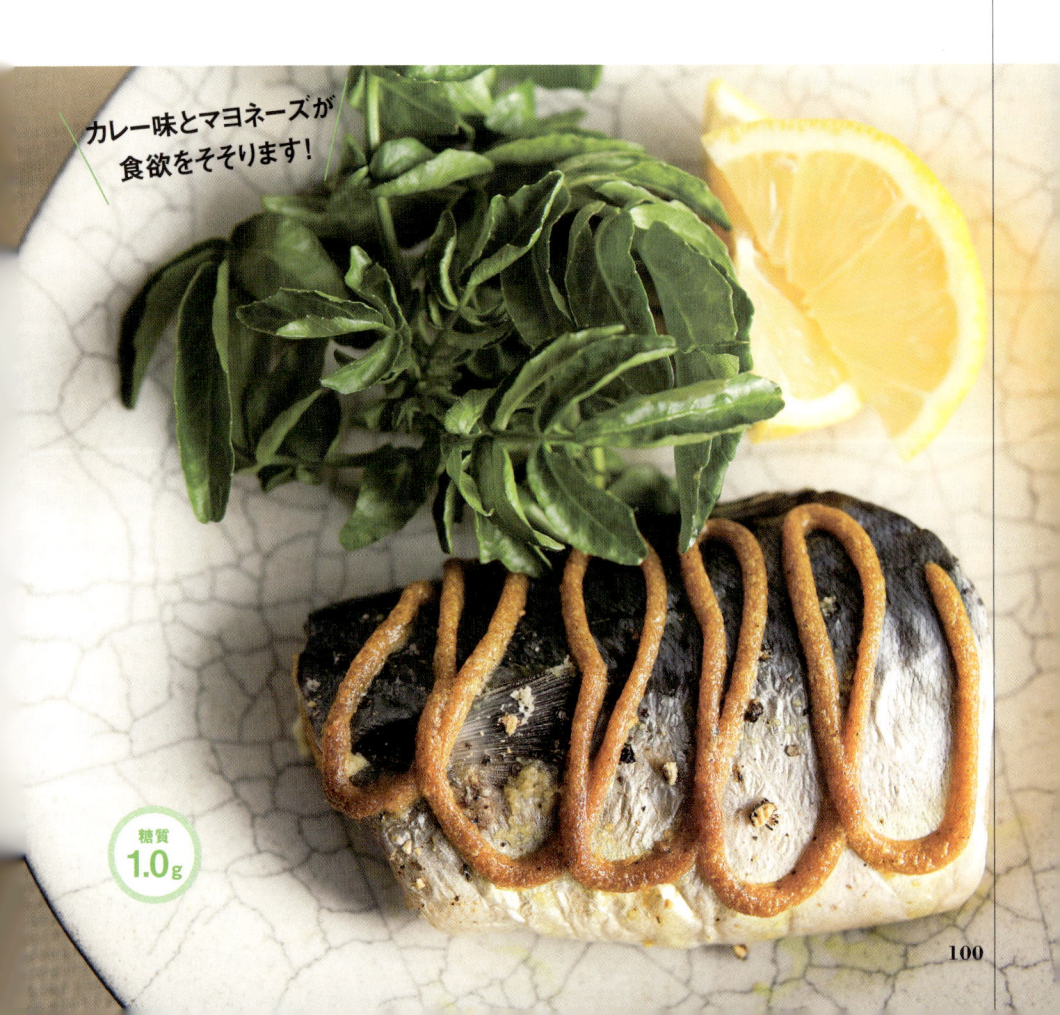

青魚

カレー味とマヨネーズが食欲をそそります！

糖質 1.0g

脂ののったさんまと高野豆腐がいいアクセント！

糖質 8.1g

さんまと高野豆腐のピリ辛煮

1人分 424kcal

材料(2人分)
- さんま…2尾
- 高野豆腐…2枚
- にら…¼束
- にんにく・しょうが…各½片
- 長ねぎ…10cm

A
- 水…300ml
- 豆板醤…小さじ½
- しょうゆ…大さじ2
- ラカントS(P51)…大さじ1

作り方
1. さんまはワタを取り除いて頭を切り落とし、4cm程度のぶつ切りにする。高野豆腐は水で戻してひと口大に切る。
2. にらは1cmのざく切り、にんにく、しょうが、長ねぎはみじん切りにする。
3. 鍋にA、2を入れて熱し、1を加えて落とし蓋をして中火で10分ほど煮る。

糖質OFFポイント！
韓国料理などのピリ辛料理に欠かせない砂糖をラカントSに変えて糖質をダウン。

糖質 1.7g

さばのハーブグリル

1人分 308kcal

材料(2〜4人分)
- さば(半身)…2枚
- ブロッコリー…1株
- にんにく…1片
- ローズマリー…2本
- タイム…2本
- ブラックオリーブ…6粒
- 塩・こしょう…各少々
- オリーブ油…大さじ2

作り方
1. さばはそぎ切りにする。ブロッコリーは小房に分ける。にんにくは薄切りにする。
2. 耐熱皿に1、ちぎったローズマリー、タイム、ブラックオリーブを入れて塩、こしょうをふり、オリーブ油をかける。
3. オーブントースターで焼き色がつくまで、または、200℃に予熱したオーブンで15分ほど焼く。

糖質OFFポイント！
ハーブと一緒にオーブンで焼くことで、香りと風味がアップ。

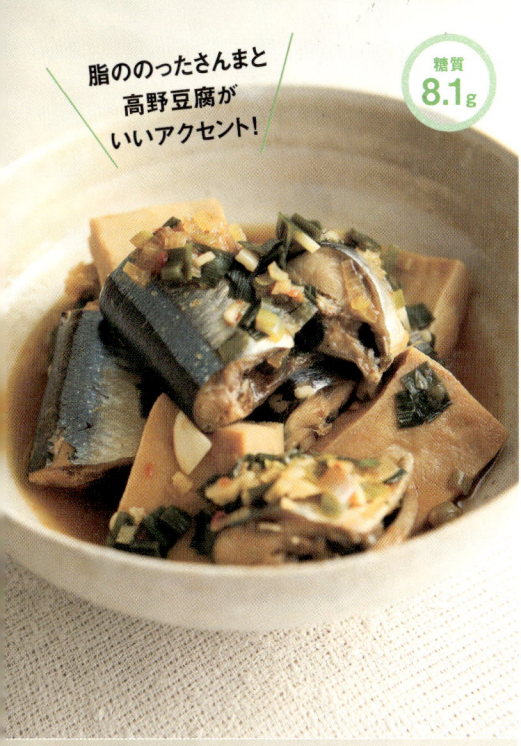

さわやかなハーブで臭みもなし。

切り身魚の糖質OFFレシピ

白身魚や鮭の切り身は糖質が低いだけでなく、低脂肪なのでダイエットにぜひ取り入れたい食材。白ワインにもよく合うから、相乗効果も期待できます。

マスタードの風味が食欲をそそります！

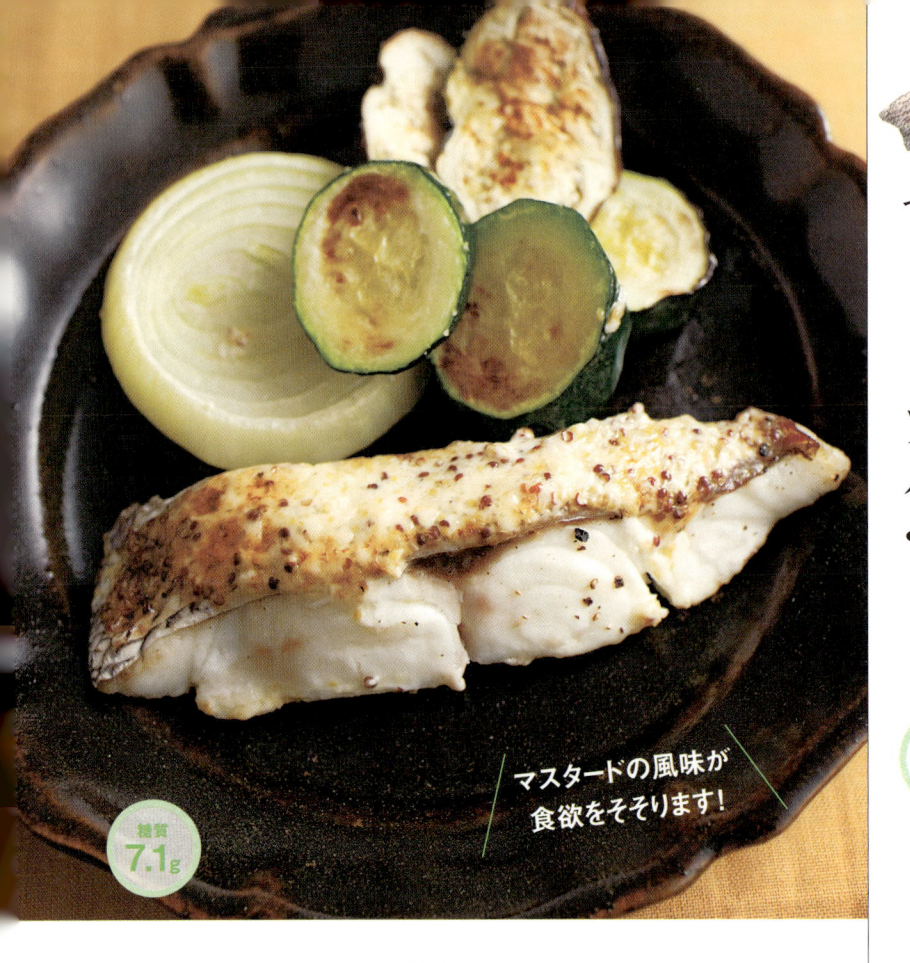

糖質 7.1g

鯛のマスタード焼き

1人分 246kcal

材料(2人分)

- 鯛(または鮭など)の切り身…2切れ
- 塩・こしょう…各少々
- A
  - マヨネーズ…大さじ2
  - 粒マスタード…小さじ2
  - レモン汁…小さじ1
- 玉ねぎ…½個
- なす…1本
- ズッキーニ…½本
- オリーブ油…適量

作り方

1. 鯛に塩、こしょうをふり、合わせたAをのせる。
2. 玉ねぎは輪切り、なす、ズッキーニは1.5cm厚さの斜め切りにする。
3. 天板に1、2をのせ、野菜にはオリーブ油と塩をふり、200℃に予熱したオーブンで10分ほど焼く。

糖質OFFポイント!
ズッキーニもマヨネーズも糖質が低いから安心。フレンチ風の料理もたっぷり食べられる！

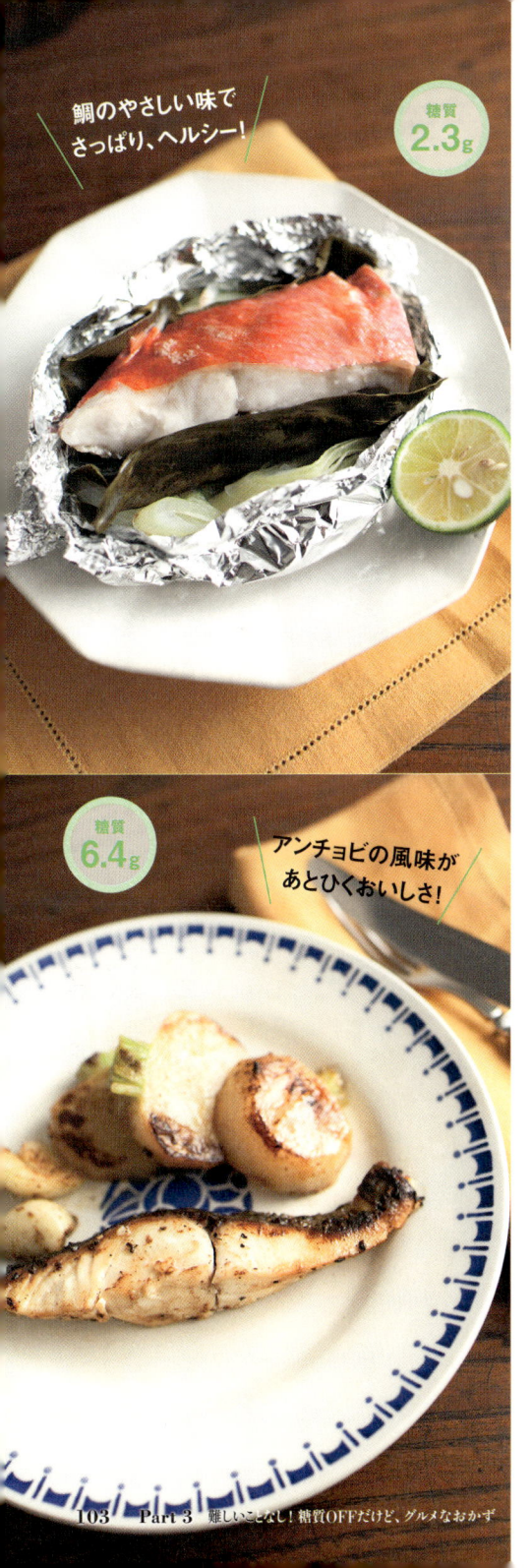

鯛のやさしい味で
さっぱり、ヘルシー！

糖質 2.3g

鯛とねぎの昆布ホイル蒸し
1人分 141kcal

材料(2人分)
昆布(10cm長さ)…2枚　　酒…大さじ2
長ねぎ…1本　　　　　　塩…小さじ½
鯛(または鮭など)の切り身…2切れ　すだち…1個

作り方
1　アルミホイルに、水で戻した昆布、斜め切りにした長ねぎ、鯛の切り身をのせ、酒、塩をふり包む。
2　魚焼きグリルまたはオーブントースターで10分ほど焼く。
3　半分に切ったすだちを添える。

糖質OFFポイント！
酒蒸しの酒の糖質が気になるなら焼酎でも。

糖質 6.4g

アンチョビの風味が
あとひくおいしさ！

鯛とかぶの
アンチョビにんにくソテー
1人分 287kcal

材料(2人分)
鯛などの白身魚(切り身)　にんにく…2片
　…2切れ　　　　　　　アンチョビ…4枚
塩・こしょう…各少々　　オリーブ油…大さじ1
かぶ…3個

作り方
1　鯛の切り身は塩、こしょうをふる。かぶは茎を少し残して葉を切り落とし、皮をむいて1cm厚さに切る。にんにくは半分に切る。アンチョビはみじん切りにする。
2　フライパンにオリーブ油、にんにくを熱し、香りが出てきたら鯛、かぶ、アンチョビを加えて焼く。

糖質OFFポイント！
ワインのおつまみとしてもおすすめの一品。アンチョビも糖質が少ないから安心。

たこ&いかの糖質OFFレシピ

低脂肪の上に、糖質が低い理想的な食材。しかもアミノ酸の一種のタウリンを多く含むので、血中コレステロール値や血糖値の低下にも効果アリ!

たことモッツァレラチーズのバジル和え

1人分 261kcal

材料(2人分)
- ゆでだこ…200g
- モッツァレラチーズ…100g
- 玉ねぎ…1/4個
- バジル…8枚
- オリーブ油…大さじ2
- 塩・粗挽き黒こしょう・しょうゆ…各少々

作り方
1. ゆでだこ、モッツァレラチーズはひと口大に切る。
2. 玉ねぎは半分に切ってから薄切りにし、水にさらしておく。バジルは手でちぎる。
3. 1、水けを絞った玉ねぎ、バジルを合わせ、オリーブ油、塩、こしょう、しょうゆで和える。

糖質OFFポイント!
たこ、チーズは黄金の低糖質コンビ! バジルを加えて洋風に。

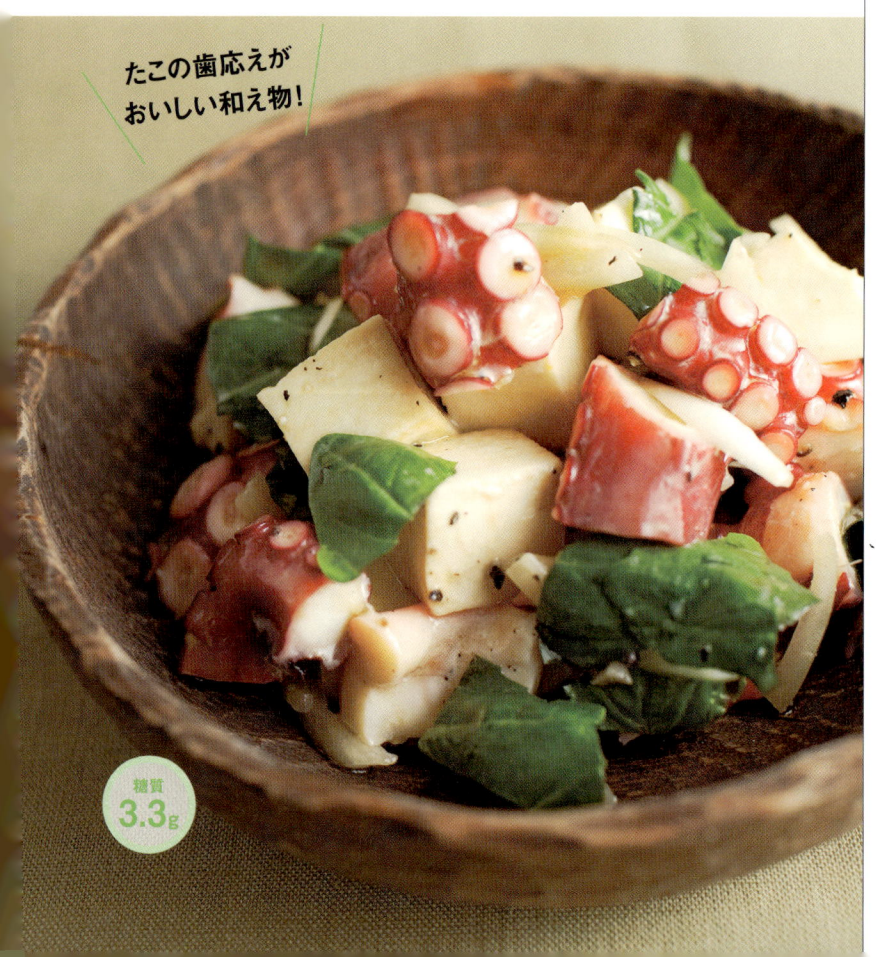

たこの歯応えがおいしい和え物!

糖質 3.3g

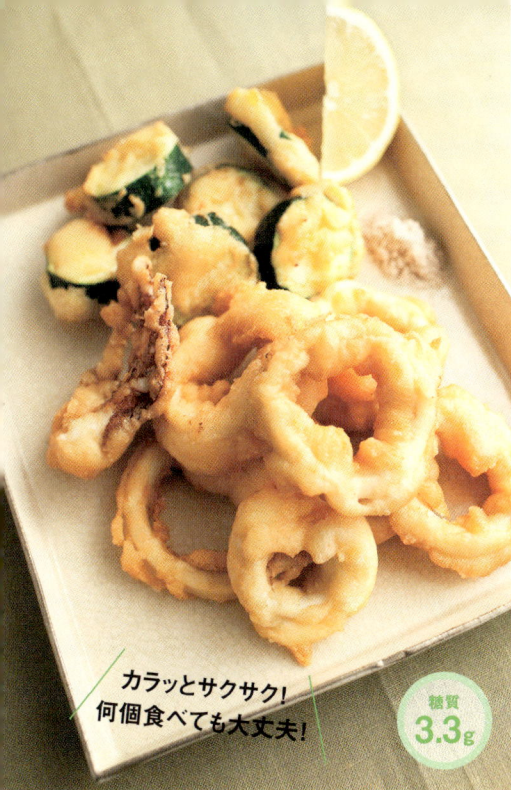

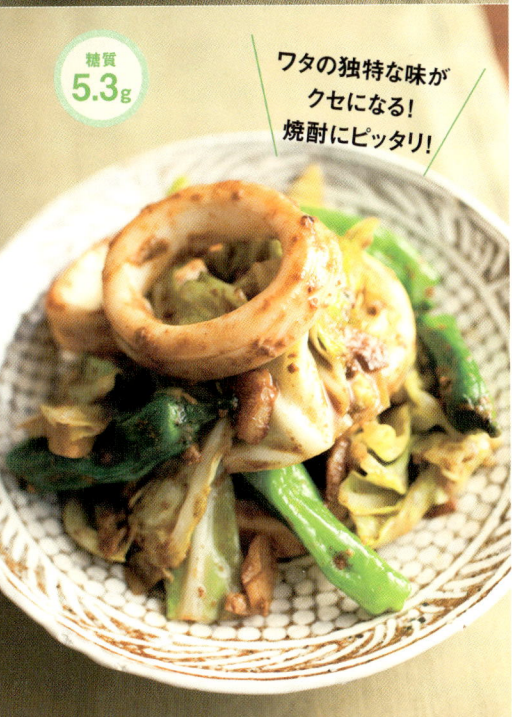

いかとズッキーニのフリッター

1人分 ▶ 395kcal

材料(2人分)

- いか…1杯
- ズッキーニ…½本
- 卵白…2個分
- A ┌ 卵黄…1個分
  │ ドライおから（細かいタイプ・P52）…大さじ3
  │ パルメザンチーズ…大さじ2
  └ 炭酸水…50ml
- 揚げ油…適量
- 塩・レモン…各適量

作り方

1. いかはワタや吸盤などを取り除き、薄皮をむいて輪切りにする。足は吸盤を取って食べやすく分ける。ズッキーニは1cm厚さの輪切りにする。
2. 卵白は泡立ててから、Aを加えてさっくりと混ぜ、1をくぐらせる。
3. 170℃に熱した油で2を揚げる。塩、くし形に切ったレモンを添えていただく。

> **糖質OFFポイント！**
> 卵白、おから、チーズの衣は糖質が少ない！炭酸水を加えることで、サクサクの仕上がりに。

カラッとサクサク！何個食べても大丈夫！
糖質 3.3g

いかのワタ炒め

1人分 ▶ 276kcal

材料(2人分)

- いか…1杯
- キャベツ…200g
- にんにく…1片
- オリーブ油…大さじ1
- 赤唐辛子…1本
- しし唐辛子…10本
- 塩・こしょう・しょうゆ…各少々
- バター…10g

作り方

1. いかはワタと身を離し、ワタはひと口大に切り、身は薄皮をむいて輪切りにする。足は吸盤を取って食べやすく分ける。キャベツはざく切り、にんにくは薄切りにする。
2. フライパンにオリーブ油、にんにく、種を取り除いた赤唐辛子を熱し、香りが出てきたら、いか、キャベツ、しし唐辛子の順に加える。
3. 最後にワタを加えて炒め合わせたら、塩、こしょう、しょうゆ、バターで味をととのえる。

> **糖質OFFポイント！**
> 砂糖を使えない分、ワタやバターのコクでおいしく糖質OFF！

糖質 5.3g

ワタの独特な味がクセになる！焼酎にピッタリ！

まぐろ＆ツナの糖質OFFレシピ

まぐろは糖質が低い上、タウリン、ビタミンE、鉄分が多い！ダイエットの大敵だと思っていたツナ缶もたっぷり食べられます！

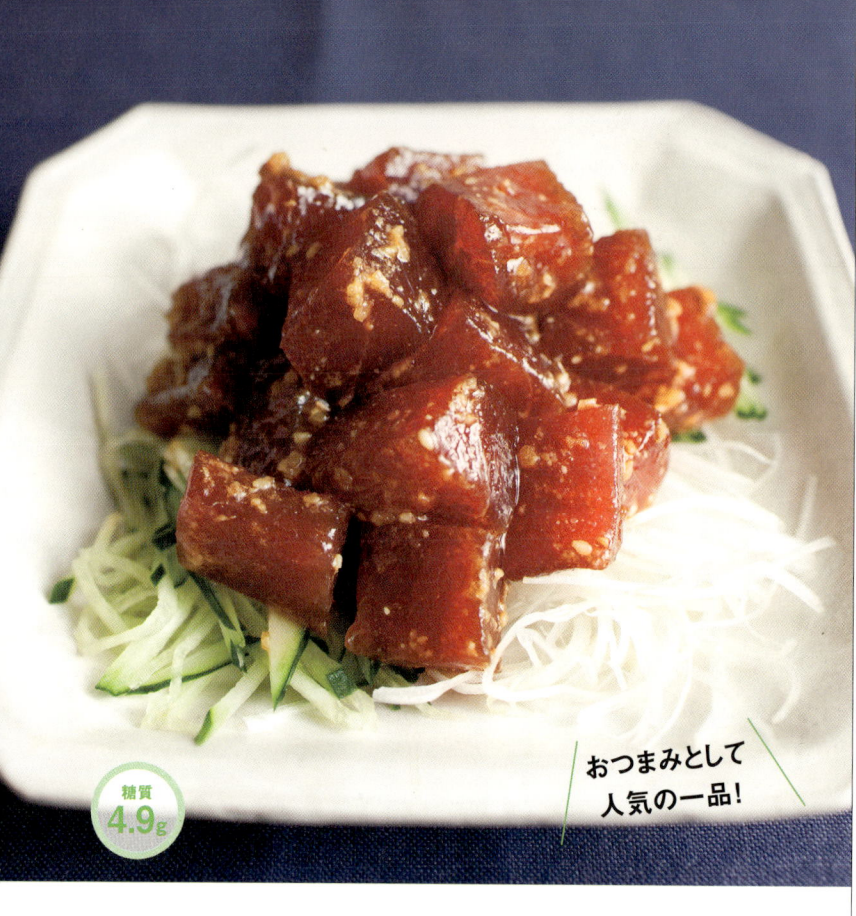

おつまみとして人気の一品！

糖質 4.9g

まぐろのユッケ

1人分 ▶ 146kcal

材料(2人分)
- まぐろ…150g
- A
  - しょうゆ…小さじ2
  - ラカントS(P51)…小さじ1
  - ラー油…小さじ1/2
  - みそ…小さじ1/2
  - にんにく(すりおろし)…小さじ1/4
  - しょうが(すりおろし)…小さじ1/4
  - 白すりごま…小さじ1
- 長ねぎ…10cm
- きゅうり…1/2本

作り方
1. まぐろは1cm角に切る。Aは合わせて耐熱容器に入れ、電子レンジで30秒ほど加熱してから、粗熱をとる。
2. 長ねぎは白髪ねぎ、きゅうりはせん切りにする。
3. 1のまぐろをAで和える。
4. 器に2を盛り、3をのせる。

糖質OFFポイント！
ラカントSなどの甘味料を上手に使うことで、味にバリエーションがつきます。

マヨネーズとおからが
意外なおいしさ!

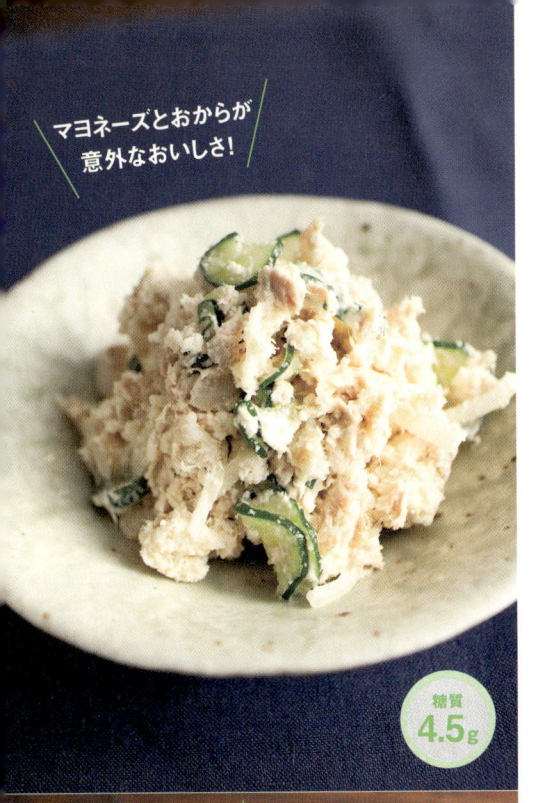

おからとツナのポテサラ風

1人分 343kcal

材料(2人分)

きゅうり…¼本　　　ツナ缶…小1缶
玉ねぎ…¼個　　　　マヨネーズ…大さじ4
おから…100g　　　 塩・こしょう…各少々

作り方

1　きゅうりは小口切りにし、塩もみしてから水けを絞る。玉ねぎは半分に切ってから薄切りにし、水にさらして、水けを絞る。
2　おからにツナ缶（汁ごと）、1、マヨネーズを加えて和え、塩、こしょうで味をととのえる。

糖質OFFポイント!
ツナ缶は油漬け、スープ煮どちらでもOK!　サラダやおつまみに使える万能食材です。

糖質 4.5g

糖質 6.2g

みそとツナ、チーズの
コクで野菜をおいしく!

野菜のツナみそ焼き

1人分 198kcal

材料(2人分)

ツナ缶…小1缶　　　ズッキーニ…½本
A ┌みそ・　　　　　 なす…1本
　│ パルメザンチーズ　ブロッコリー…6房
　│ …各大さじ1
　│ ラカントS(P51)
　│ …大さじ½
　└卵黄…1個分

作り方

1　ツナはAを加えてよく混ぜ合わせる。
2　ズッキーニ、なすは縦に1cm厚さに切る。
3　天板に2を並べて1をのせ、オーブントースターで焼き色がつくまで、または、200℃に予熱したオーブンで10分ほど焼く。

糖質OFFポイント!
野菜の料理もツナみそがあれば、どっしりコクのある味わいに。

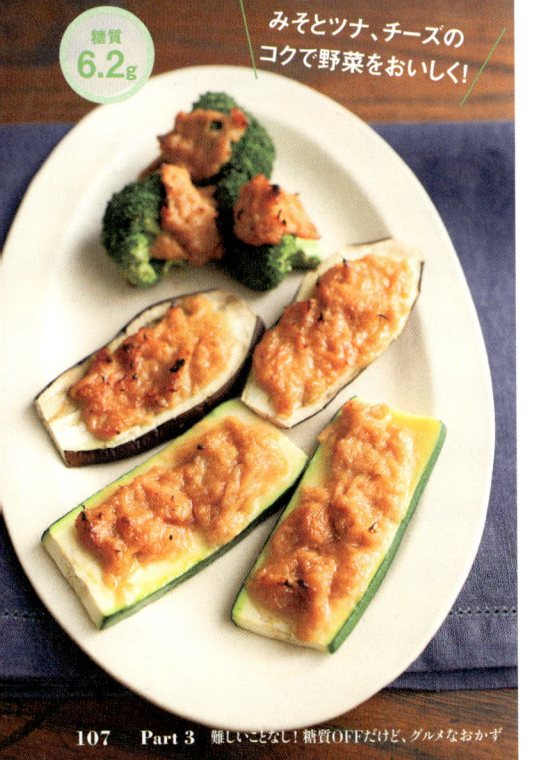

あさりの糖質OFFレシピ

あさりには鉄分が豊富に含まれます。しかも、殻付きのまま食べると、少量でも満足感が得られます。酒蒸しだけでなく、炒め物、スープなどもだしが出ておいしい!

スンドゥブ風スープ

1人分 ▶ 264kcal

材料(2人分)
- あさり(殻つき)…200g
- 絹ごし豆腐…¼丁(75g)
- 白菜…1枚
- 長ねぎ…¼本
- 干ししいたけ…1枚
- にんにく…1片
- 鶏がらスープ…500ml
- A
  - しょうゆ・白すりごま・ラカントS(P51)・ごま油…各大さじ1
  - みそ…小さじ1
  - 粉唐辛子…小さじ½
- 塩・こしょう…各少々
- 卵…2個

作り方

1. あさりはよく洗ってから塩水に浸して砂出しする。絹ごし豆腐は水けをきって食べやすく崩す。白菜は3cm長さのざく切り、長ねぎは斜め薄切り、干ししいたけは水に浸して戻し、薄切りにする。戻し汁200mlはとっておく。にんにくはつぶす。
2. 鍋に鶏がらスープ、1の干ししいたけの戻し汁を入れて温め、1の材料を加えて煮、Aを加える。塩、こしょうで味をととのえ、溶き卵を回し入れる。

糖質OFFポイント!
スープにあさりのうま味をしっかり出すだけで、満足感のある一品に。絹ごし豆腐は口当たりがよくておいしい。

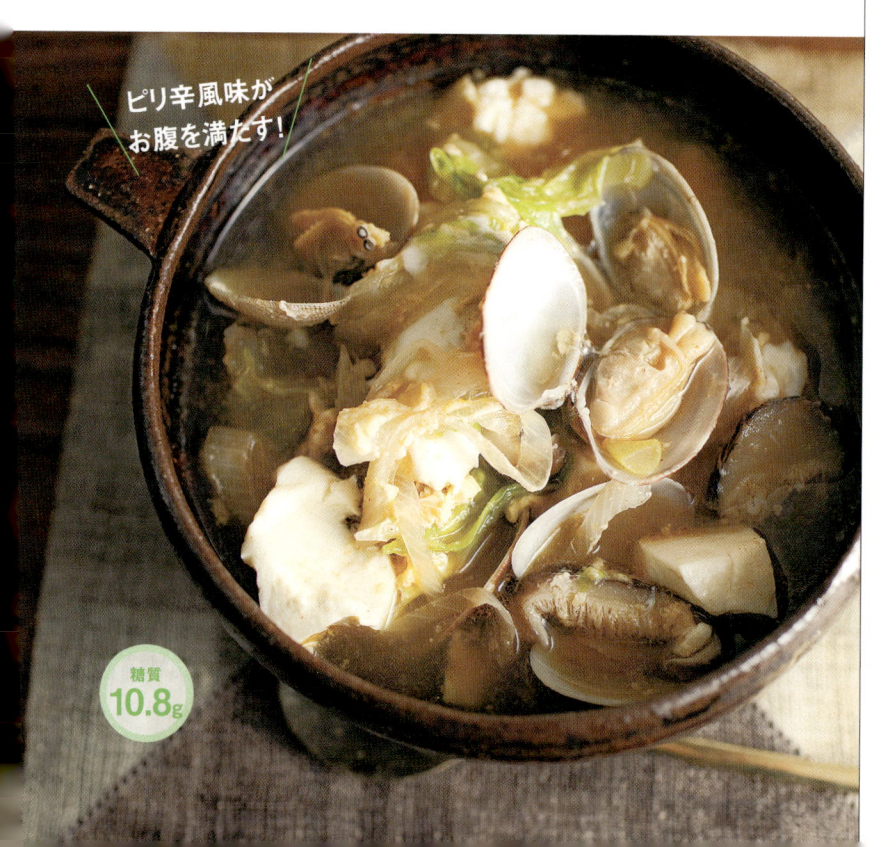

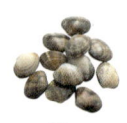

ピリ辛風味がお腹を満たす!

糖質 10.8g

あさりと一緒に
野菜もたっぷり！

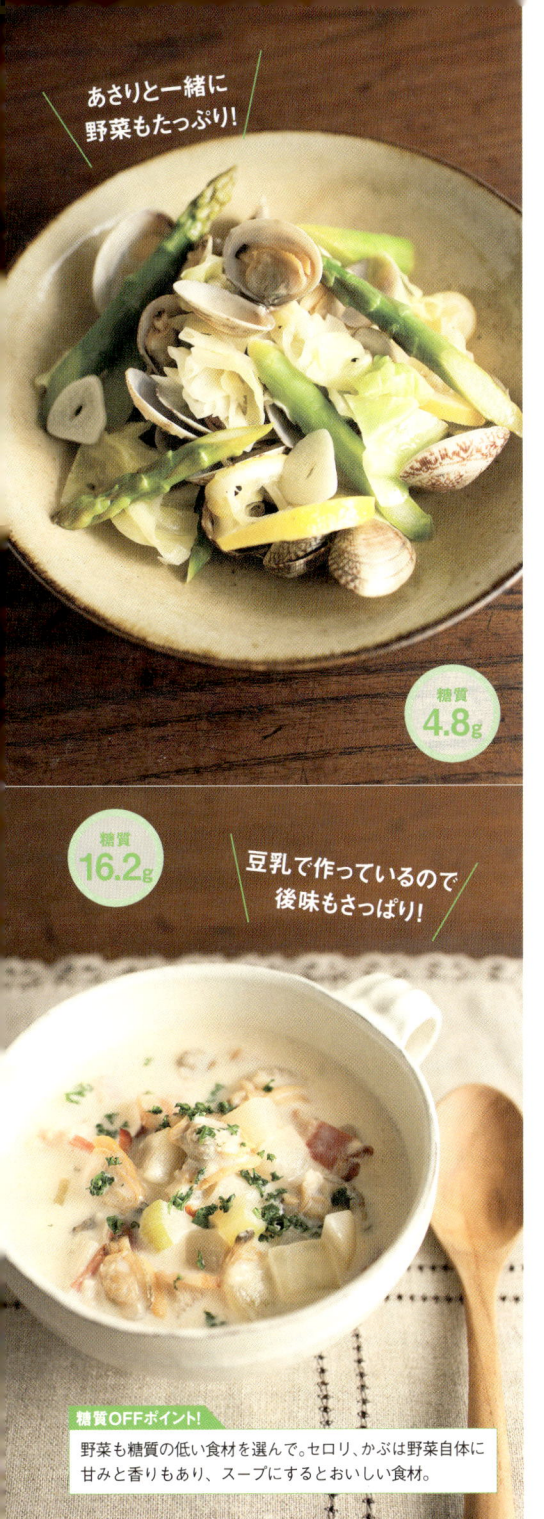

あさりとキャベツの白ワイン蒸し

1人分 ▶ 81kcal

材料(2人分)
あさり(殻つき)…300g　レモン…1/4個
キャベツ…100g　　　　赤唐辛子…1本
グリーンアスパラガス　白ワイン…100ml
　…3本　　　　　　　 塩…小さじ1/2
にんにく…1片　　　　 こしょう…少々

作り方
1　あさりはよく洗って塩水に浸して砂出しする。キャベツはざく切りにする。グリーンアスパラガスは筋やはかまを取り除いて斜め3等分に切る。にんにく、レモンは薄切りにする。赤唐辛子は種を取り除く。
2　鍋に1を入れ、白ワイン、塩、こしょうをふって蓋をし、強火で8分ほど蒸す。

糖質OFFポイント！
キャベツも糖質が低い食材のひとつ。白ワインは糖質が低めの辛口のものを選ぶのがポイント。

糖質 4.8g

糖質 16.2g

豆乳で作っているので
後味もさっぱり！

豆乳クラムチャウダー

1人分 ▶ 350kcal

材料(2人分)
あさり(殻つき)…300g　豆乳…400ml
白ワイン…100ml　　　 みそ…大さじ1
玉ねぎ…1/4個　　　　 塩…小さじ1/4
セロリ…1/3本　　　　 こしょう…少々
かぶ…1個　　　　　　 パセリ(みじん切り)
ベーコン…3枚　　　　 　…少々

作り方
1　あさりはよく洗って塩水につけて砂出しする。
2　鍋に1、白ワインを入れて蓋をし、強火にかける。5分ほど蒸して口が開いたら、身を取り出す。蒸し汁はそのままとっておく。
3　玉ねぎ、セロリ、かぶは1cm角に切り、ベーコンは1cm幅に切る。
4　2の蒸し汁の残った鍋に、取り出した身、3を加え、蓋をして蒸し煮にし、火が通ったら豆乳、みそ、塩、こしょうで味をととのえる。
5　器に盛り、パセリを散らす。

糖質OFFポイント！
野菜も糖質の低い食材を選んで。セロリ、かぶは野菜自体に甘みと香りもあり、スープにするとおいしい食材。

豆・大豆加工品・卵・乳製品で満足感アップ！

良質なたんぱく質が豊富な豆・大豆加工品、卵は、安くてどんな料理でもおいしくアレンジできる食材。チーズ、生クリームなども糖質が低いから、上手に利用しましょう。

豆・大豆加工品・卵の低糖質ランキング！Best5

豆、大豆加工品、卵は栄養も豊富で、安く、糖質OFFダイエットには欠かせない食材。カロリーが高くても糖質が低いものもあるから、要チェック！

1位 厚揚げ
糖質 0.2g※

厚揚げは豆腐を油で揚げたもの。カロリーは高くても、糖質が低いからおすすめ。コクもあり食べ応えもあります。

2位 卵
糖質 0.3g※

卵は栄養価が高く、糖質が低い理想的な食品。ゆで卵や卵焼き、オムレツなどがおすすめ。野菜と組み合わせるとさらにボリュームアップ。

3位 豆腐
糖質 1.2~1.7g※

絹ごし豆腐 糖質1.7g※
木綿豆腐 糖質1.2g※

豆腐は低カロリーの上、糖質が低く、ダイエット中には積極的に食べたい食材。イソフラボンが含まれるので美容にも効果的。

※100gあたりの糖質含有量

乳製品の低糖質ランキング！Best3

カロリーが高く、敬遠されがちな乳製品。でもバターやチーズ、生クリームはおすすめの糖質OFF食品。牛乳は一度に飲む量が多いので、注意が必要です。

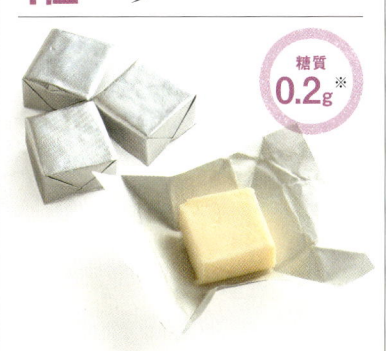

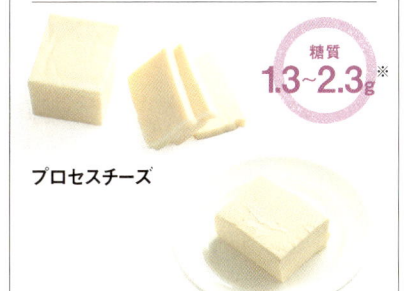

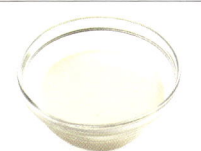

1位 バター
糖質 0.2g※

2位 チーズ
糖質 1.3〜2.3g※

プロセスチーズ
クリームチーズ

3位 生クリーム
糖質 3.1g※

その他
プレーンヨーグルト 糖質 5g※
牛乳 糖質 5g※

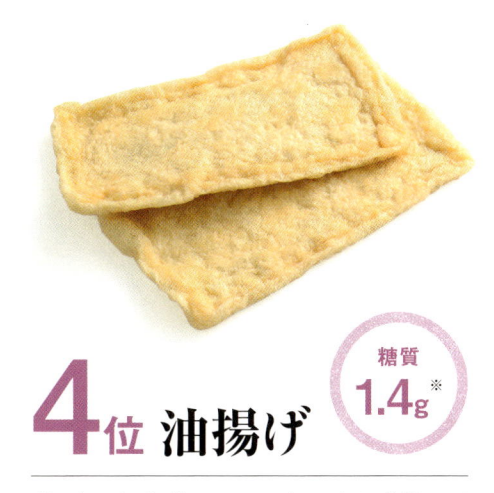

4位 油揚げ
糖質 1.4g※

油揚げも厚揚げ同様、カロリーは高めですが、糖質OFFダイエットにはおすすめの食材。コクもあり、満足感も得られます。

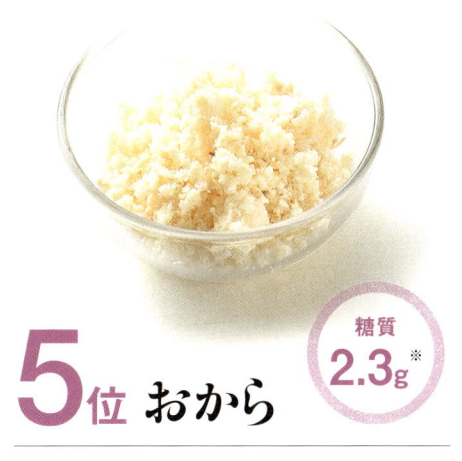

5位 おから
糖質 2.3g※

おからには大豆の栄養がたっぷり。小麦粉やじゃがいもの代わりに利用すると、ヘルシーでおいしく食べられます。

豆の糖質量は？

乾燥豆は糖質が多めですが、ゆで大豆やゆで金時豆はそれほど多くありません。サラダや炒め物、煮込み料理に使って、豆の栄養を体に取り入れましょう。

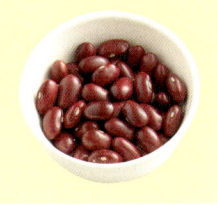

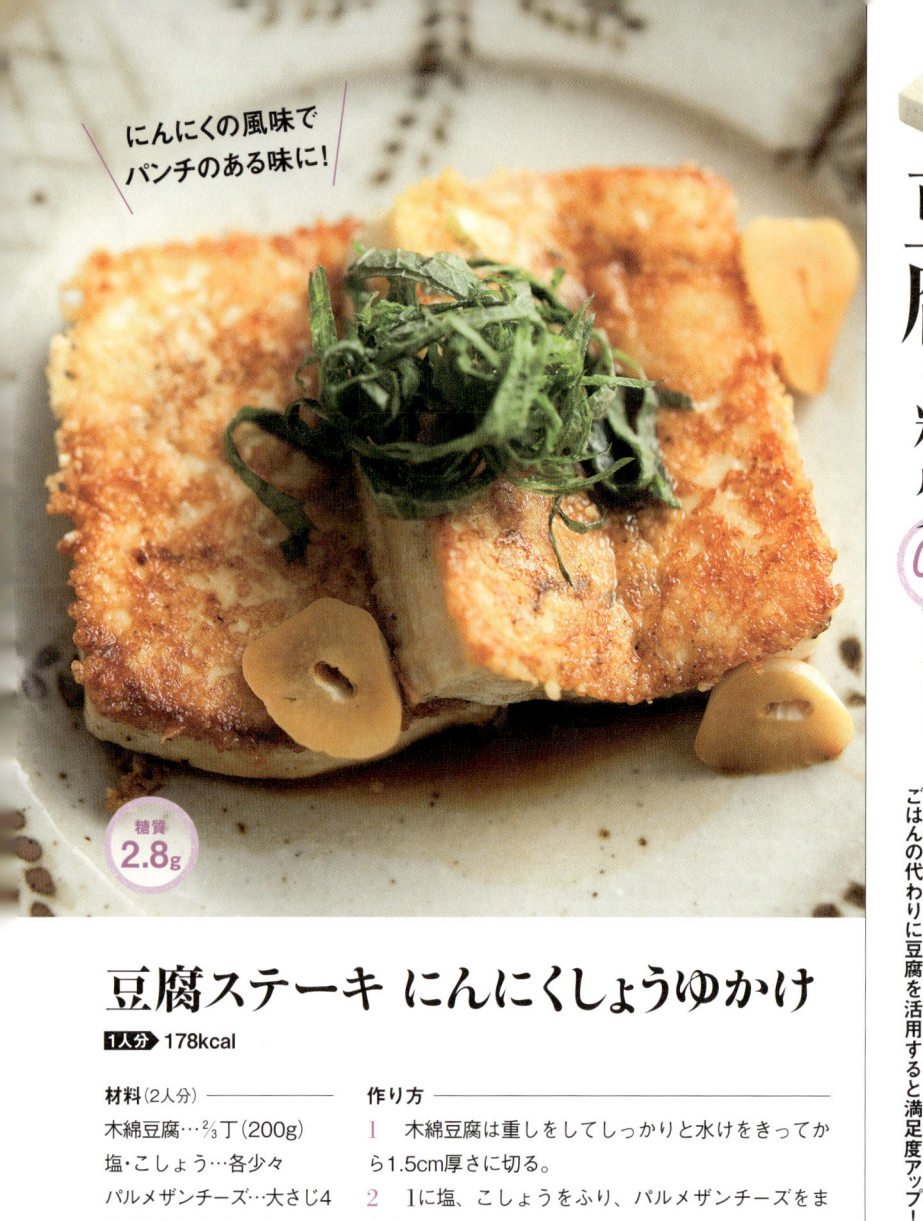

にんにくの風味で
パンチのある味に！

糖質
2.8g

豆腐の糖質OFFレシピ

水分も多く、腹持ちのよい豆腐は、糖質OFFダイエットの味方。ごはんの代わりに豆腐を活用すると満足度アップ！

豆腐ステーキ にんにくしょうゆかけ

1人分 ▶ 178kcal

材料(2人分)

- 木綿豆腐…2/3丁(200g)
- 塩・こしょう…各少々
- パルメザンチーズ…大さじ4
- サラダ油…小さじ2
- A
  - にんにく(薄切り)…1/2片分
  - しょうゆ…大さじ1
  - 白ワイン…大さじ1/2
- 青じそ…5枚

作り方

1. 木綿豆腐は重しをしてしっかりと水けをきってから1.5cm厚さに切る。
2. 1に塩、こしょうをふり、パルメザンチーズをまぶす。
3. フライパンにサラダ油を熱し、2を焼き、全体がパリッと焼けたら器に盛る。
4. 3のフライパンにAを入れてひと煮立ちさせる。
5. 3に4をかけて、せん切りにした青じそをのせる。

糖質OFFポイント!
低糖質のパルメザンチーズを小麦粉の代わりにまぶしてこんがりと焼けば、香ばしくておいしい！

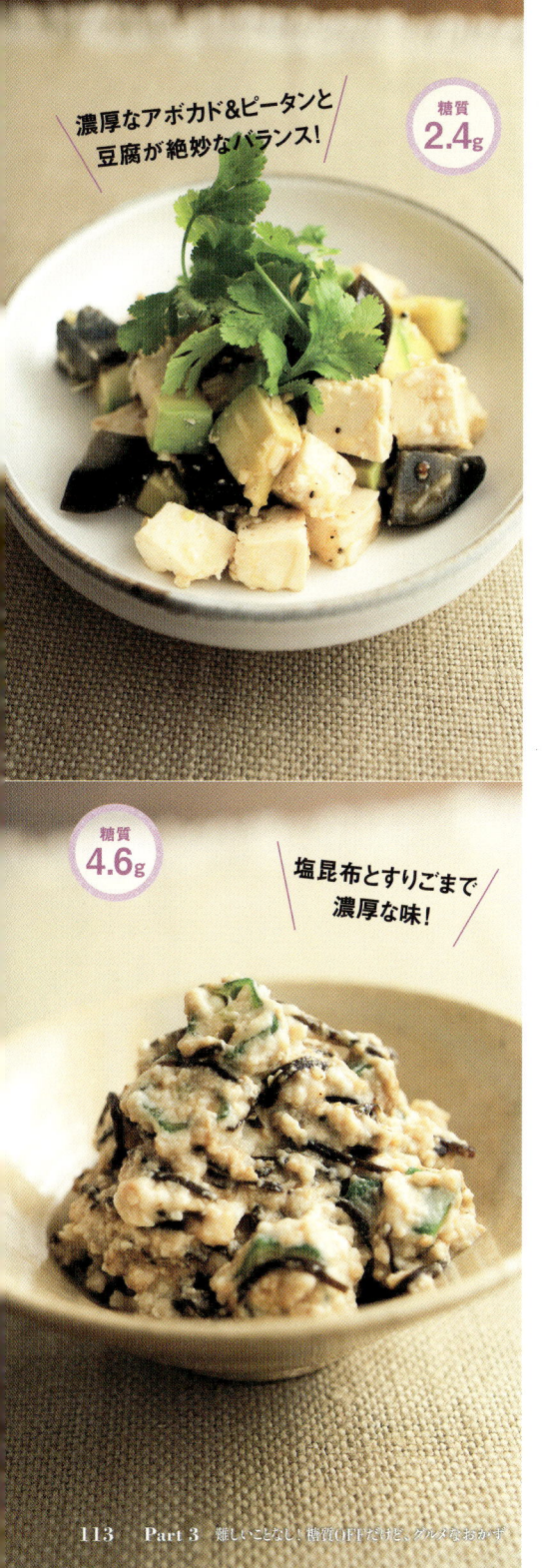

濃厚なアボカド&ピータンと豆腐が絶妙なバランス！

糖質 2.4g

アボカドピータン豆腐

1人分 213kcal

材料(2人分)

木綿豆腐…1/3丁(100g)
アボカド…1/2個
ピータン…1個
長ねぎ…5cm
にんにく・しょうが
　…各1/2片
ごま油…大さじ1
しょうゆ…小さじ2
塩・こしょう…各少々
香菜…適量

作り方

1　豆腐は重しをしてしっかりと水けをきってから、1.5cmの角切りにする。アボカド、ピータンは1cmの角切りにする。
2　長ねぎ、にんにく、しょうがはみじん切りにする。
3　1、2にごま油、しょうゆ、塩、こしょうを加えて和え、器に盛り、ざく切りにした香菜を添える。

糖質OFFポイント！
アボカド、ピータンともに糖質が低いから、安心の一品。ごま油が物足りなさを解消します。

糖質 4.6g

塩昆布とすりごまで濃厚な味！

くずし豆腐

1人分 108kcal

材料(2人分)

絹ごし豆腐…1/2丁(150g)
オクラ…6本
塩昆布…15g
白すりごま…大さじ1
しょうゆ…小さじ2

作り方

1　絹ごし豆腐は重しをして水けをきっておく。
2　オクラは塩をふって板ずりしてからゆでて、小口切りにする。
3　1、2をボウルに入れ、塩昆布、白すりごま、しょうゆを加えて和える。

糖質OFFポイント！
木綿豆腐より、絹ごし豆腐のほうが、糖質が低い。オクラのネバネバもおいしさの秘訣。

豆腐の煮込みハンバーグ

1人分 256kcal

材料(2人分)

- 木綿豆腐…⅓丁(100g)
- 合びき肉…100g
- 手作りドライおから
  (粗いタイプ・P52)
  …大さじ2
- 溶き卵…大さじ1
- 塩・こしょう…各少々
- マッシュルーム…5個
- サラダ油…大さじ1
- A ┌ トマトピューレ…1カップ
    │ 水…100ml
    │ コンソメスープの素(顆粒)
    │   …小さじ1
    └ しょうゆ…小さじ2
- ブロッコリー…6房

作り方

1. 豆腐は重しをしてしっかりと水けをきっておく。
2. ひき肉におから、溶き卵、1、塩、こしょうを加えてよく練り合わせる。小判形に丸める。
3. マッシュルームは半分に切る。
4. フライパンにサラダ油を熱し、2を焼く。両面焼き色がついたら3を加えてサッと焼き、**A**を加える。煮立ったら蓋をして弱めの中火で10分ほど煮込む。
5. ブロッコリーは塩ゆでしてから4に加え、塩、こしょうで味をととのえる。

糖質OFFポイント!
トマトケチャップは糖質が多いから、トマトピューレで糖質ダウン!

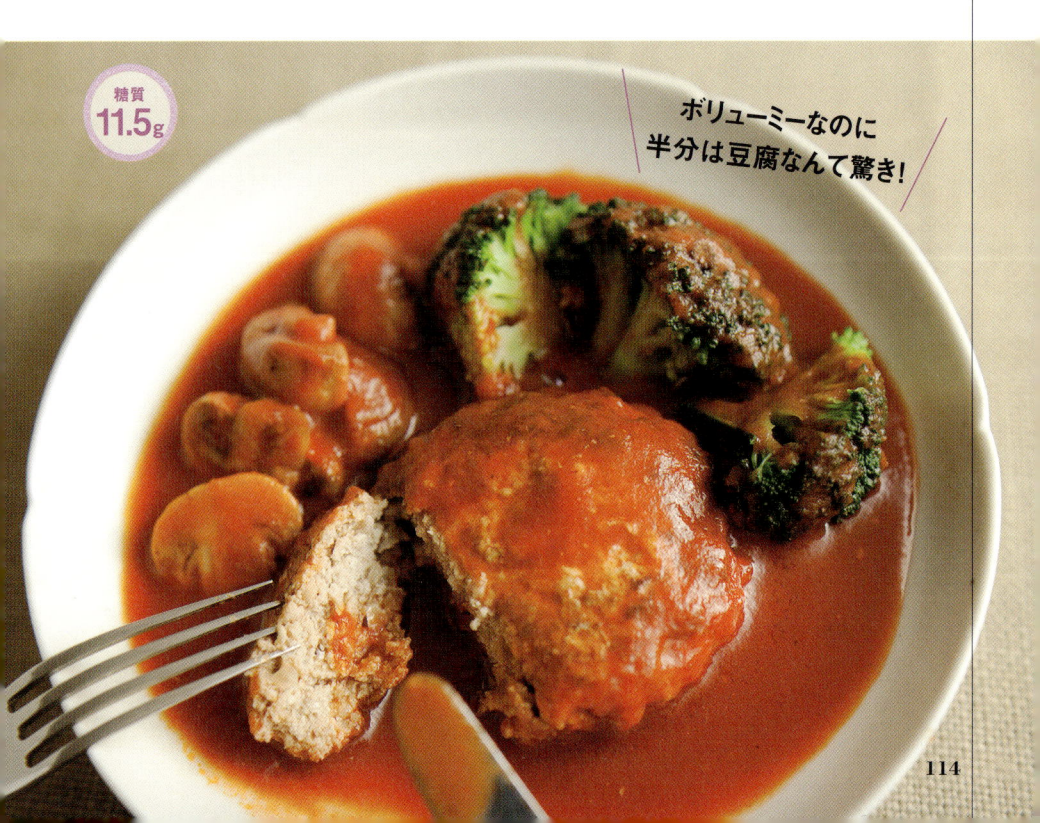

糖質 11.5g

ボリューミーなのに半分は豆腐なんて驚き!

マヨネーズが隠し味です。

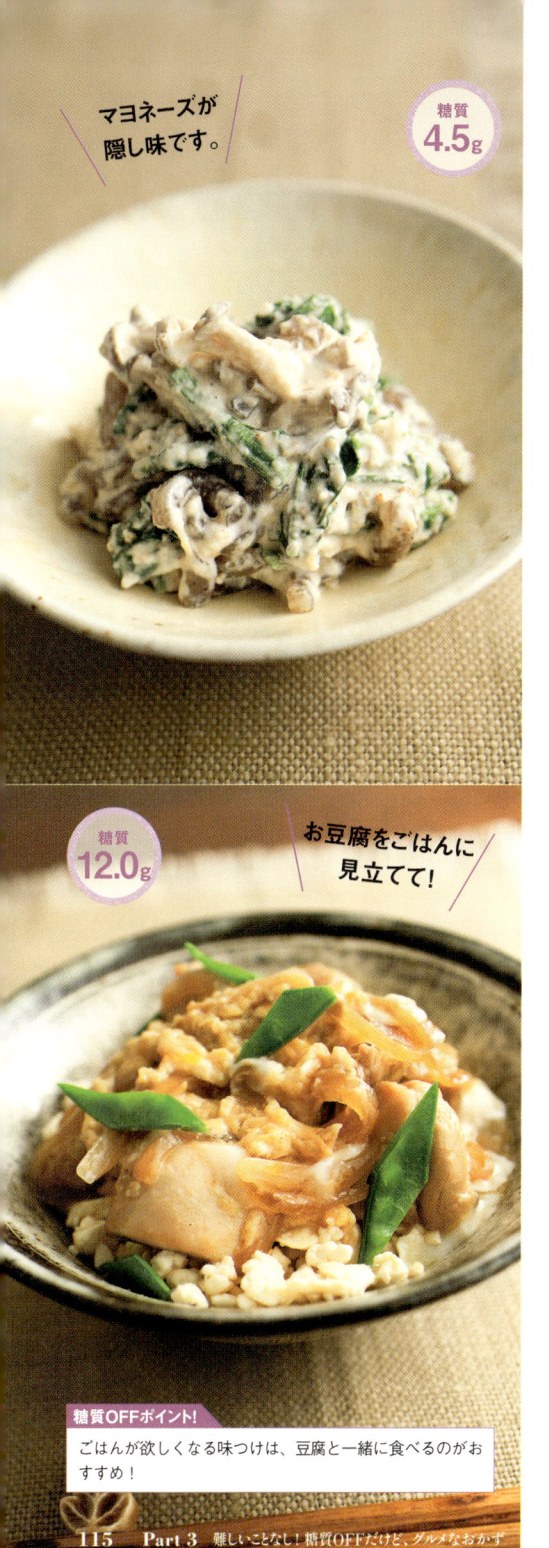

糖質 4.5g

白和え

1人分 180kcal

材料(2人分)
絹ごし豆腐…1/3丁(100g)
A ┌ 白すりごま…大さじ2
　 ├ マヨネーズ…大さじ1
　 ├ 薄口しょうゆ…小さじ2
　 ├ ラカントS(P51)…小さじ1
　 └ 塩…少々
ほうれん草…100g
つきこんにゃく…100g
しめじ…1/4パック

作り方
1　絹ごし豆腐は重しをしてしっかりと水けをきってから、Aを加えて混ぜ合わせる。
2　ほうれん草は塩ゆでしてから水けを絞ってざく切り、つきこんにゃくは熱湯でゆでてからざく切り、しめじは石づきを切り落としてほぐし、サッとゆでておく。
3　2を1で和える。

糖質OFFポイント!
つきこんにゃくは、糖質が低い上、食べ応え満点！しっかり感でお腹を満たしてくれるダイエットフードです。

糖質 12.0g

お豆腐をごはんに見立てて!

炒り豆腐の親子丼風

1人分 419kcal

材料(2人分)
木綿豆腐…1丁(300g)
鶏もも肉…200g
玉ねぎ…1/2個
卵…2個
A ┌ だし汁…200ml
　 ├ しょうゆ…大さじ2
　 ├ ラカントS(P51)…大さじ1
　 └ 塩…少々
絹さや…4枚

作り方
1　豆腐は重しをしてしっかりと水けをきってから、フライパンで炒る（水分が程よくなくなるまでが目安）。
2　鶏もも肉はひと口大に切り、玉ねぎは薄切りにする。
3　鍋にAを煮立たせ、2を煮る。火が通ったら溶いた卵を回し入れる。
4　器に1を盛り、3をのせ、塩ゆでして斜めに切った絹さやを添える。

糖質OFFポイント!
ごはんが欲しくなる味つけは、豆腐と一緒に食べるのがおすすめ！

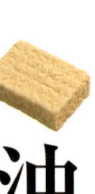

油揚げ&厚揚げの糖質OFFレシピ

低糖質でコクがあるから、活用したい食材。ピザなど洋風料理にも。

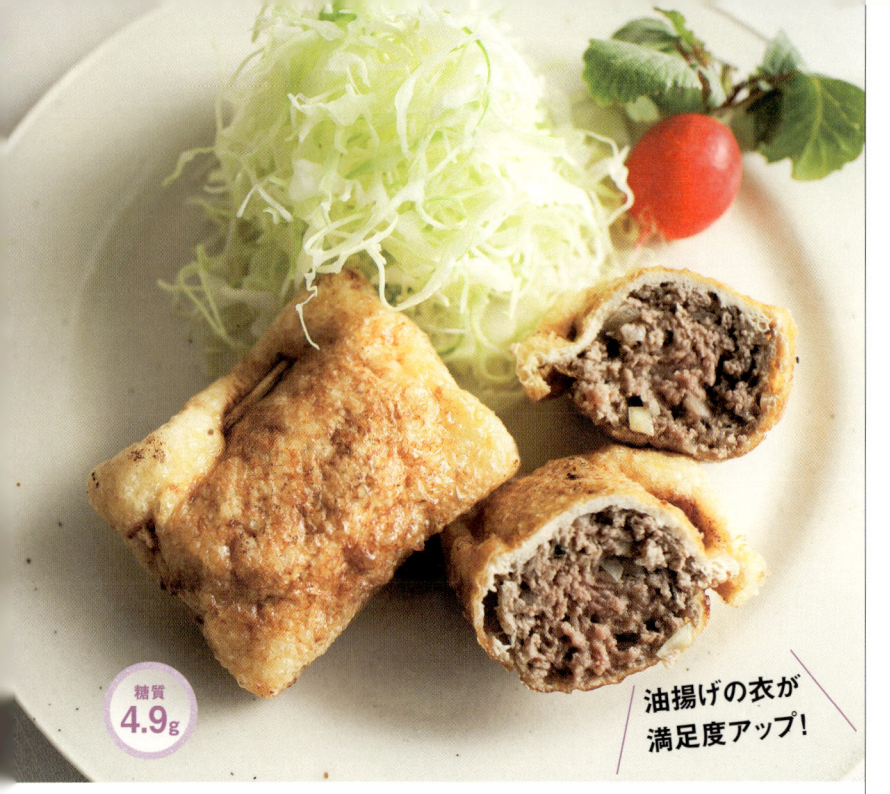

油揚げの衣が満足度アップ！

糖質 4.9g

油揚げのメンチカツ風

1人分 ▶ 577kcal

材料(2人分)

- 油揚げ…2枚
- 玉ねぎ…1/4個
- A
  - 合びき肉…200g
  - 溶き卵…大さじ1
  - 塩・こしょう…各少々
- 揚げ油…適量
- キャベツ(せん切り)・ラディッシュ…適量
- 手作りポン酢しょうゆ*…大さじ2

作り方

1. 油揚げは半分に切り、中を開く。
2. 玉ねぎをみじん切りにし、Aを加えて練り合わせる。
3. 1に2を詰め、端を爪楊枝で留め、160℃に熱した揚げ油でじっくりと揚げる。
4. 器に盛り、キャベツのせん切り、ラディッシュを添え、手作りポン酢しょうゆをかけていただく。

糖質OFFポイント！

いつものメンチカツの衣は小麦粉、パン粉と糖質だらけ！ 油揚げならコクがありながら、低糖質でおすすめ！

*[手作りポン酢しょうゆ]

水50mlに昆布5cm角1枚をつけて戻し、そこにしょうゆ60ml、ゆず・かぼす・すだちなどの柑橘系の搾り汁50mlを加える。

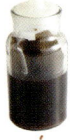

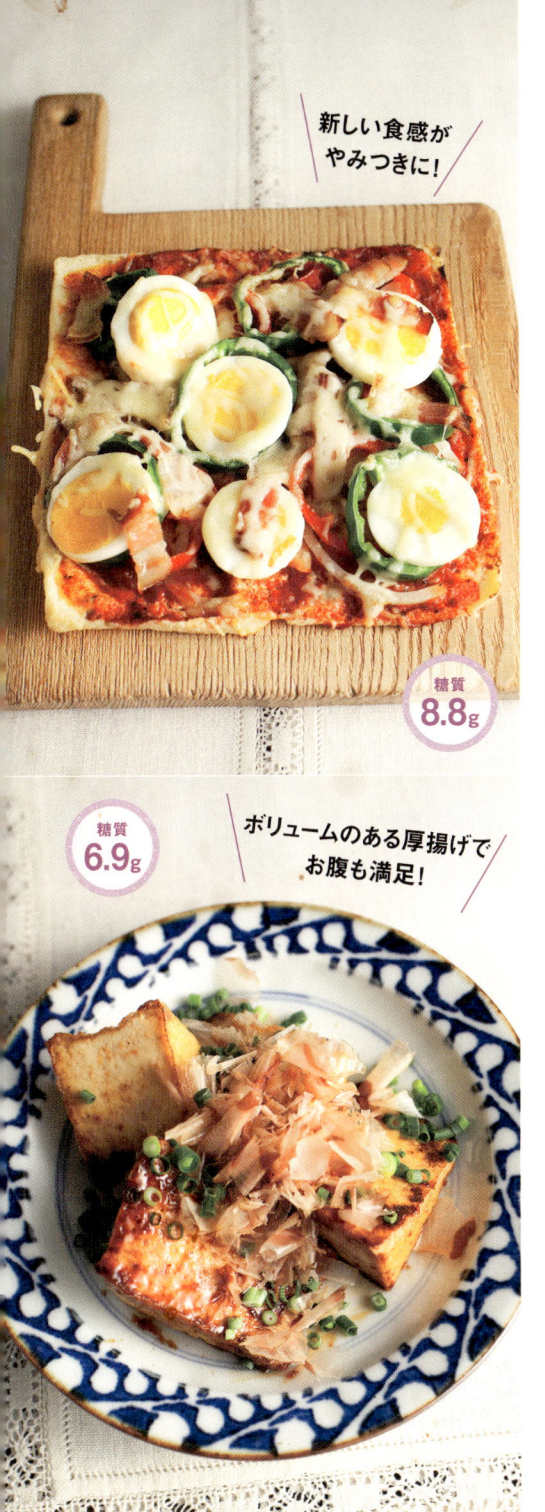

油揚げピザ

1人分 510kcal

新しい食感がやみつきに！

材料(2人分)

油揚げ…2枚

A
- トマトピューレ…大さじ3
- バジルペースト…小さじ1
- 塩…小さじ½
- こしょう…少々

ピーマン…2個
赤ピーマン…1個
玉ねぎ…⅛個
ベーコン…2枚
ゆで卵…2個
ピザ用チーズ…40g

作り方

1. 油揚げは切り込みを入れて開き、内側に混ぜ合わせたAを塗る。
2. ピーマンは輪切り、玉ねぎは薄切り、ベーコンは1cm幅に切り、ゆで卵は薄切りにして1にのせ、チーズを散らす。
3. トースター（またはオーブンなど）で5分焼く。

糖質OFFポイント！
ピザ生地の代わりに、油揚げを使って。焼きたてはサクサクでおいしい！

糖質 8.8g

厚揚げのしょうが焼き

1人分 226kcal

ボリュームのある厚揚げでお腹も満足！

糖質 6.9g

材料(2人分)

厚揚げ…1枚
ごま油…小さじ2

A
- しょうが(すりおろし)…小さじ½
- しょうゆ…大さじ2
- ラカントS(P51)…大さじ1

削り節…適量
万能ねぎ(小口切り)…適量

作り方

1. 厚揚げは8等分に切る。
2. フライパンにごま油を熱し、1を焼く。焼き色がついたら合わせたAを加えて煮絡める。
3. 器に盛り、削り節、万能ねぎを散らす。

糖質OFFポイント！
シンプルだけど、ボリューム満点の厚揚げで糖質OFFもラクラク！

具だくさんオーブンオムレツ

1人分 272kcal

材料(2人分)
- エリンギ…½本
- 赤パプリカ…¼個
- グリーンアスパラガス…2本
- A
  - 溶き卵…3個分
  - 塩…小さじ½
  - こしょう…少々
  - 生クリーム…50ml
- カッテージチーズ…大さじ3

作り方
1. エリンギ、赤パプリカは薄切り、グリーンアスパラガスは筋やはかまを取り除いて斜め薄切りにする。
2. 耐熱の器に1を入れ、混ぜ合わせたAをかけ、カッテージチーズを散らす。
3. 220℃に予熱したオーブンで15〜20分ほど焼く。

糖質OFFポイント!
卵、生クリーム、カッテージチーズは低糖質トリオ。ボリュームがありながら、コクもたっぷり!

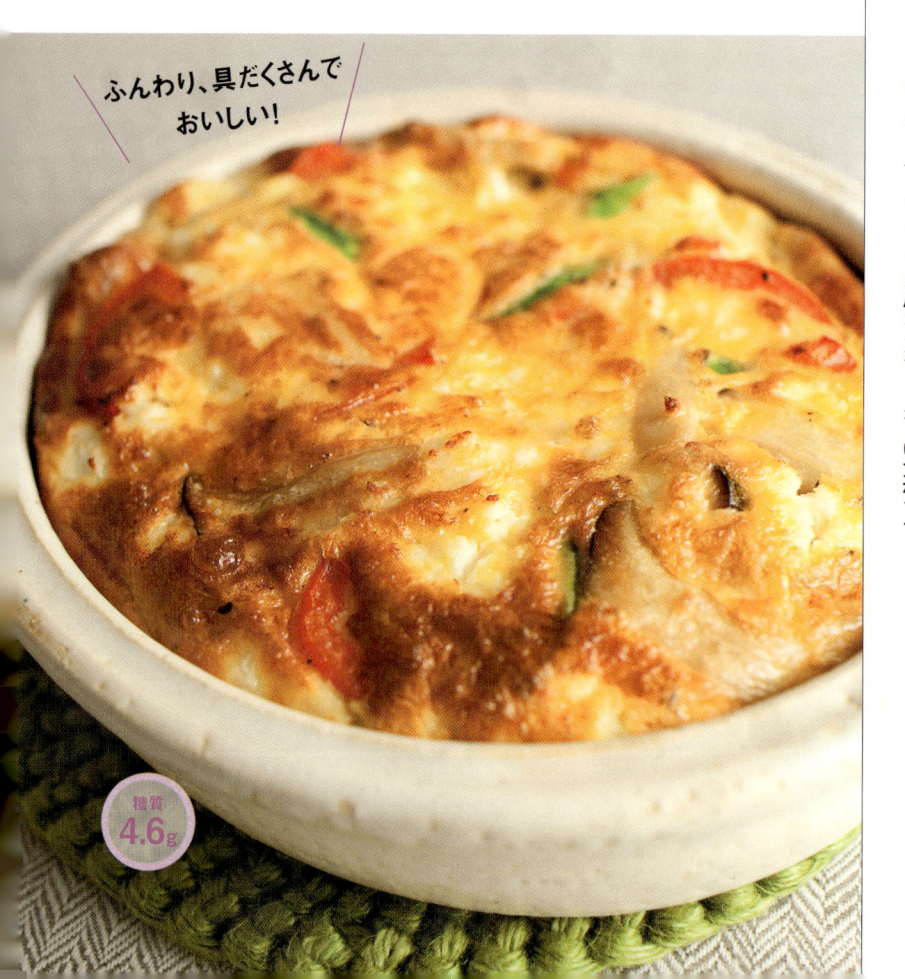

卵の糖質OFFレシピ

卵は糖質OFFダイエットの強い味方! オムレツ、卵焼き、卵とじ、ゆで卵、茶碗蒸しなどいろいろバリエーションが広がるからうれしい食材です。

ふんわり、具だくさんでおいしい!

糖質 4.6g

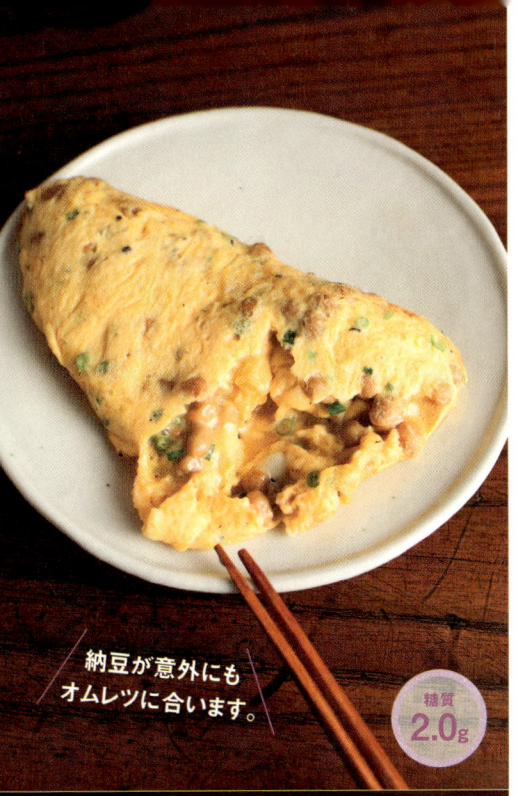

納豆チーズオムレツ

1人分 236kcal

材料(2人分)
- 卵…3個
- 納豆…1パック
- ピザ用チーズ…20g
- 万能ねぎ(小口切り)…大さじ1
- 塩…小さじ¼
- こしょう…少々
- バター…10g

作り方
バター以外のすべての材料を混ぜ合わせ、バターを熱したフライパンで焼いてオムレツにする。

糖質OFFポイント!
ピザ用チーズをたっぷり使っても安心。朝食にピッタリのオムレツです。

納豆が意外にもオムレツに合います。

糖質 2.0g

アジアンオムレツ

1人分 180kcal

エスニック風のオムレツが新鮮!

材料(2人分)
- むきえび…50g
- 卵…3個
- 香菜…30g
- ナンプラー…小さじ1
- こしょう…少々
- バター…10g

作り方
1. むきえびは背ワタを取り除く。
2. 卵を割りほぐし、ざく切りにした香菜、ナンプラー、こしょうを混ぜ合わせる。
3. フライパンにバターを熱し、1をサッと焼いてから、2を加えてオムレツにする。

糖質OFFポイント!
プリプリのえびも低糖質。食感に変化が出るので、飽きずに食べられます。

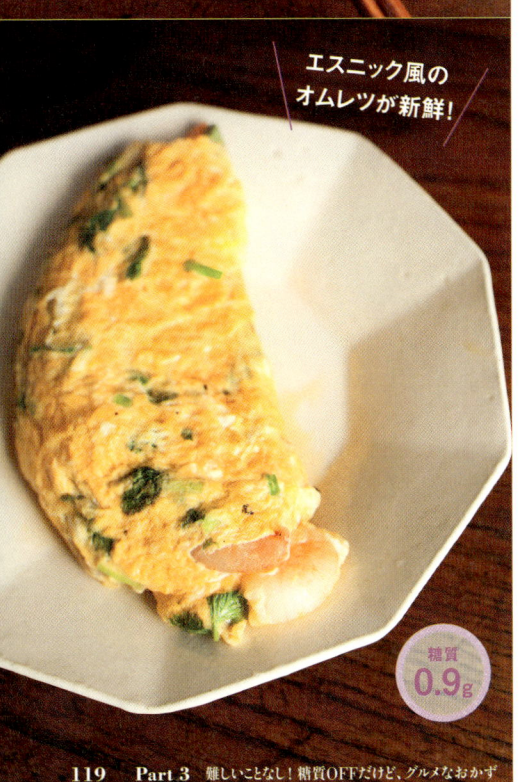

糖質 0.9g

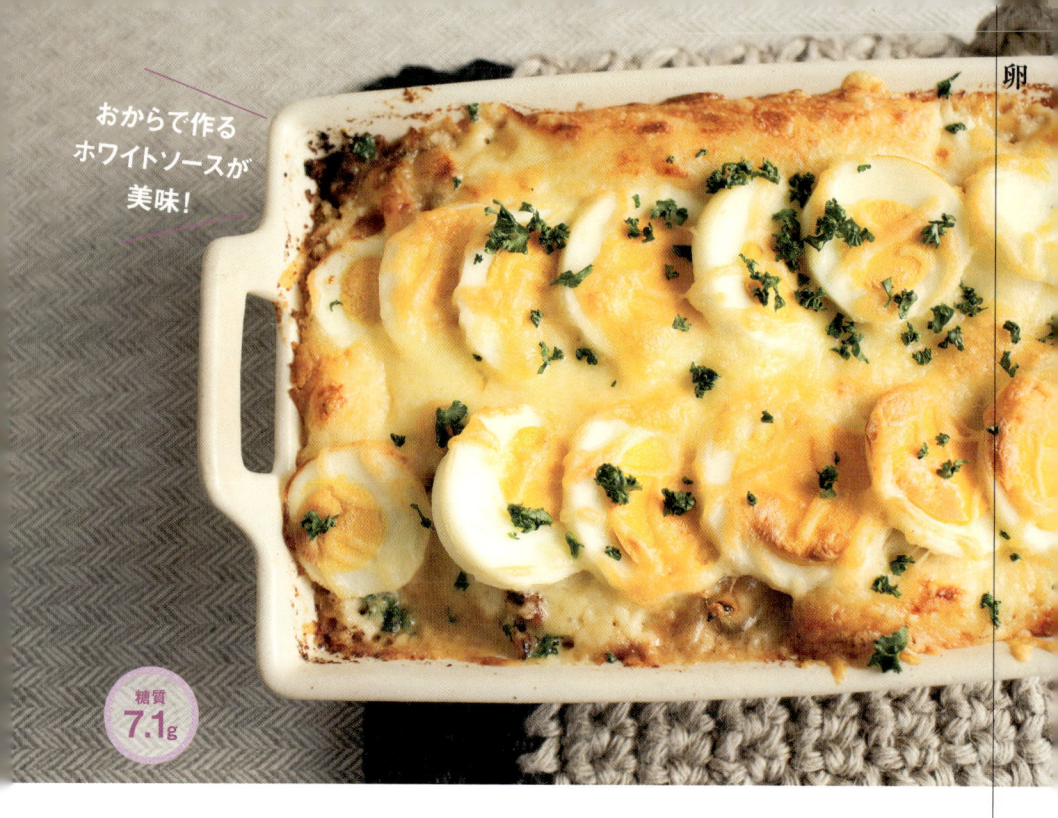

おからで作る
ホワイトソースが
美味！

糖質 7.1g

卵のグラタン

1人分 ▶ 901kcal

材料(2人分)
- 鶏もも肉…½枚
- 玉ねぎ…¼個
- ゆで卵…2個
- バター…10g
- 手作りホワイトソース＊
  …1カップ
- ピザ用チーズ…40g
- パセリ(みじん切り)…適量

作り方

1. 鶏もも肉は小さめのひと口大に切り、玉ねぎは薄切りにする。
2. ゆで卵はスライスする。
3. フライパンにバターを溶かし、1を炒める。
4. 耐熱皿に3を入れて、2を並べホワイトソース、チーズをかける。オーブントースターまたは220℃に予熱したオーブンで10分加熱する。仕上げにパセリを散らす。

糖質OFFポイント！
ゆで卵は糖質OFFダイエットの強い味方。ちょっと小腹がすいたらゆで卵がおすすめ。まとめて作っておけば、グラタンの具に、サラダにと活躍します。

＊[手作りホワイトソース]
フライパンにバター20gを熱し、ドライおから(細かいタイプ・P52)大さじ5を炒めたら、生クリーム200mlを加えて、顆粒コンソメスープの素・塩各小さじ½、こしょう少々で味をととのえる。

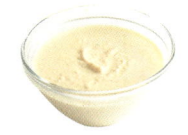

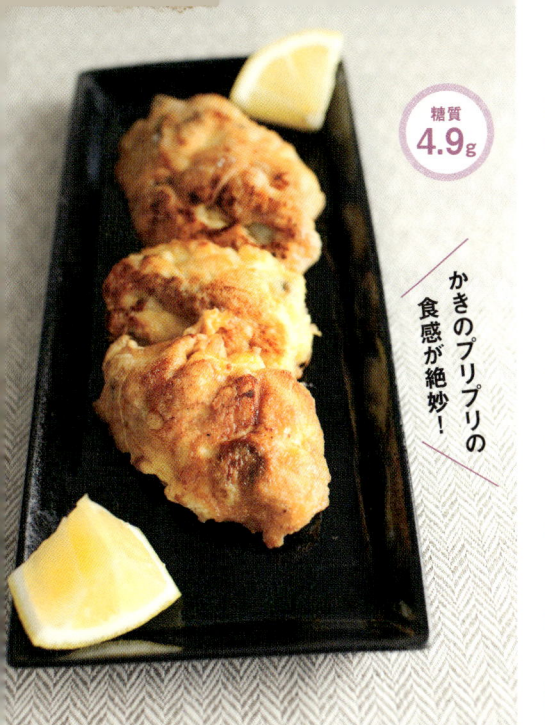

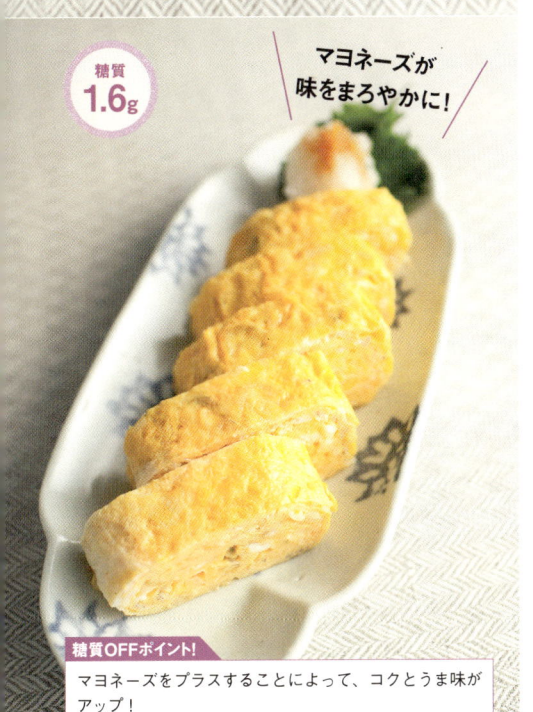

かきのチーズピカタ

1人分 262kcal

> 糖質 4.9g

> かきのプリプリの食感が絶妙！

材料(2人分)

- かき(むき身)…150g
- ドライおから(細かいタイプ・P52)…大さじ1
- A
  - 溶き卵…2個分
  - パルメザンチーズ…大さじ3
  - 塩…小さじ¼
- サラダ油(またはごま油)…大さじ1
- レモンまたはラー油・しょうゆ…各適量

作り方

1. かきは塩をふってよく洗い、水けを拭き取ってからドライおからをまぶす。
2. 1を合わせたAにくぐらせて、サラダ油を熱したフライパンで焼く。途中、卵液を少しかけるように加えながら、両面をしっかりと焼く。
3. 器に盛り、お好みでレモンを搾るか、ラー油としょうゆをつけていただく。

糖質OFFポイント！
パルメザンチーズと卵の衣は低糖質なのに、ふんわりおいしい！ おすすめの衣です。

じゃことマヨネーズの卵焼き

1人分 183kcal

> 糖質 1.6g

> マヨネーズが味をまろやかに！

材料(2人分)

- 長ねぎ…10cm
- 卵…3個
- A
  - ちりめんじゃこ…大さじ2
  - マヨネーズ…大さじ1
  - 薄口しょうゆ…小さじ1
- サラダ油…大さじ1
- 大根おろし・青じそ…各適量

作り方

1. 長ねぎはみじん切りにする。
2. 卵はよく溶きほぐしたら、1、Aを加えて混ぜ合わせる。
3. フライパンにサラダ油を薄くのばして熱し、2を適量流し入れて焼いては巻くを繰り返して卵焼きにする。
4. 食べやすく切り分けて器に盛る。お好みで大根おろし、青じそを添える。

糖質OFFポイント！
マヨネーズをプラスすることによって、コクとうま味がアップ！

卵

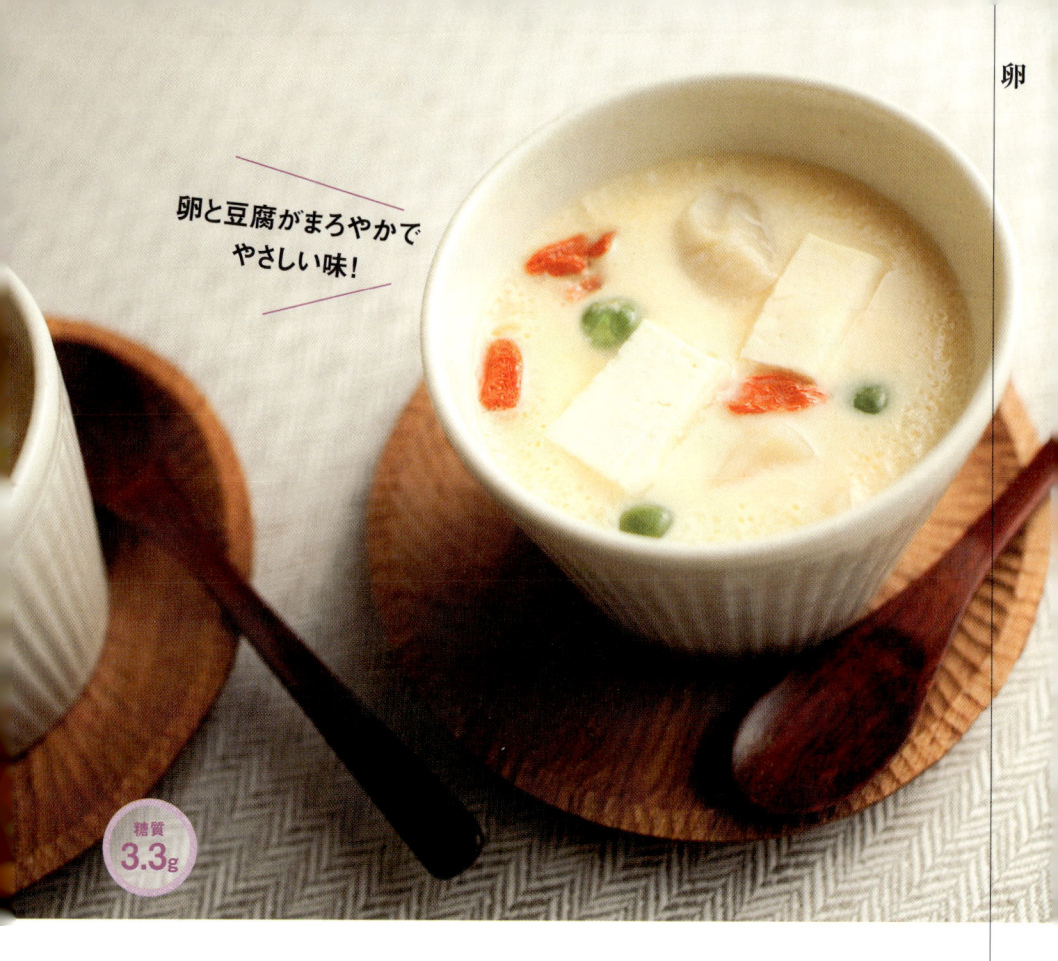

卵と豆腐がまろやかで
やさしい味！

糖質 3.3g

豆腐とほたての中華風茶碗蒸し

1人分 ▶ 95kcal

材料(2人分)

A ┌ 溶き卵…1個分
　├ 鶏がらスープ…150ml
　├ 塩…小さじ1/3
　└ 薄口しょうゆ…小さじ1/2
木綿豆腐…50g
ほたて水煮缶…40g
グリーンピース…大さじ1
クコの実…小さじ1

作り方

1　Aをよく混ぜ合わせ、茶こしなどで一度こしておく。
2　豆腐は水けをきって1.5cm角に切り、ほたて水煮缶は汁けをきっておく。
3　耐熱の器に1、2を入れ、グリーンピース、水で戻したクコの実を散らしてから、蒸気が上がった蒸し器で10分蒸す。

糖質OFFポイント！
卵と豆腐の安心食材を使った口当たりのいい茶碗蒸し。ほたての水煮缶もうま味たっぷりのおすすめ食材。

高野豆腐の噛み応えで満足感アップ！

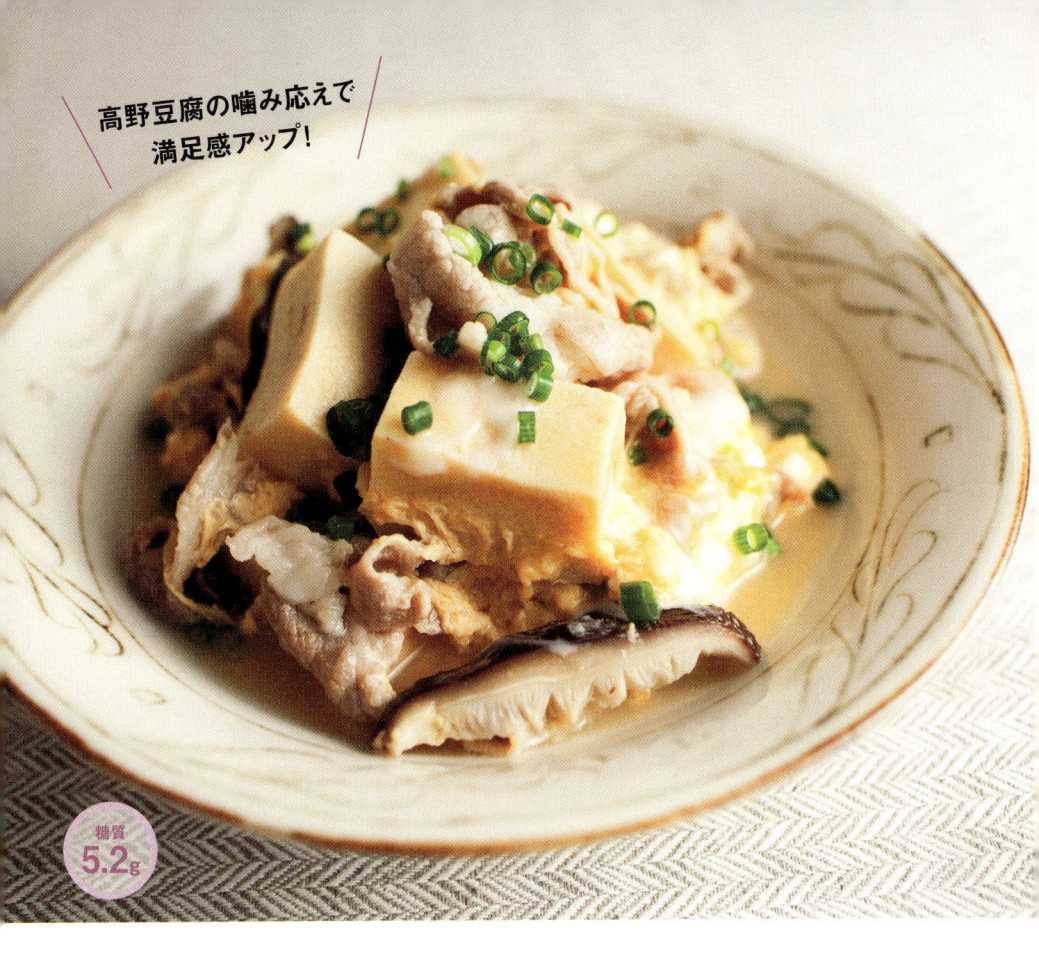

糖質 5.2g

豚肉と高野豆腐の卵とじ

1人分 319kcal

材料(2人分)

高野豆腐…2個
干ししいたけ…2枚
A ┌ だし汁(しいたけの戻し汁と合わせて)…200ml
　├ 薄口しょうゆ…小さじ2
　├ ラカントS(P51)…小さじ2
　└ 塩…少々
豚こま切れ肉…100g
溶き卵…2個分
万能ねぎ(小口切り)…適量

作り方

1　高野豆腐、干ししいたけはそれぞれ水に浸して戻す。高野豆腐はよく絞って8等分程度に切り、干ししいたけは薄切りにする。
2　Aを温め、豚肉、1を入れて中火で5分ほど煮る。
3　溶き卵を回し入れ、半熟になったら火を止める。器に盛り、万能ねぎを散らす。

糖質OFFポイント！
高野豆腐はカルシウムと鉄分が豊富なヘルシー食材。だし汁やうま味がしみ込んで食べ応えもあるから、ボリューム満点でおすすめです。

野菜・果物の低糖質ランキング！ Best5

葉野菜などは糖質が低いのでたっぷり食べましょう。
ホクホクとしたかぼちゃやいも類は糖質が高いので避けます。

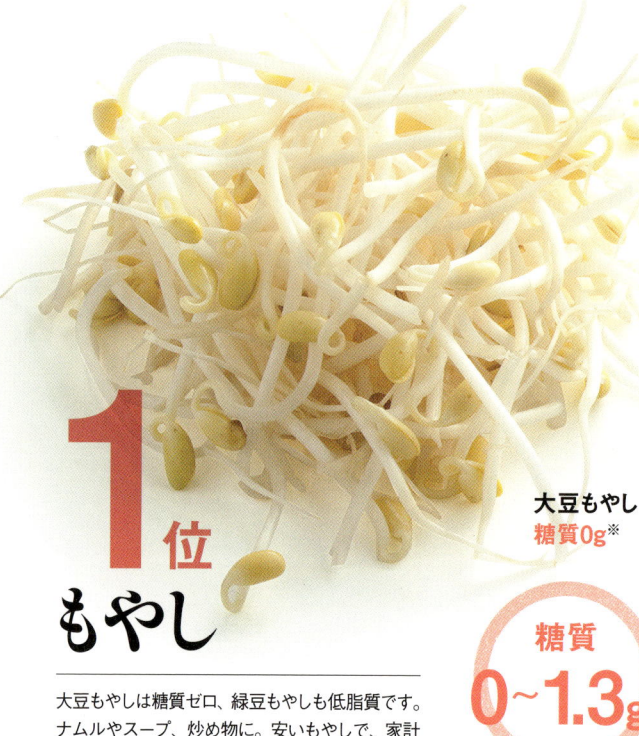

野菜・果物は選んで食べる！

ビタミン、ミネラル、食物繊維が豊富な野菜。ダイエット中は野菜中心で、といいますが、糖質の多い野菜もあるので、選んで食べることが大切です。

1位 もやし

糖質 0〜1.3g※

大豆もやし
糖質0g※

大豆もやしは糖質ゼロ、緑豆もやしも低脂質です。ナムルやスープ、炒め物に。安いもやしで、家計も一緒にダイエットしましょう。

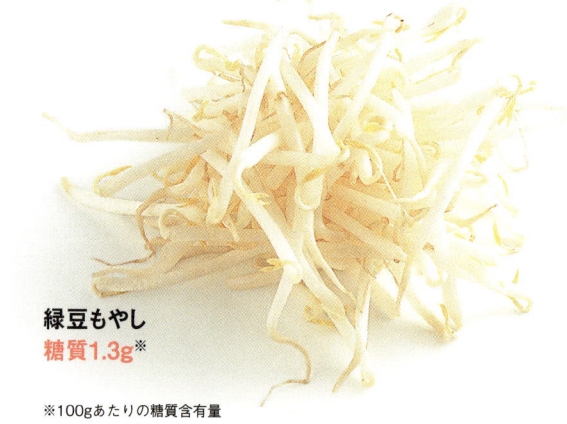

緑豆もやし
糖質1.3g※

※100gあたりの糖質含有量

2位 青菜

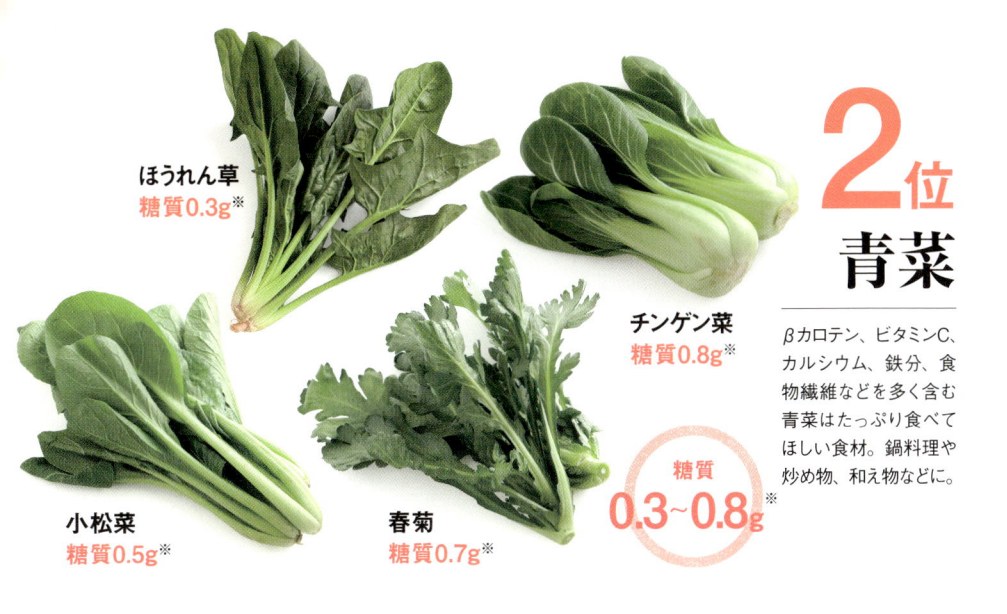

βカロテン、ビタミンC、カルシウム、鉄分、食物繊維などを多く含む青菜はたっぷり食べてほしい食材。鍋料理や炒め物、和え物などに。

糖質 0.3〜0.8g

- ほうれん草 糖質0.3g※
- チンゲン菜 糖質0.8g※
- 小松菜 糖質0.5g※
- 春菊 糖質0.7g※

3位 サラダ菜・レタス

レタスはかさがあるので、たっぷり食べても心配ありません。サラダにして取り入れればビタミン、ミネラルを効率的にとることができます。

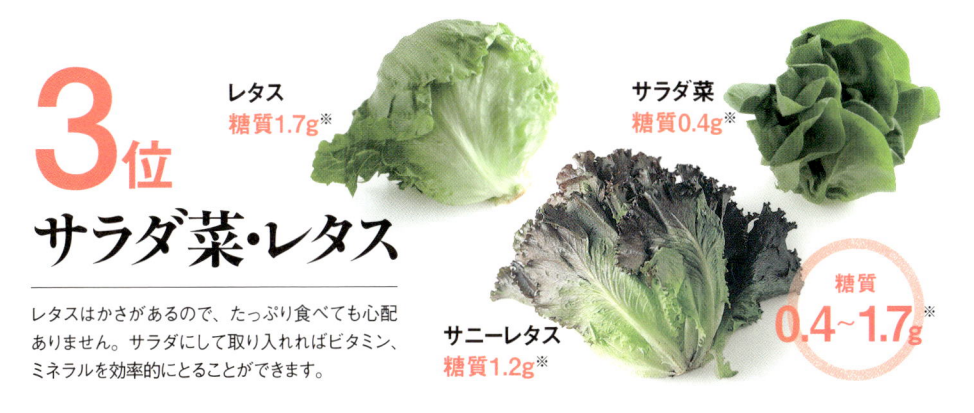

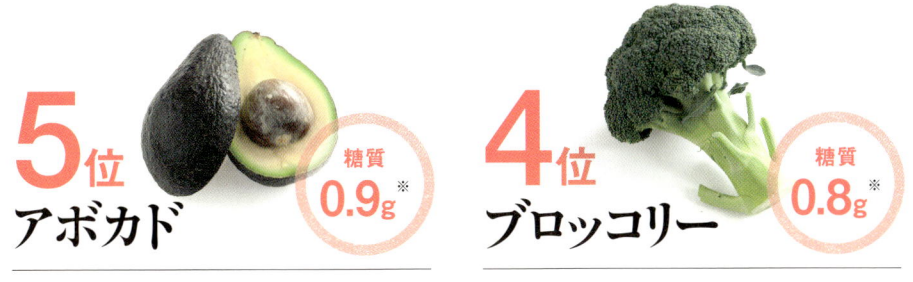

糖質 0.4〜1.7g

- レタス 糖質1.7g※
- サラダ菜 糖質0.4g※
- サニーレタス 糖質1.2g※

5位 アボカド

糖質 0.9g

ビタミンEが豊富で老化防止にぴったりのアボカドは、おつまみに最適な食材。森のバターといわれるほどコクもあるのでおすすめです。

4位 ブロッコリー

糖質 0.8g

ビタミンCがたっぷりのブロッコリーは、美容に効果的な食材。ゆでる、焼く、炒めるなどして食べましょう。

その他　ゴーヤー 糖質1.3g※　　ズッキーニ 糖質1.5g※　　セロリ 糖質1.7g※

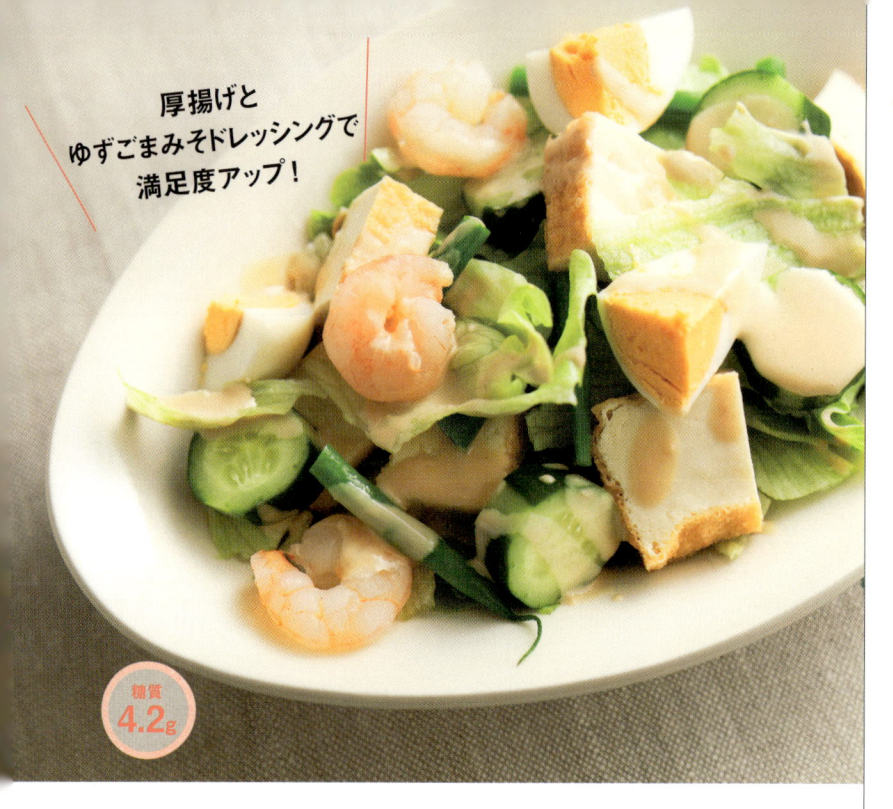

厚揚げと
ゆずごまみそドレッシングで
満足度アップ！

糖質 4.2g

たっぷりサラダの糖質OFFレシピ

野菜をお皿にどっさり盛って、おいしいドレッシングで召し上がれ！

厚揚げとレタスのサラダ

1人分 281kcal

材料(2人分)
- 厚揚げ…1/2枚
- レタス…大2枚
- きゅうり…1/2本
- さやいんげん…5本
- ゆで卵…1個
- むきえび…6尾
- ゆずごまみそドレッシング*
  …適量

作り方

1. 厚揚げは熱湯をかけて油抜きしてからひと口大に切る。レタスは手でちぎる。きゅうりはピーラーで縞に皮をむいてから1cm幅に切る。いんげんは塩ゆでして3等分に切る。ゆで卵はひと口大に切る。むきえびは背ワタを取り除いてゆでておく。
2. 1を器に盛り合わせ、ゆずごまみそドレッシングをかけていただく。

糖質OFFポイント！
厚揚げ、ゆで卵、えびは食べ応えはあるけど、低糖質のダイエット向き食材。たんぱく質もたっぷりとれるサラダです。

*[ゆずごまみそドレッシング]
白練りごま大さじ2、だし汁・ゆずの搾り汁・薄口しょうゆ各大さじ1、しょうがの絞り汁・みそ各小さじ1/2をよく混ぜ合わせる。

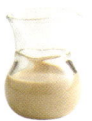

126

高野豆腐を
クルトンに見立てて。

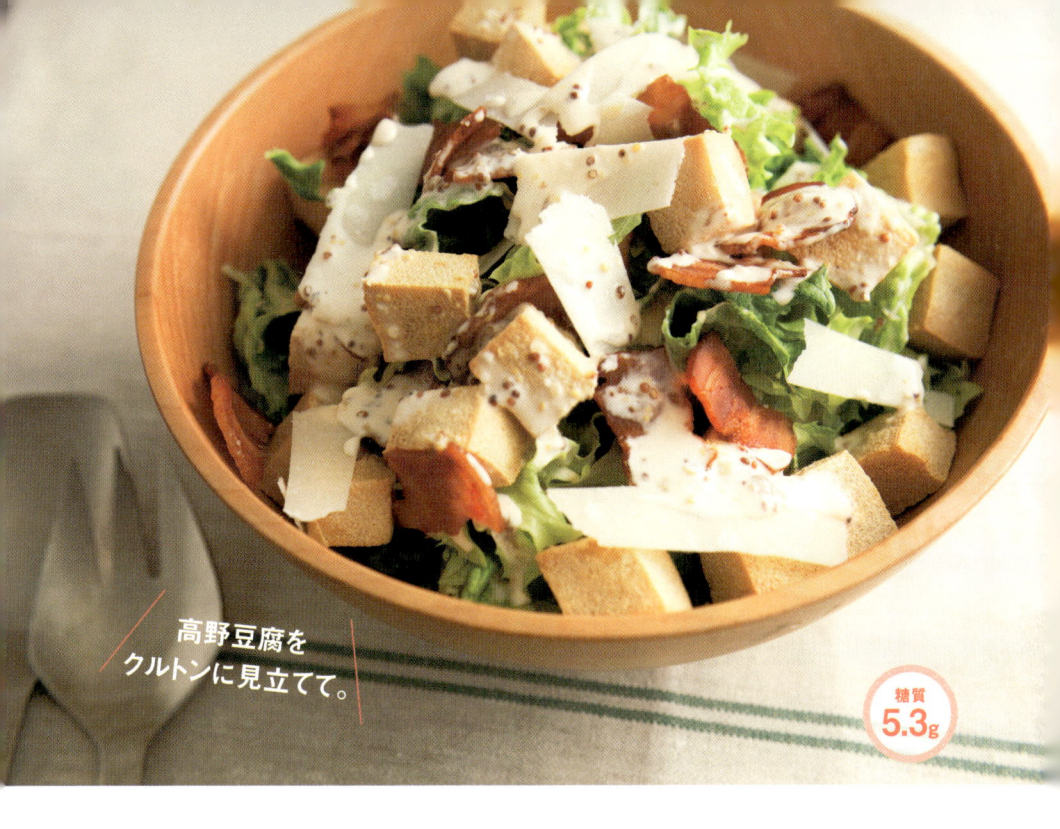

糖質 5.3g

シーザーサラダ

1人分 524kcal

材料(2人分)

グリーンカール、ロメインレタス
　などのお好みの葉野菜…5枚
高野豆腐…2枚
揚げ油…適量
ベーコン…3枚
パルメザンチーズ(ブロック)
　…20g
シーザードレッシング*…適量

作り方

1　グリーンカールを食べやすい大きさにちぎり、冷水にさらしてシャキッとさせてから水けをよくきる。

2　高野豆腐は水で戻してから水けをよく絞り、1cm角に切って170℃に熱した揚げ油で揚げる。

3　ベーコンは2cm幅に切り、フライパンでカリッとするまで炒める。

4　器に1、2、3を盛り、パルメザンチーズを削って散らし、シーザードレッシングをかけていただく。

糖質OFFポイント!
パルメザンチーズとマヨネーズは高カロリーな組み合わせだけど、糖質は低いので大丈夫。パンを揚げるクルトンの代わりに高野豆腐を使うのも、糖質OFFのアイデア。

*[シーザードレッシング]
マヨネーズ大さじ4、レモン汁大さじ2、粒マスタード小さじ2、アンチョビ・にんにく(みじん切り)・しょうゆ各小さじ½、塩・こしょう各少々をよく混ぜ合わせる。

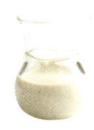

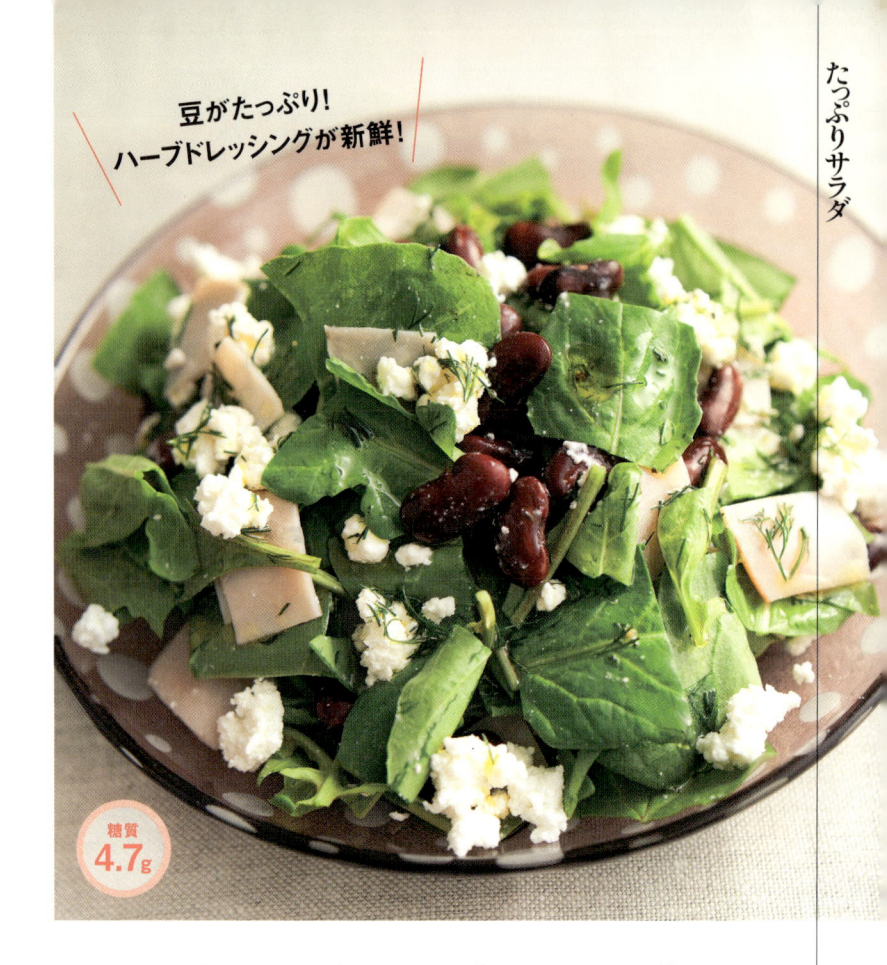

豆がたっぷり！
ハーブドレッシングが新鮮！

たっぷりサラダ

糖質 4.7g

ルッコラとキドニービーンズのサラダ

1人分 ▶ 253kcal

材料(2人分)
- ルッコラ…60g
- ロースハム…4枚
- キドニービーンズ(水煮)
  …½カップ
- カッテージチーズ
  …大さじ3
- ハーブドレッシング*…適量

作り方

1. ルッコラは2cm幅に切る。ロースハムは1.5cm角に切る。水けをきったキドニービーンズとカッテージチーズを加えてさっくりと混ぜ合わせる。
2. 器に1を盛り、ハーブドレッシングをかけていただく。

糖質OFFポイント！
豆も積極的に食べたい食材。ただし、豆の中でキドニービーンズの糖質は高め。代わりに大豆を使うなど工夫すれば、さらに糖質カット！

***[ハーブドレッシング]**
ディルやバジルなどのお好みのハーブ1枝は刻んで、白ワインビネガー大さじ1、オリーブ油大さじ2、塩小さじ½、こしょう少々を加えて混ぜ合わせる。

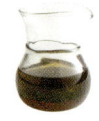

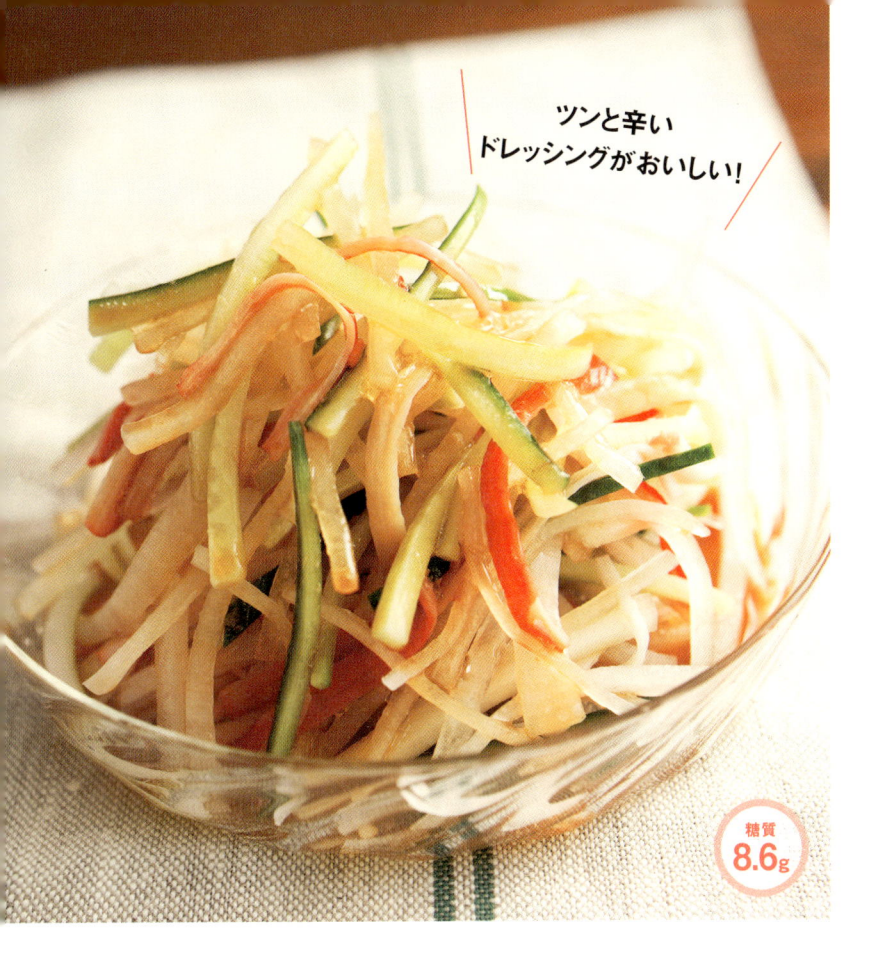

ツンと辛い
ドレッシングがおいしい！

糖質
8.6g

細切り野菜の和風サラダ

1人分 179kcal

材料(2人分)
きゅうり…1/2本
セロリ…1/4本
大根…4cm
かにかまぼこ…4本
わさび和風ドレッシング＊
　…適量

作り方

1　きゅうり、セロリ、大根は細切りにし、かにかまぼこは細かくほぐしておく。
2　1を混ぜ合わせて器に盛り、わさび和風ドレッシングをかけていただく。

糖質OFFポイント！
根菜の中でも糖質が低めの大根ときゅうり、セロリで歯応えのよいサラダに。かにかまぼこは1本（20g）につき、糖質は1.8gと多めなので控えめに。

＊[わさび和風ドレッシング]
サラダ油・しょうゆ・レモン、ゆずなどの搾り汁各大さじ2、練りわさび小さじ1/2を混ぜ合わせる。

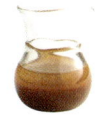

たっぷりサラダ

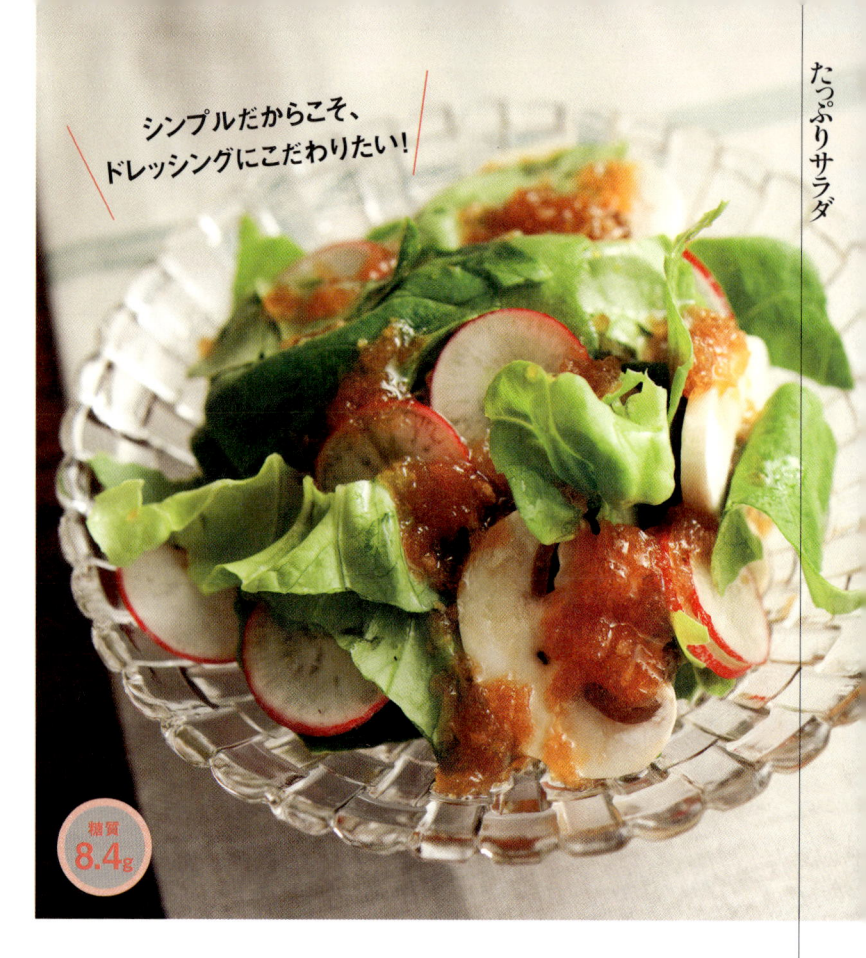

シンプルだからこそ、
ドレッシングにこだわりたい！

糖質
8.4g

サラダ菜のシンプルサラダ

1人分 152kcal

材料(2人分)
サラダ菜…1個
ラディッシュ…4個
マッシュルーム…4個
オニオンドレッシング*
　…適量

作り方

1　サラダ菜は食べやすく手でちぎり、ラディッシュは薄い輪切りにし、合わせて冷水にさらしてシャキッとさせてから、水けをよくきる。マッシュルームは薄切りにする。

2　1を器に盛り、オニオンドレッシングをかけていただく。

糖質OFFポイント！
玉ねぎは糖質が多めの食材ですが、コクと甘みがあるので、ドレッシングなどに少量使うのがおすすめ。

***[オニオンドレッシング]**
玉ねぎのすりおろし¼個分、にんにくのすりおろし½片分、白ワインビネガー・サラダ油各大さじ2、しょうゆ・ラカントS（P51）各大さじ1、塩小さじ⅓、こしょう少々を混ぜ合わせる。

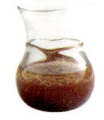

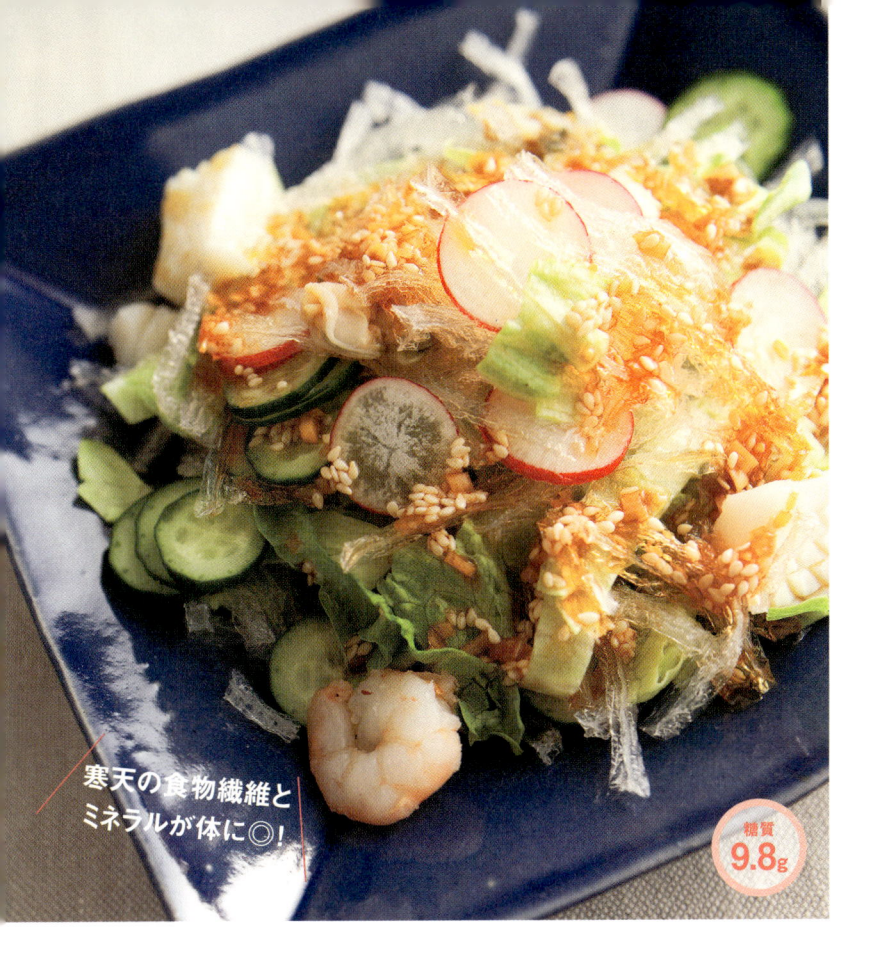

寒天の食物繊維と
ミネラルが体に◎！

糖質 9.8g

糸寒天のサラダ

1人分 313kcal

材料(2人分)
糸寒天…20g
レタス…1枚
きゅうり…1/4本
ラディッシュ…2個
冷凍シーフードミックス…80g
中華ドレッシング＊…適量

作り方
1 糸寒天は水に浸して戻し、水けを絞っておく。
2 レタスは1cm幅の細切り、きゅうり、ラディッシュは薄い輪切りにする。シーフードミックスは熱湯でゆでてから粗熱をとる。
3 1、2を器に盛り、中華ドレッシングをかけていただく。

糖質OFFポイント！
糸寒天はサラダや和え物、汁物に使いやすい食材。シーフードミックスも糖質が低く、手軽に使えます。

＊[中華ドレッシング]
長ねぎ（みじん切り）大さじ1、にんにく・しょうが（みじん切り）各1/2片分、ごま油・レモン汁・しょうゆ各大さじ2、白炒りごま・ラカントS（P51）各大さじ1、ラー油小さじ1/2を混ぜ合わせる。

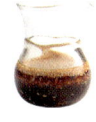

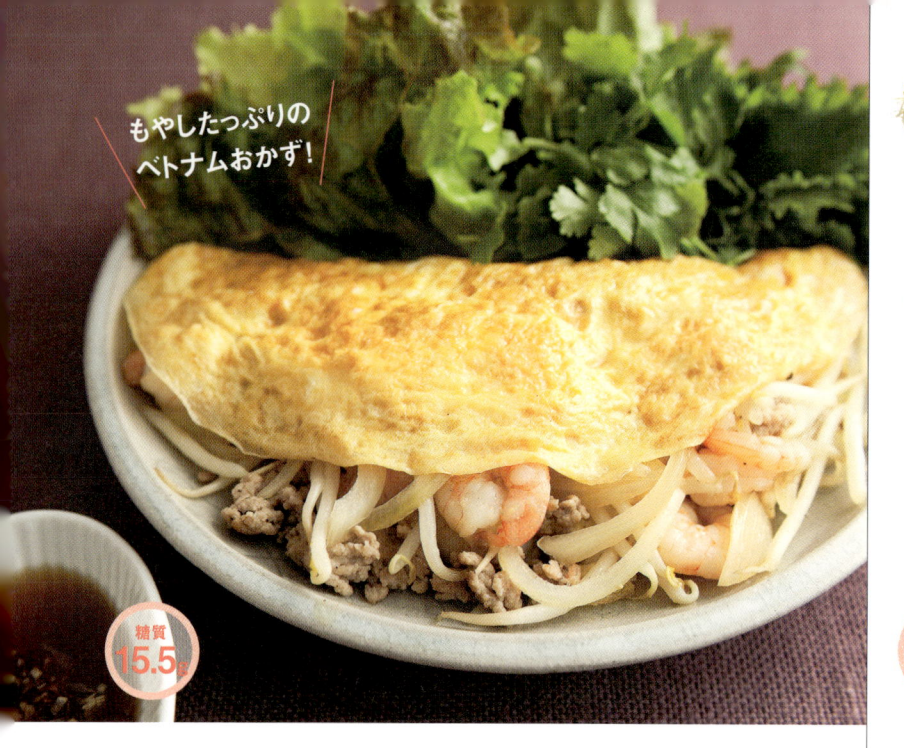

もやしたっぷりの
ベトナムおかず!

糖質
15.5g

もやしの糖質OFFレシピ

もやしは野菜の中でも糖質が低い！100g中糖質0gです。しかも安いから経済的。大豆もやしは特売のときにまとめて買って冷凍しておくと便利！

バインセオ風卵包み

1人分 ▶ **303kcal**

材料(2人分)

- もやし…½袋(100g)
- 玉ねぎ…¼個
- えび…80g
- ラード(なければサラダ油)…大さじ1
- 豚ひき肉…80g
- A ┌ ナンプラー…小さじ2
  └ 塩・こしょう…各少々
- 溶き卵…2個分
- グリーンカール…4枚
- 香菜・青じそ…各適量
- B ┌ ナンプラー・ラカントS (P51)…各大さじ2
  │ ライムの搾り汁…大さじ1
  │ 赤唐辛子(小口切り)…ひとつまみ
  └ にんにく(みじん切り)…½片分

作り方

1. もやしはひげ根を取り除き、玉ねぎは薄切りにする。えびは背ワタを取り除く。
2. フライパンにラードを溶かし、豚ひき肉、1のえび、玉ねぎ、もやしの順に加えながら炒め合わせる。Aで味をととのえ、取り出しておく。
3. フライパンに溶き卵を流し入れ、薄くのばしたら、2を戻し入れ、半分に折る。
4. 器に盛り、グリーンカール、香菜、青じそを添える。グリーンカールにバインセオ風卵包みや香草などをのせて包み、合わせたBをつけていただく。

糖質OFFポイント!

シャキシャキもやし炒めを薄焼き卵で包んだ、ベトナムおかずはボリューム満点。グリーンカールで包んで食べれば、さらにヘルシー。

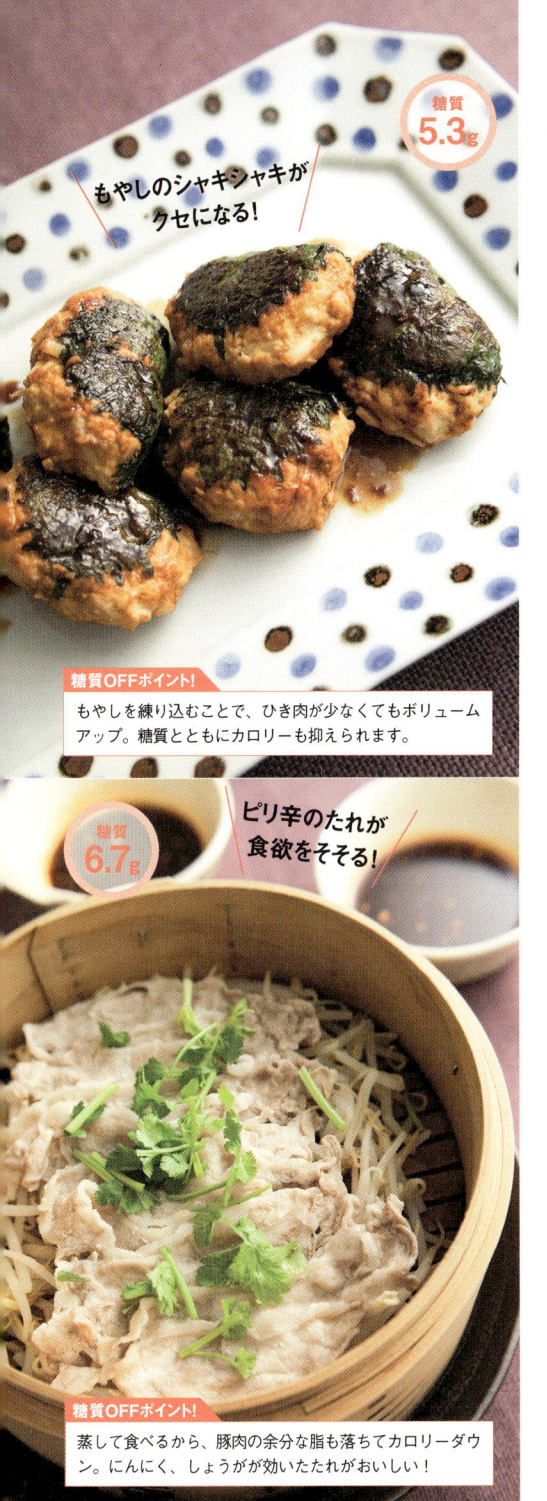

もやしつくね焼き

1人分 251kcal

もやしのシャキシャキがクセになる!

糖質 5.3g

材料(2人分)
- もやし…½袋(100g)
- 長ねぎ…5cm
- 鶏ひき肉…150g
- 溶き卵…大さじ2
- 塩…小さじ⅓
- 手作りドライおから(粗いタイプ・P52)…大さじ1
- 青じそ…6枚
- サラダ油…大さじ1
- A [しょうゆ…大さじ1 / ラカントS(P51)…小さじ2]

作り方
1. もやしはひげ根を取り除き、長ねぎはみじん切りにする。
2. 1、鶏ひき肉、溶き卵、塩、ドライおからを合わせてよく練り合わせ、6等分に分けて丸める。
3. 2に青じそを巻いて、サラダ油を熱したフライパンで両面を焼き、蓋をして中まで火を通したら、Aを加えて煮絡める。

糖質OFFポイント!
もやしを練り込むことで、ひき肉が少なくてもボリュームアップ。糖質とともにカロリーも抑えられます。

もやしと豚肉の蒸ししゃぶ風ピリ辛中華だれ

1人分 261kcal

ピリ辛のたれが食欲をそそる!

糖質 6.7g

材料(2人分)
- もやし…1袋(200g)
- 豚薄切り肉…150g
- 塩…少々
- 香菜…適量
- A [にんにく・しょうが(みじん切り)…各½片分 / しょうゆ…大さじ4 / 鶏がらスープ…大さじ2 / レモン汁…大さじ1 / 豆板醤…小さじ1]

作り方
1. もやしはひげ根を取り除き、蒸籠に広げる。その上に豚肉を広げ、塩をふる。
2. 蒸気が上がった鍋に1の蒸籠をのせ、蓋をして10分ほど蒸す。
3. ざく切りにした香菜をのせ、合わせたAのたれにつけながらいただく。

糖質OFFポイント!
蒸して食べるから、豚肉の余分な脂も落ちてカロリーダウン。にんにく、しょうがが効いたたれがおいしい!

たっぷりもやしと牛肉のガーリック炒め

1人分 245kcal

材料(2人分)

- もやし…1袋(200g)
- にんにく…1片
- サラダ油…大さじ1
- 牛こま切れ肉…100g
- 塩…小さじ½
- こしょう…少々
- しょうゆ…小さじ1

作り方

1. もやしはひげ根を取り除く。にんにくは薄切りにする。
2. フライパンにサラダ油とにんにくを熱し、香りが出てきたら牛肉、もやしの順に加えて炒め合わせ、塩、こしょう、しょうゆで味をととのえる。

糖質OFFポイント!
塩、こしょう、しょうゆのシンプルな味つけは、糖質OFFの重要なポイント。もやしもボリュームがあるので、牛肉は少なめでもOK。

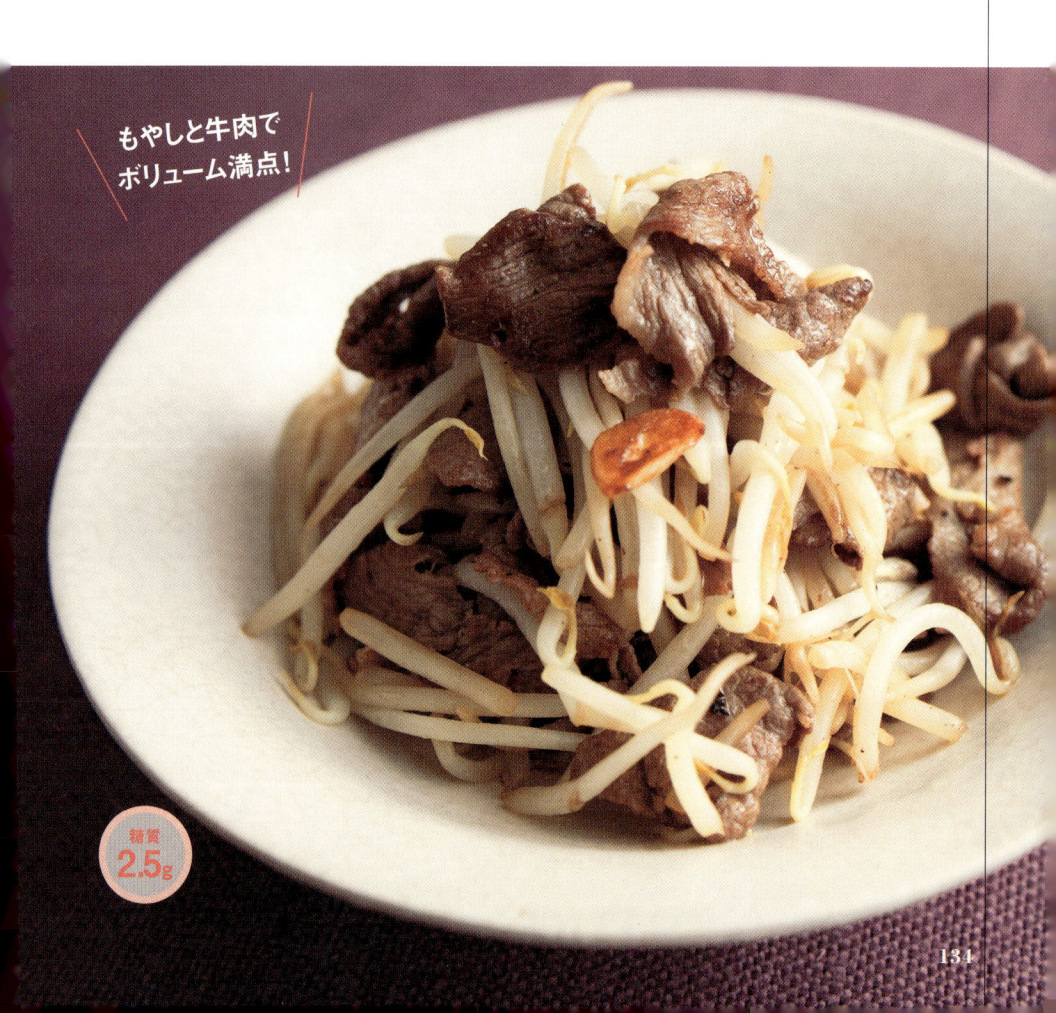

もやしと牛肉でボリューム満点!

糖質 2.5g

低カロリーで安心の和え物!

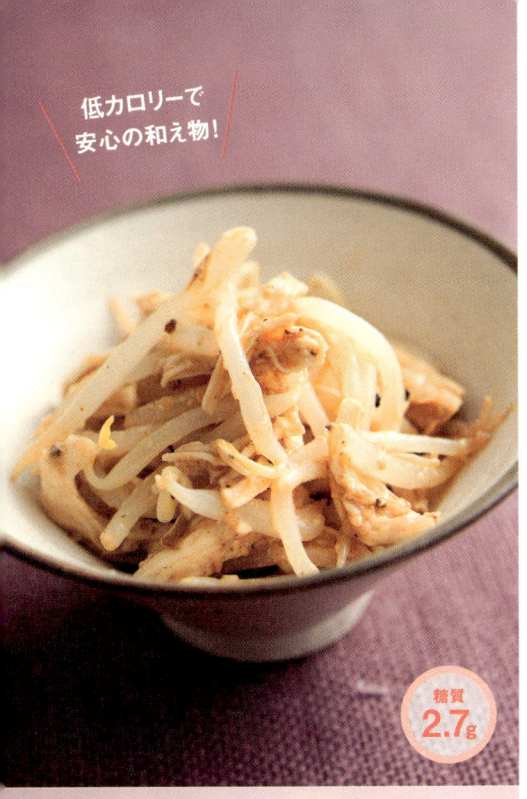

糖質 2.7g

もやしとささ身のごまわさび和え

1人分 153kcal

材料(2人分)
- もやし…¾袋(150g)
- 鶏ささ身…2本
- A
  - 白すりごま・しょうゆ…各大さじ1
  - ごま油…小さじ2
  - 練りわさび…小さじ½
  - 塩・こしょう…各少々

作り方
1. もやしはひげ根を取り除き、熱湯でさっとゆで、水けを絞る。
2. ささ身は筋を取り除き、熱湯でさっとゆでてから、食べやすく裂いておく。
3. 1に2、Aを加えてあえる。

糖質OFFポイント!
鶏ささ身肉は低カロリー、低脂肪、低糖質のダイエット食材。わさびには老化防止の効果も!

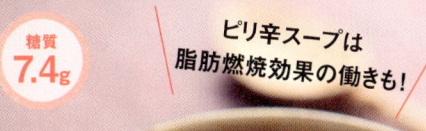

糖質 7.4g

ピリ辛スープは脂肪燃焼効果の働きも!

韓国風もやしのスープ

1人分 167kcal

材料(2人分)
- 牛薄切り肉…60g
- もやし…½袋(100g)
- ほうれん草…50g
- 長ねぎ…⅓本
- にんにく・しょうが…各½片
- ごま油…小さじ2
- 鶏がらスープ…400ml
- A
  - しょうゆ・みそ…各大さじ1
  - ラカントS(P51)…小さじ2
  - 粉唐辛子…小さじ½

作り方
1. 牛肉は細切りにする。もやしはひげ根を取り除き、ほうれん草はざく切りにする。長ねぎは4cm長さのぶつ切りにしてから、細切りにする。にんにく、しょうがは細切りにする。
2. 鍋にごま油を熱し、1のにんにく、しょうがを香りが出るまで炒めてから牛肉、長ねぎ、もやし、ほうれん草の順に加えて炒め合わせ、鶏がらスープを加えて5分ほど煮て、Aで味をととのえる。

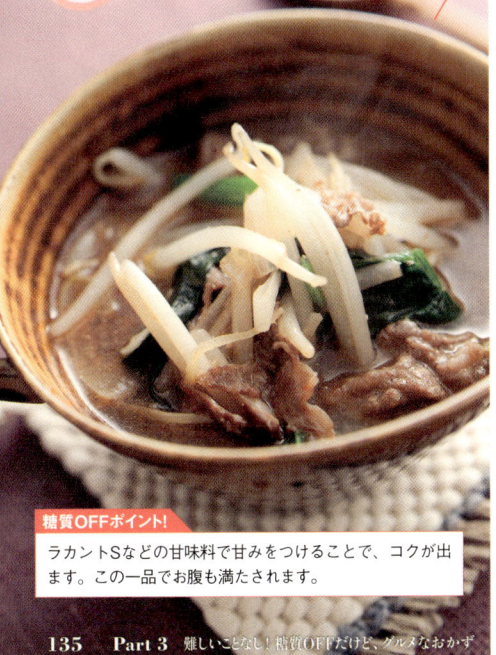

糖質OFFポイント!
ラカントSなどの甘味料で甘みをつけることで、コクが出ます。この一品でお腹も満たされます。

さっぱり、スパイシーな味がたまらない！

糖質 5.8g

青菜の糖質OFFレシピ

ほうれん草、小松菜、チンゲン菜などの青菜は、βカロテン、ビタミンC などビタミンや、カルシウム、鉄などのミネラルが豊富だから、たっぷり食べましょう。

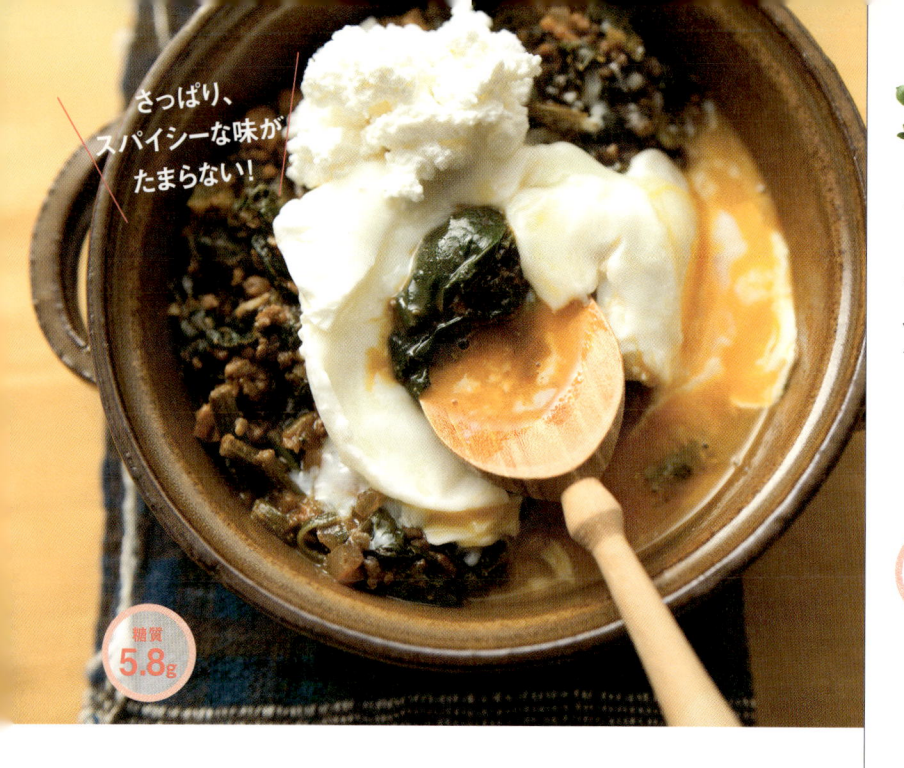

ほうれん草のカレー煮

1人分 300kcal

材料(2人分)

- 玉ねぎ…1/8個
- ほうれん草…150g
- にんにく…1/2片
- オリーブ油…大さじ1
- 赤唐辛子…1本
- 牛ひき肉…100g
- A
  - トマトピューレ…1/4カップ
  - 赤ワイン…大さじ2
  - コンソメスープの素（顆粒）…小さじ1/2
  - カレー粉…小さじ2
- B
  - しょうゆ…小さじ1
  - 塩…小さじ1/2
  - こしょう…少々
- カッテージチーズ…大さじ4
- ポーチドエッグ*…2個

作り方

1. 玉ねぎはみじん切り、ほうれん草は1cm幅に切り、にんにくはみじん切りにする。
2. フライパンにオリーブ油、1のにんにく、種を取り除いた赤唐辛子を熱し、牛ひき肉、1の玉ねぎ、ほうれん草の順に加えて炒め合わせる。
3. Aを加えて煮立ったら、蓋をして弱火で10分ほど煮る。
4. Bで味をととのえ、器に盛り、カッテージチーズ、ポーチドエッグをのせる。

糖質OFFポイント！
カレーは、どうしてもごはんが食べたくなる料理。ポーチドエッグやカッテージチーズを加えてマイルドに。

＊[ポーチドエッグ]
お湯を沸かして酢を少量入れて火を弱め、卵をそっと割り入れる。箸で白身を集めながら黄身を包むような感じでまとめる。

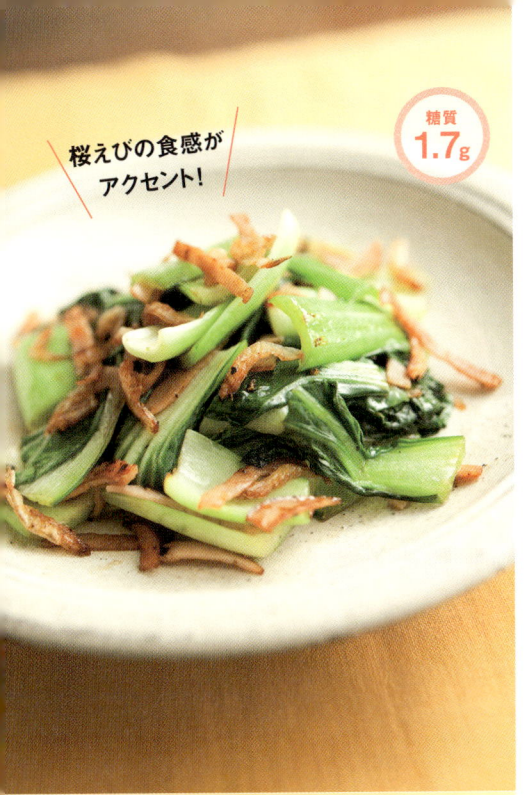

桜えびとハムの青菜炒め

1人分 96kcal

糖質 1.7g

桜えびの食感がアクセント！

材料(2人分)
- チンゲン菜…2株
- ロースハム…3枚
- サラダ油…小さじ2
- 桜えび…大さじ2
- 塩…少々
- こしょう…少々
- しょうゆ…小さじ1

作り方
1. チンゲン菜はざく切りにする。ハムは5mm幅の細切りにする。
2. フライパンにサラダ油を熱し、1、桜えびを炒め合わせ、塩、こしょう、しょうゆで味をととのえる。

糖質OFFポイント！
ロースハムは糖質OFFのタイプを選べば、さらに安心。桜えびはカルシウムが豊富だから積極的に取り入れて。

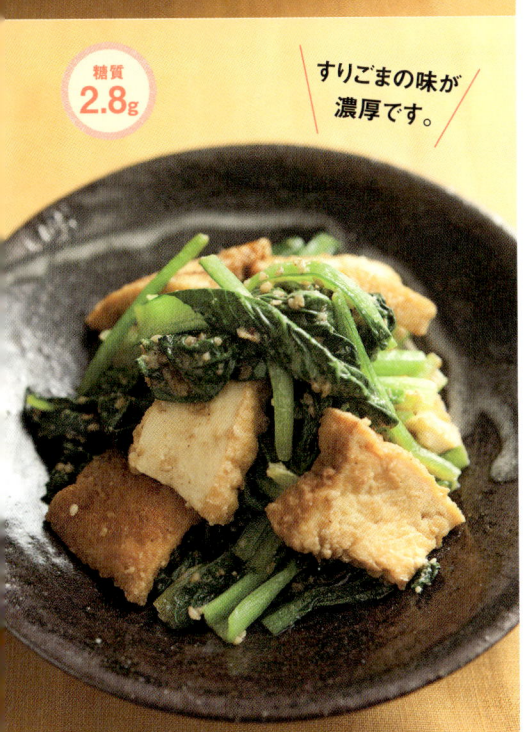

小松菜と厚揚げのごま炒め

1人分 255kcal

糖質 2.8g

すりごまの味が濃厚です。

材料(2人分)
- 厚揚げ…½枚
- 小松菜…200g
- ごま油…大さじ1
- 鶏がらスープの素(顆粒)…小さじ1
- しょうゆ…大さじ1
- 白すりごま…大さじ2

作り方
1. 厚揚げはひと口大に切る。小松菜はざく切りにする。
2. フライパンにごま油を熱し、1を炒め合わせる。鶏がらスープの素、しょうゆで味をととのえ、白すりごまをふり入れてサッと混ぜてから器に盛る。

糖質OFFポイント！
ボリュームのある厚揚げは、お腹を満腹にさせる必須食材。糖質が低いからたっぷり食べても安心。

小松菜のポタージュ

1人分 620kcal

材料(2人分)
- 長ねぎ…10cm
- ベーコン…2枚
- 小松菜…150g
- バター…20g
- A ┌ 水…200ml
　　└ コンソメスープの素(顆粒)…小さじ½
- 生クリーム…200ml
- 塩…小さじ½
- こしょう…少々
- 松の実…大さじ1

作り方
1. 長ねぎはみじん切りにする。ベーコンは1cm幅に切り、小松菜はざく切りにする。
2. 鍋にバターを溶かし、長ねぎ、ベーコン、小松菜の順に加えながら炒め合わせる。**A**を加えて5分ほど煮る。
3. 2をミキサーに移し、生クリームを加えてなめらかにする。
4. 鍋に戻して温め、塩、こしょうで味をととのえる。器に盛り、松の実を散らす。

糖質OFFポイント!
牛乳より、生クリームを使ったポタージュのほうが、コクもあってクリーミーな上、糖質カットできるからうれしい。朝食にピッタリ!

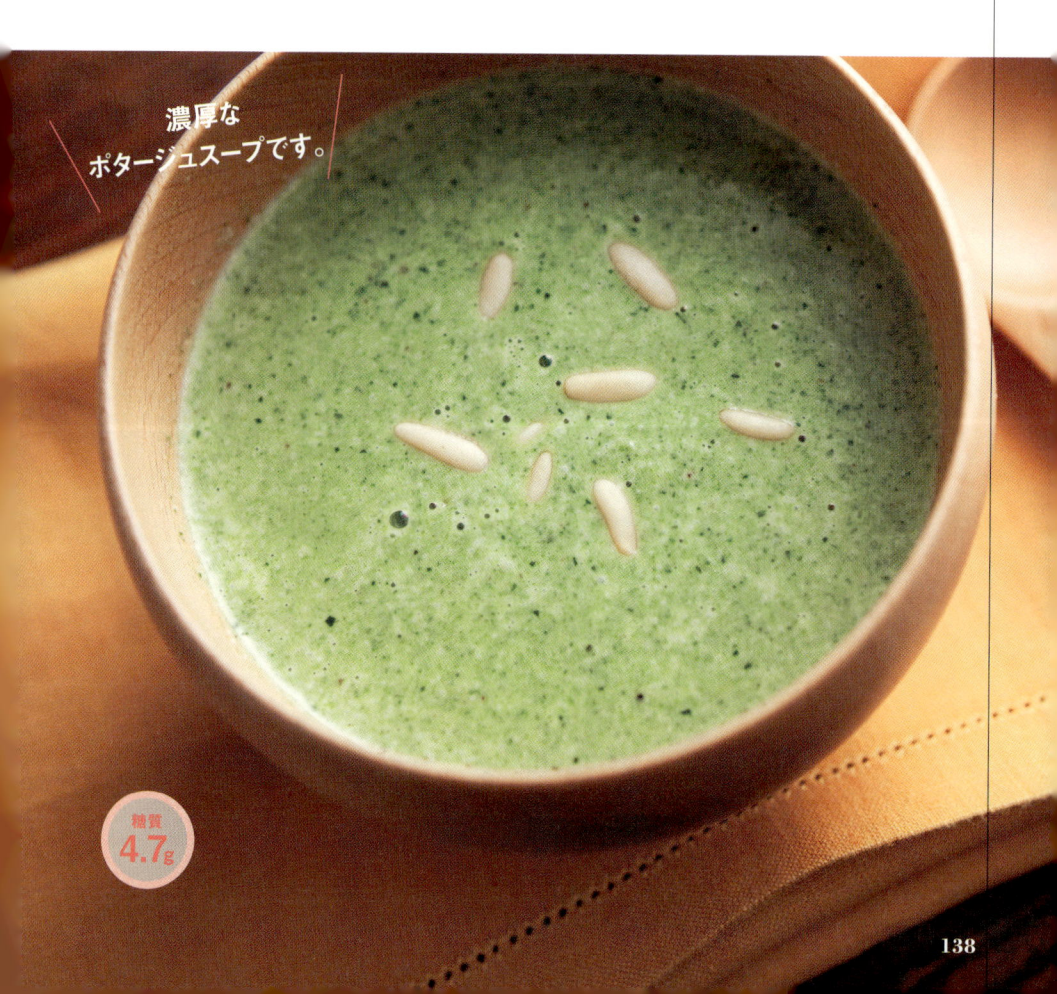

青菜

濃厚なポタージュスープです。

糖質 4.7g

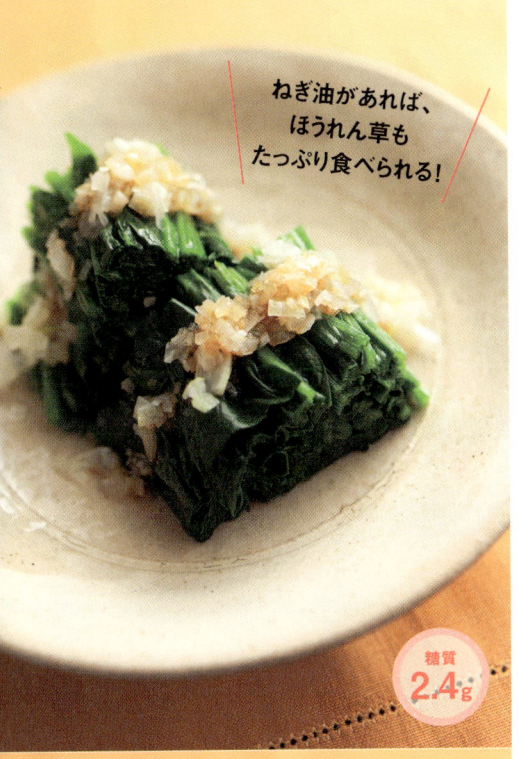

ほうれん草のねぎ油かけ

1人分 212kcal

ねぎ油があれば、ほうれん草もたっぷり食べられる！

材料(2人分)

A ┌ 長ねぎ…5cm
　├ 玉ねぎ…⅛個
　└ にんにく・しょうが…各½片

サラダ油…大さじ3
ほうれん草…200g
しょうゆ…小さじ2

作り方

1. Aはみじん切りにし、サラダ油を熱したフライパンでじっくり揚げるように炒める。
2. ほうれん草は塩ゆでし、水けを絞ってざく切りにする。
3. 器に2を盛り、1をかけ、しょうゆをかけていただく。

糖質OFFポイント！
ビタミン、ミネラル豊富なほうれん草はゆでるとたっぷり食べられます。ねぎ油が代謝を上げてくれます。

糖質 2.4g

水菜のゆずこしょう炒め

1人分 120kcal

糖質 2.6g

ピリッと辛いゆずこしょうが効いておいしい！

材料(2人分)

水菜…200g
しょうが…½片
サラダ油…大さじ1
ちりめんじゃこ…大さじ3
ゆずこしょう…小さじ½
しょうゆ…小さじ2

作り方

1. 水菜はざく切りにする。しょうがは細切りにする。
2. フライパンにサラダ油を熱し、しょうがとちりめんじゃこを香りが出るまで炒めたら、水菜を加えてさっと炒め、ゆずこしょう、しょうゆで味をととのえる。

糖質OFFポイント！
シャキシャキ食べ応えのある水菜もダイエット向きの食材。ちりめんじゃこのカルシウムもしっかり補給。

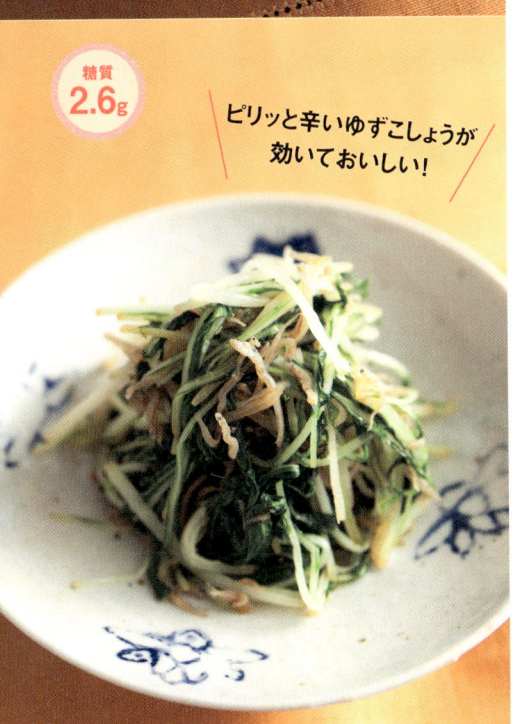

きのこの糖質OFFレシピ

食物繊維が豊富で整腸作用のあるきのこは、ダイエットの大敵、便秘を解消してくれます。いろいろな種類のきのこをたっぷりおかずに登場させてみましょう。

ハーブの香りで減塩効果!

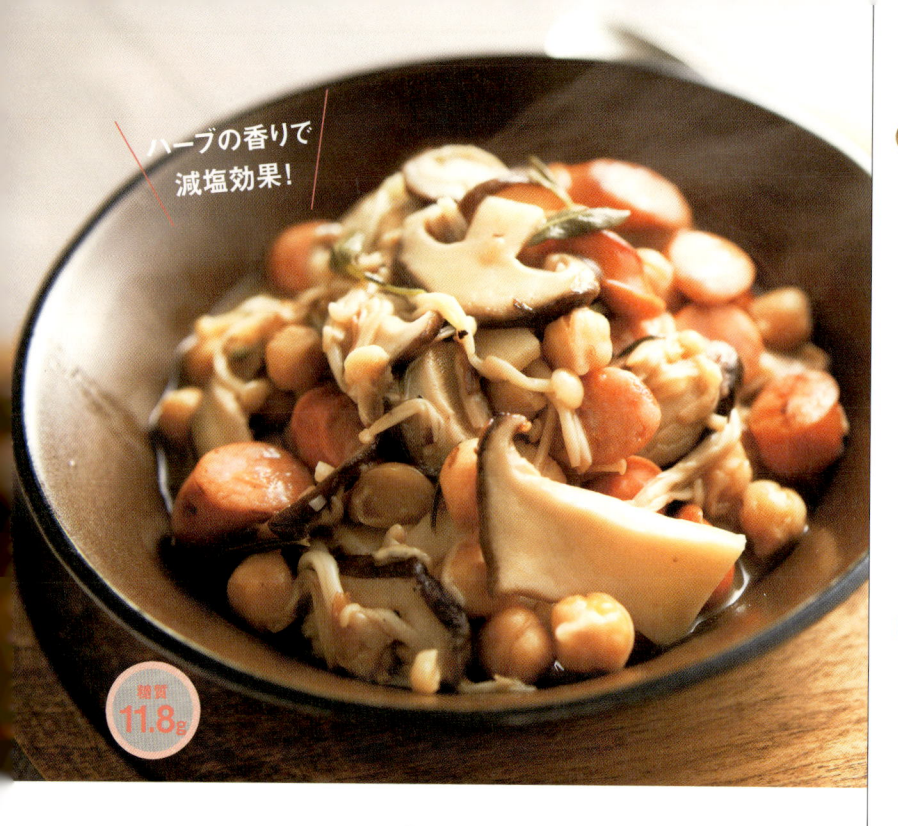

糖質 11.8g

きのこのハーブ煮

1人分 299kcal

材料(2人分)
- しいたけ…6枚
- エリンギ…2本
- えのきだけ…1袋
- チョリソー…3本
- オリーブ油…大さじ1
- にんにく(みじん切り)…½片分
- ひよこ豆(水煮)…½カップ
- ローズマリー…1枝
- セージ…4枚
- 白ワイン…150ml
- 塩…小さじ½
- こしょう…少々

作り方

1. しいたけは石づきを切り落として薄切り、エリンギは半分に切って薄切りにし、えのきだけは根元を切り落としてほぐす。チョリソーは斜め1cm幅に切る。

2. 鍋にオリーブ油とにんにくを熱し、香りが出てきたら、1、ひよこ豆を加えてサッと炒め、ローズマリー、セージ、白ワインを加えてひと煮立ちしたら蓋をして中火で2分ほど蒸す。塩、こしょうで味をととのえる。

糖質OFFポイント!
チョリソーは、普通のソーセージでも代用可。ローズマリーやセージの香りで減塩効果も。ワインのおつまみに最適。

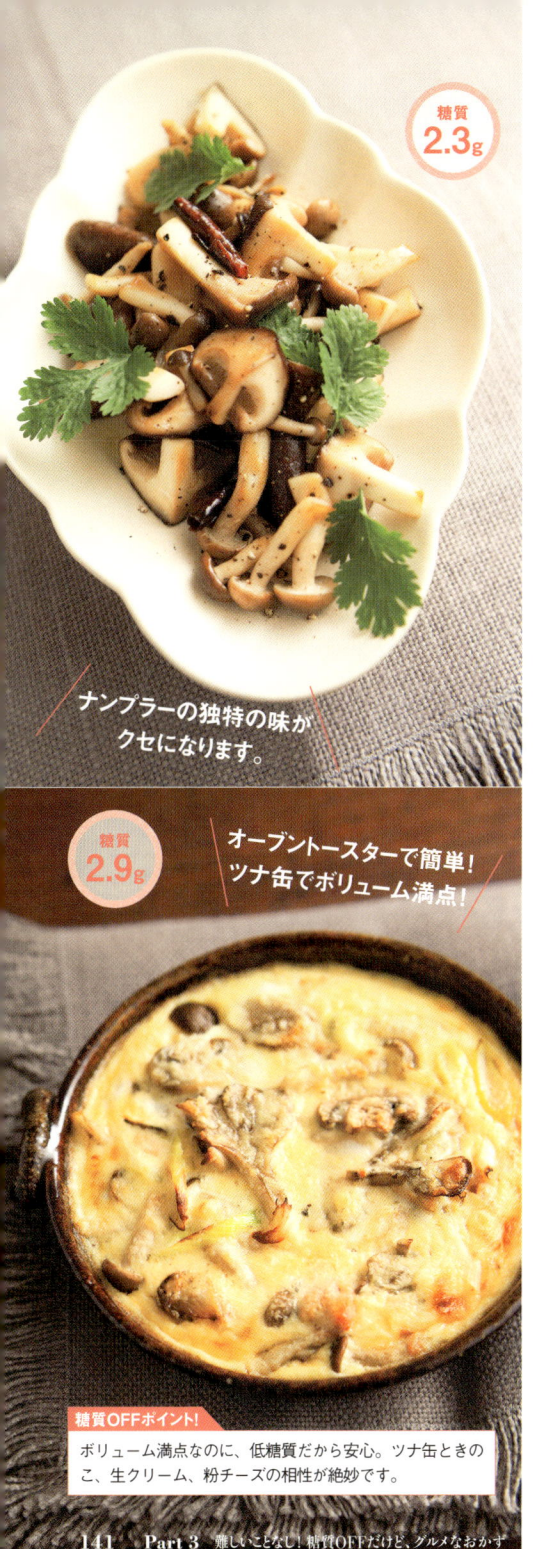

きのこのナンプラー炒め

糖質 2.3g

1人分 65kcal

材料(2人分)
- しいたけ…4枚
- エリンギ…1本
- しめじ…1/2パック
- 赤唐辛子…1本
- サラダ油…小さじ2
- ナンプラー…小さじ1
- 白ワイン…大さじ1
- 塩・粗挽き黒こしょう
  …各少々
- 香菜…適量

作り方
1. しいたけは石づきを切り落として4等分に、エリンギはひと口大に切り、しめじは石づきを切り落としてほぐす。
2. フライパンにサラダ油を熱し、種を除いた赤唐辛子を入れて、1を加えて炒め合わせる。
3. ナンプラー、白ワインを加え、塩、こしょうで味をととのえる。器に盛り、香菜を散らす。

糖質OFFポイント!
ナンプラーの塩加減がきのこのうま味を引き出します。鶏肉などと一緒に炒めてもおいしい。

ナンプラーの独特の味がクセになります。

きのことツナのオーブン焼き

糖質 2.9g

オーブントースターで簡単!
ツナ缶でボリューム満点!

1人分 466kcal

材料(2人分)
- しめじ・まいたけ
  …各1/2パック
- マッシュルーム…4個
- 長ねぎ…10cm
- オリーブ油…小さじ2
- ツナ缶…小1缶
- A
  - 卵…1個
  - 生クリーム…100ml
  - 粉チーズ…大さじ3
  - 塩・こしょう
    …各少々

作り方
1. しめじは石づきを切り落としてほぐし、まいたけは根元を切り落としてほぐす。マッシュルームは石づきを切り落として薄切りにする。長ねぎは斜め薄切りにする。
2. フライパンにオリーブ油を熱し、長ねぎを炒めてから、きのこ、ツナを加えて炒め合わせる。
3. 2を耐熱の器に入れて、合わせたAをかける。
4. オーブントースターで焼き色がつくまで、または、200℃に予熱したオーブンで10分ほど焼く。

糖質OFFポイント!
ボリューム満点なのに、低糖質だから安心。ツナ缶ときのこ、生クリーム、粉チーズの相性が絶妙です。

わかめと豆腐の卵焼き

1人分 97kcal

材料(2人分)
- 生わかめ…30g
- 絹ごし豆腐…50g
- 卵…2個
- 万能ねぎ(小口切り)…大さじ1
- 薄口しょうゆ…小さじ2
- だし汁…大さじ2
- サラダ油…適量

作り方
1 生わかめはよく洗って細かく刻む。絹ごし豆腐は水けをしっかりときって手で崩す。
2 卵をよく溶きほぐし、1、万能ねぎ、薄口しょうゆ、だし汁を合わせる。
3 卵焼き用フライパンにサラダ油を薄くのばして熱し、2を適量流し入れて焼き、奥から手前に向けて巻いていく。奥によせてサラダ油を薄くひき、残りの卵液を適量流し入れて焼いては巻くを繰り返して卵焼きを作る。

糖質OFFポイント!
ミネラルたっぷりの卵焼きはお弁当にもピッタリ。わかめと豆腐が入っているから腹持ちもいいのでおすすめです。

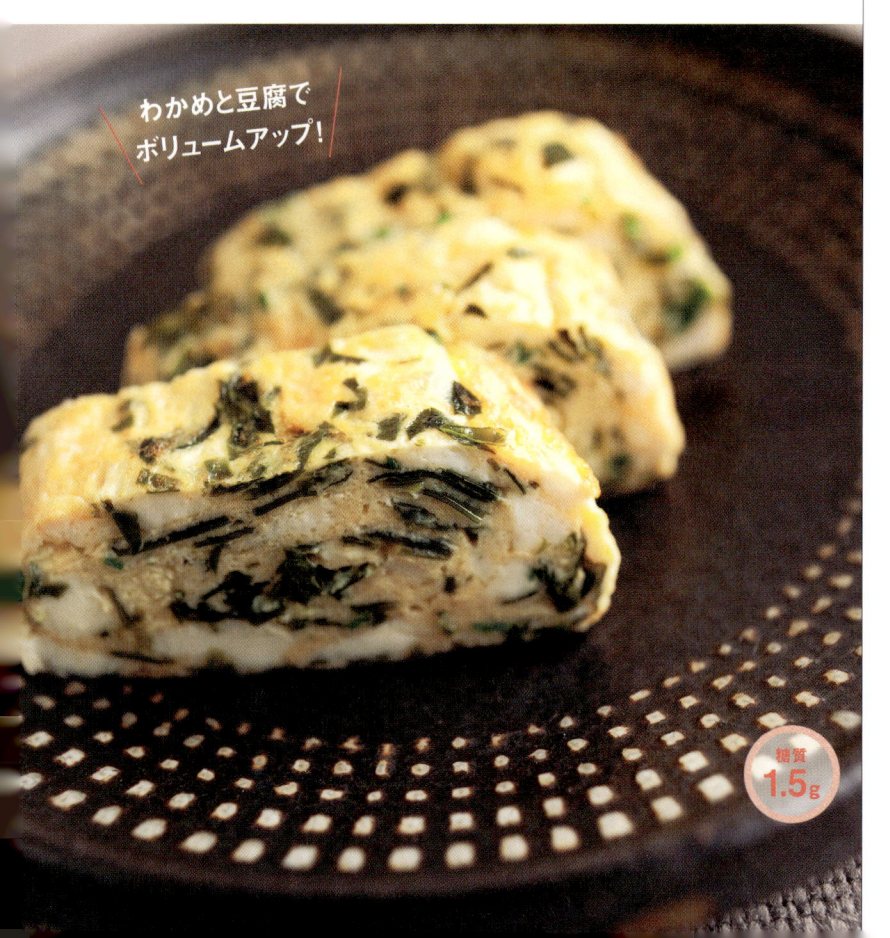

わかめと豆腐でボリュームアップ!

糖質 1.5g

海藻の糖質OFFレシピ

海藻はミネラルが豊富で低カロリーな食材。また、アルカリ性食品なので尿酸値を下げ、痛風にも効果的。ただし、昆布は高糖質食材なので気をつけて。

ごま油の香りが食欲をそそる!

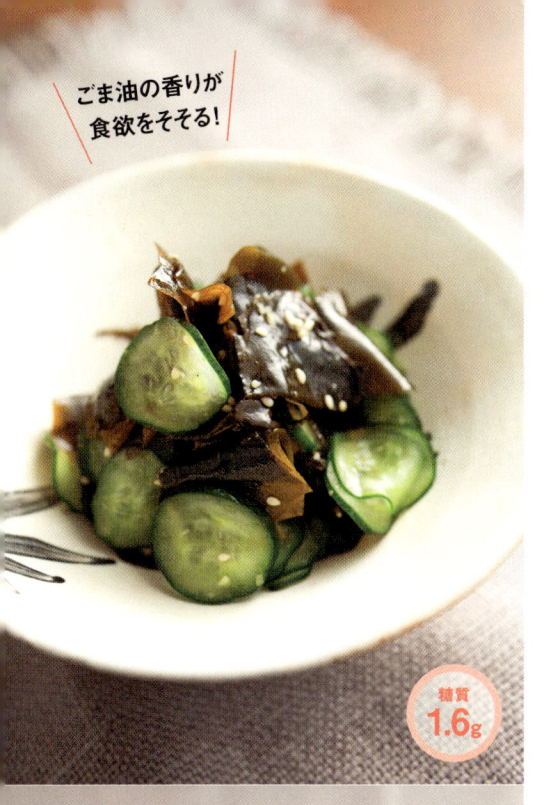

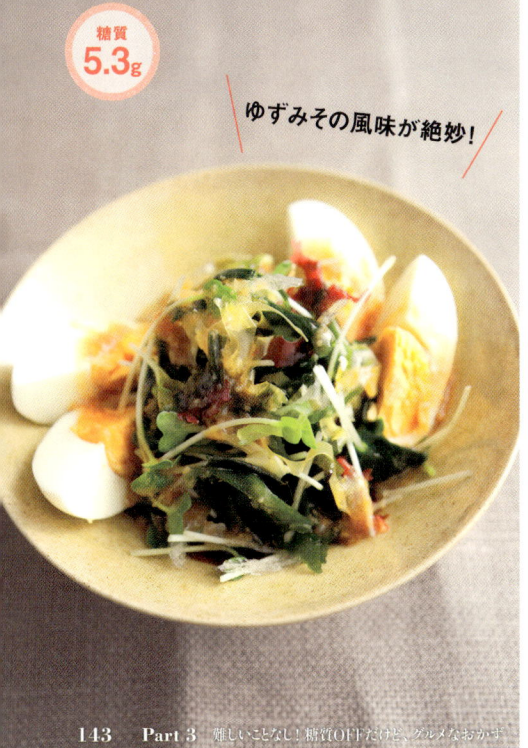

わかめのごま油蒸し

1人分 86kcal

材料(2人分)

生わかめ…100g
きゅうり…1本

A ┌ ごま油…大さじ1
　├ にんにく・しょうが(すりおろし)…各小さじ½
　├ しょうゆ…小さじ½
　├ 塩…小さじ⅓
　└ 白炒りごま…小さじ1

作り方

1　生わかめはよく洗ってざく切りにする。きゅうりは薄切りにし、塩もみをしておく。
2　厚手の鍋またはフライパンに1のわかめ、Aを入れて蓋をし、中火にかけて5分ほど蒸す。
3　冷めたら、1の塩もみきゅうりを加えて和える。

糖質OFFポイント!
にんにくとしょうがの風味で、わかめもおいしくたっぷり食べられます。きゅうりと和えずに、そのまま食べてもおいしい。

糖質 1.6g

糖質 5.3g

ゆずみその風味が絶妙!

海藻と卵のゆずみそかけ

1人分 156kcal

材料(2人分)

海藻ミックス(乾燥)…10g
かいわれ大根…½パック
ゆで卵…2個

A ┌ みそ…大さじ1
　├ ゆず搾り汁…小さじ2
　├ サラダ油…大さじ1
　├ ラカントS(P51)…小さじ2
　└ だし汁…大さじ1

作り方

1　海藻ミックスは水で戻し、水けを絞る。かいわれ大根は根を切り落として半分に切る。ゆで卵は食べやすく切る。
2　器に1を盛り、合わせたAをかけていただく。

糖質OFFポイント!
甘めのゆずみそもラカントSなどの甘味料を使えば、楽しめます。ゆで卵を入れることで満足度アップ!

鍋料理の糖質OFFレシピ

糖質OFFの料理をたくさん作るのは面倒だけど、鍋料理なら、低糖質の食材を切ってどっさり煮込むだけだからカンタン！ポン酢しょうゆやたれは手作りが一番！

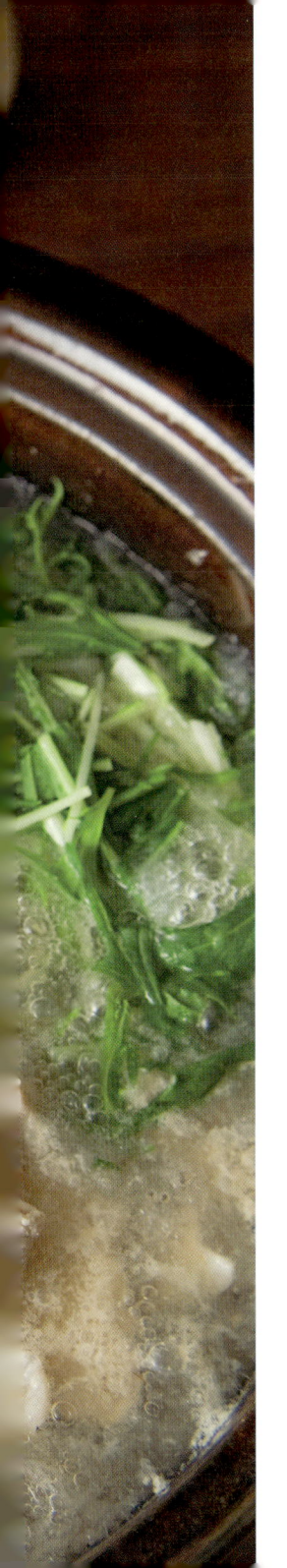

豚肉とかきのみぞれ鍋

1人分 314kcal

材料（2人分）
豚薄切り肉・かきのむき身…各150g
水菜…2株
えのきだけ…1袋
大根…¼本
A ┌ だし汁…1000ml
　├ 薄口しょうゆ…大さじ4
　└ 塩…小さじ1
七味唐辛子・ゆずの搾り汁…各適量

作り方

1　豚肉は食べやすく切り、かきは塩水でよく洗って水けをきっておく。水菜はざく切り、えのきだけは根元を切り落とし、ほぐしておく。

2　大根はすりおろし、軽く水けをきっておく。

3　鍋にAを温め、2、1を煮る。器に取り分けお好みで七味唐辛子、ゆずの搾り汁などをかけていただく。

糖質OFFポイント！
豚肉とかきは糖質がほとんどゼロに近いから、何も気にせず、たっぷり食べられる食材。大根、水菜、えのきだけもさっぱりとした組み合わせでおすすめの鍋です。

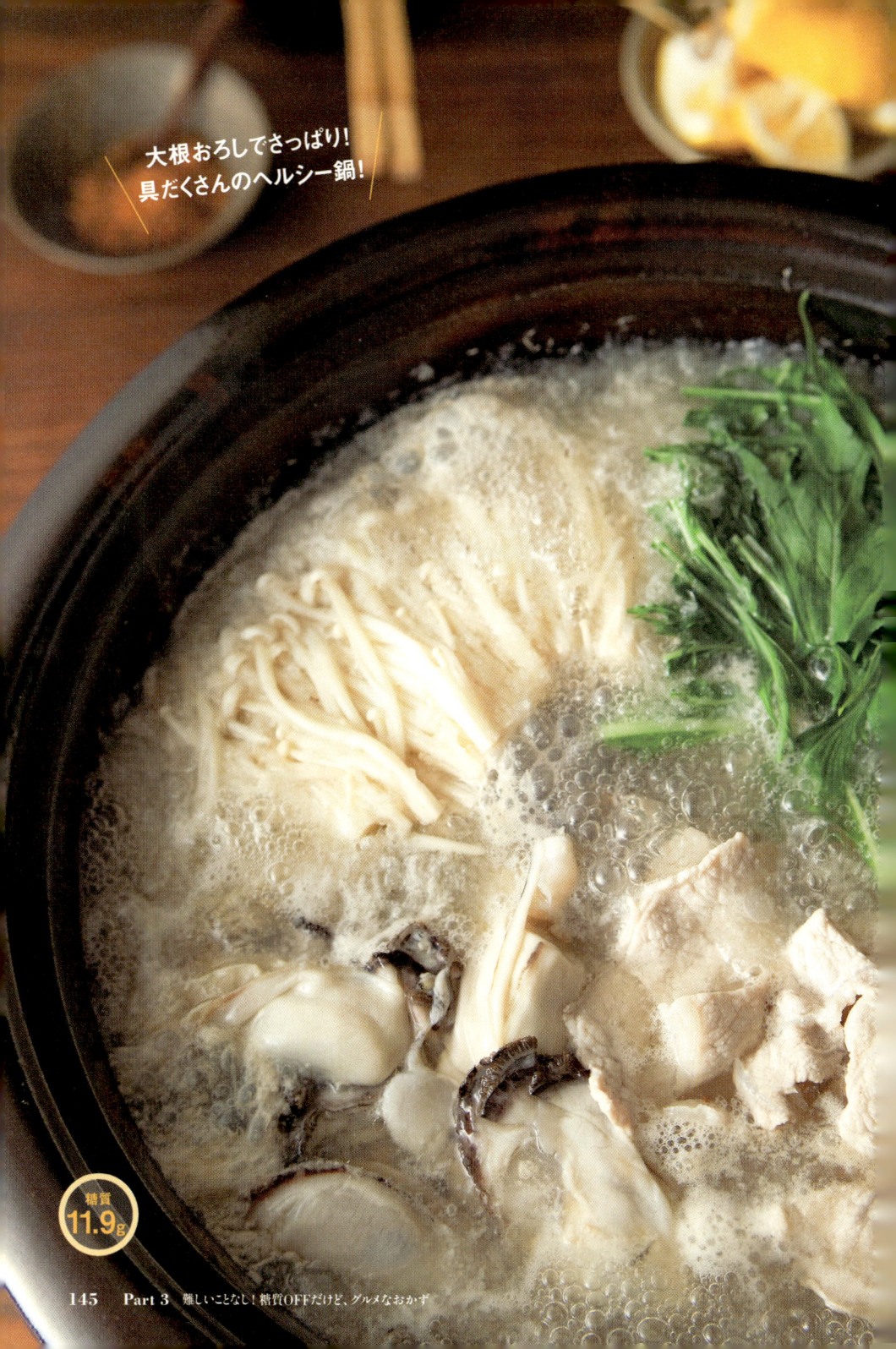

大根おろしでさっぱり！
具だくさんのヘルシー鍋！

糖質 11.9g

じんわり、やさしい味わいが最高!

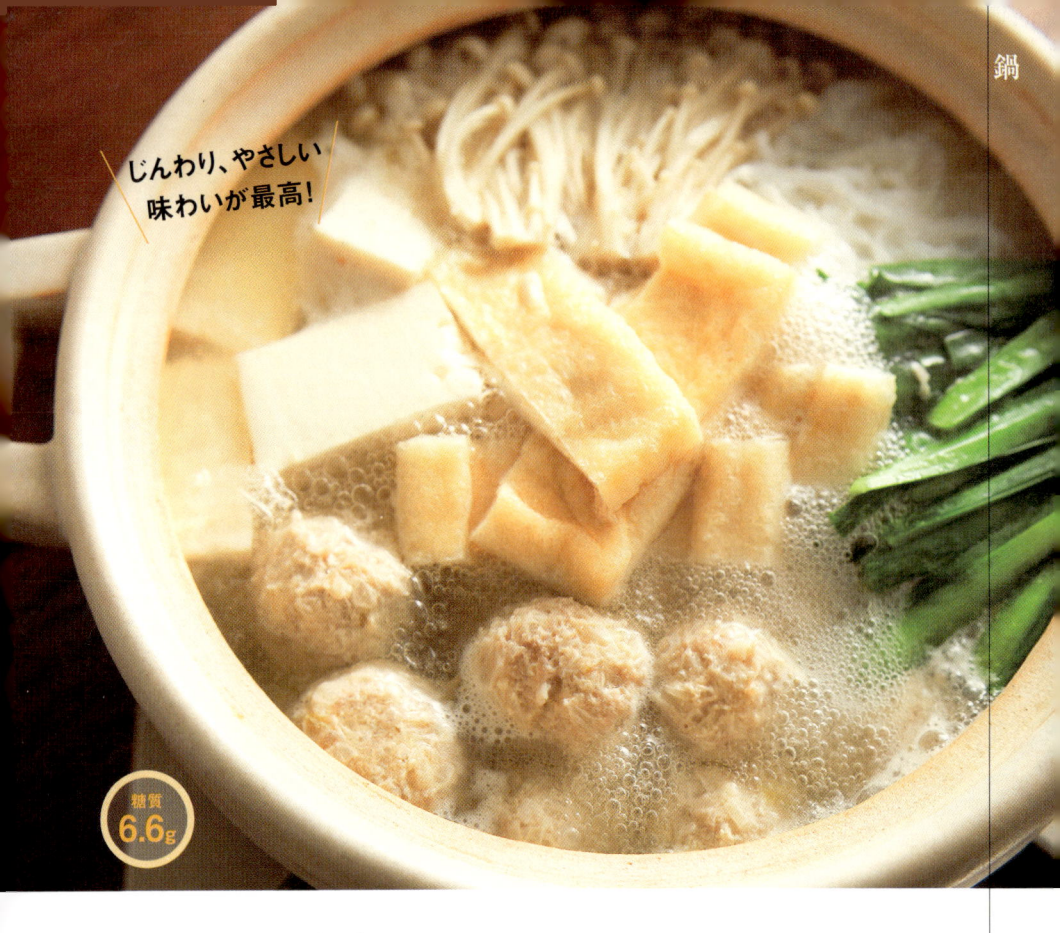

糖質 6.6g

鶏団子の塩鍋

1人分 ▶ 596kcal

材料（2人分）

- A
  - 鶏ひき肉…200g
  - 長ねぎ（みじん切り）…½本分
  - 溶き卵…½個分
  - 塩…小さじ⅓
- しらたき…1袋
- にら…1束
- えのきだけ…1袋
- 油揚げ…2枚
- 木綿豆腐…1丁（300g）
- 鶏がらスープ…1000ml
- にんにく…1片
- 塩…小さじ2

作り方

1　Aを練り合わせ、ひと口大に丸める。
2　しらたきは熱湯でゆでてアク抜きし、にらはざく切り、えのきだけは根元を切り落とし、ほぐす。油揚げは油抜きしてから2cm幅に切る。木綿豆腐は水けをきって8等分に切る。
3　鍋に鶏がらスープ、つぶしたにんにく、塩を入れて熱し、1、2を煮る。

糖質OFFポイント!
油揚げ、豆腐、鶏団子と、ボリュームも味も満足度の高い食材を一緒に鶏がらスープで煮ましょう！ 〆の麺料理の代わりにしらたきを加えて。

豆乳&チーズ&みその
だし汁がおいしい！

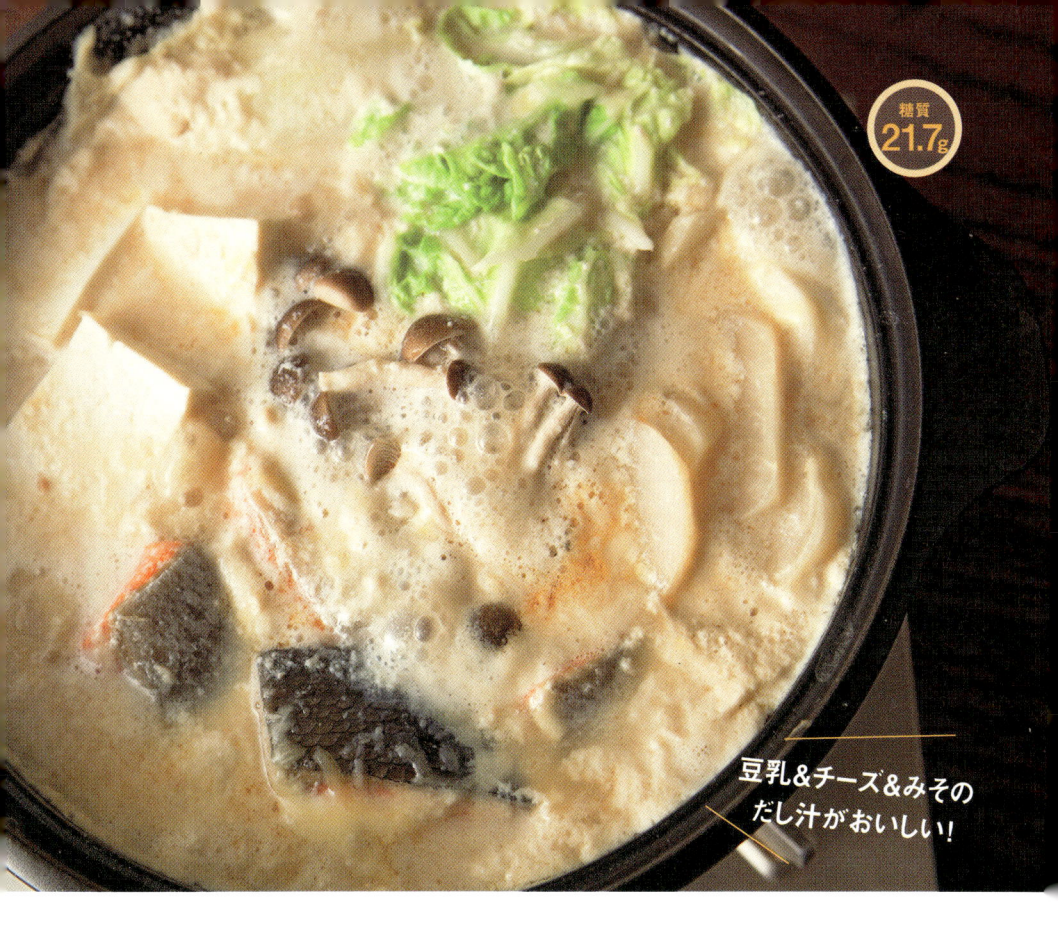

糖質 21.7g

鮭の豆乳チーズ鍋

1人分 603kcal

材料(2人分)
- 生鮭(切り身)…3切れ
- 白菜…300g
- かぶ…4個
- 木綿豆腐…1丁(300g)
- しめじ…1パック
- だし汁…600ml
- A
  - みそ…大さじ2
  - ピザ用チーズ…80g
  - 豆乳…250ml
  - 塩…小さじ1/2

作り方
1. 鮭はひと口大に切り、白菜はざく切り、かぶは皮をむいて5mm幅に切る。木綿豆腐は水けをきって8等分に切る。しめじは石づきを切り落とし、ほぐす。
2. 鍋にだし汁を温め、1を煮、火が通ってきたらAを加え、味をととのえる。

糖質OFFポイント!
みそ仕立ての豆乳チーズだしは、スープだけでもおいしくて満足できます。鮭と白菜、かぶなどのあっさりした野菜もうま味を引き出します。

エスニック風の
鍋が新鮮!

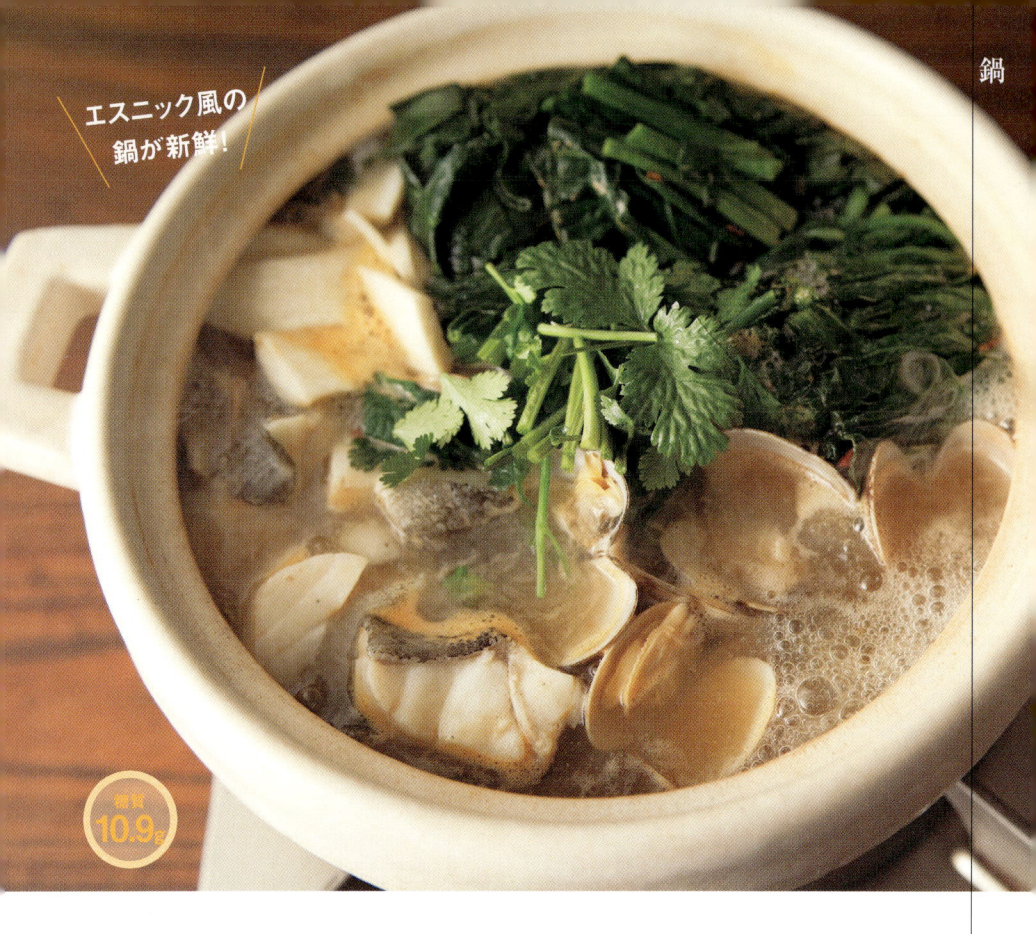

糖質
10.9g

たらとあさりのエスニック鍋

1人分 ▶ 168kcal

材料(2人分)

たら…2切れ
あさり(殻つき)…200g
エリンギ…1パック
ほうれん草…200g

A ┌ 鶏がらスープ…1000ml
  │ にんにく(みじん切り)…1片分
  │ しょうが(みじん切り)…1片分
  │ 豆板醤…小さじ2
  │ ナンプラー…大さじ2
  │ レモン汁…大さじ2
  └ ラカントS(P51)…大さじ1

香菜…適量

作り方

1　たらは食べやすく切り、あさりはよく洗って砂出ししておく。エリンギは根元を切り落として縦に薄切りにし、ほうれん草は熱湯でサッとゆでてざく切りにする。

2　鍋にAを入れて温め、1を加えてあさりの口が開くまで煮、ざく切りにした香菜をのせる。

糖質OFFポイント!
魚介のだしがたっぷり出たエスニックな鍋も食べられるから、糖質OFFダイエットは楽しい。エリンギやほうれん草をたっぷり用意して。

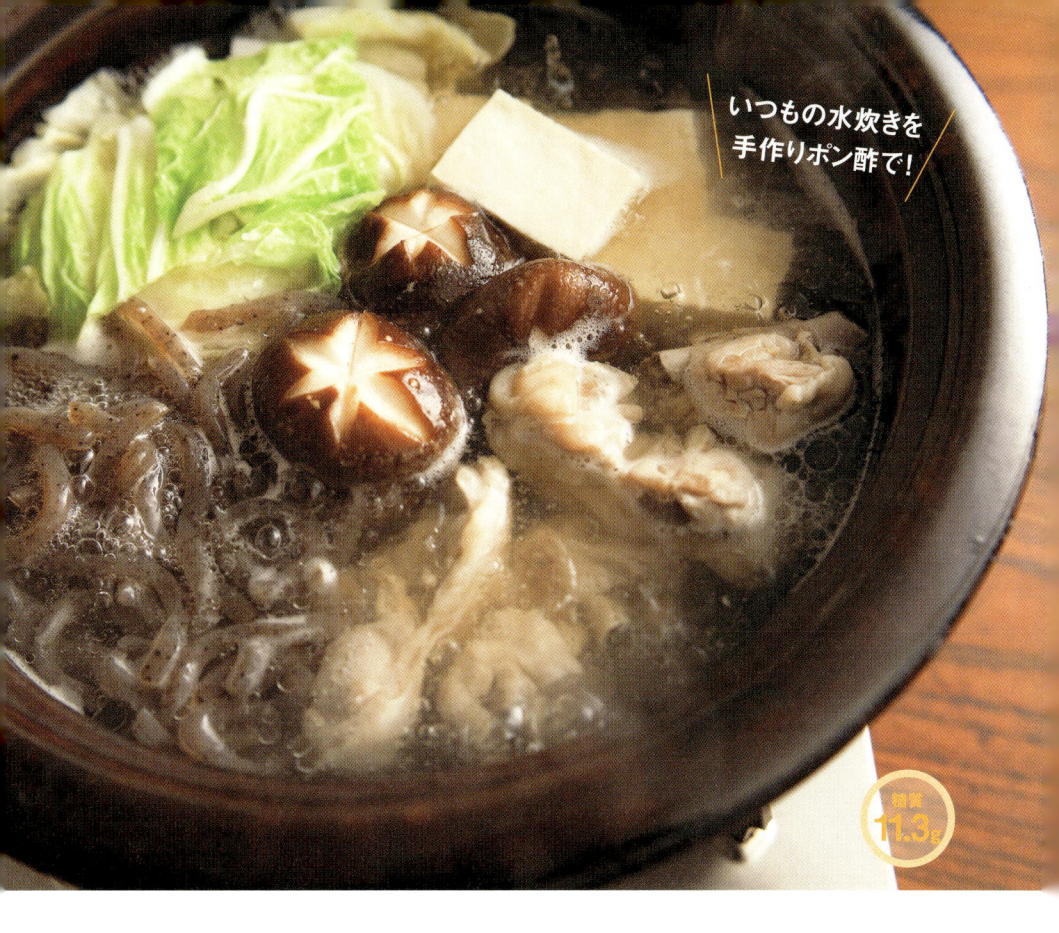

いつもの水炊きを
手作りポン酢で!

糖質 11.3g

水炊き

1人分 380kcal

材料(2人分)

鶏骨付き肉…300g
木綿豆腐…1丁(300g)
白菜…200g
しいたけ…4枚
つきこんにゃく…1袋
昆布だし*…1000ml
もみじおろし…適量
手作りポン酢しょうゆ(P116)
　…適量

作り方

1　鶏骨付き肉はぶつ切り、木綿豆腐は水けをきって8等分に切り、白菜はざく切り、しいたけは飾り切り、つきこんにゃくは熱湯でサッとゆでてアク抜きをする。

2　昆布だしを温めて、鶏肉を15分ほど煮てから、1を加えて5分ほど煮る。

3　もみじおろしとポン酢しょうゆでいただく。

> **糖質OFFポイント!**
> 鍋の定番、水炊きはもともと低糖質の料理。麺やごはんが食べられない分、つきこんにゃくで食べ応えを補って。ポン酢しょうゆは手作りで。

＊[昆布だし]
昆布10cm角1枚を濡らしたペーパータオルや布巾などでふき、鍋に水を入れて浸しておく。やわらかく戻ったら中火にかけ、沸騰直前に昆布を取り出す。

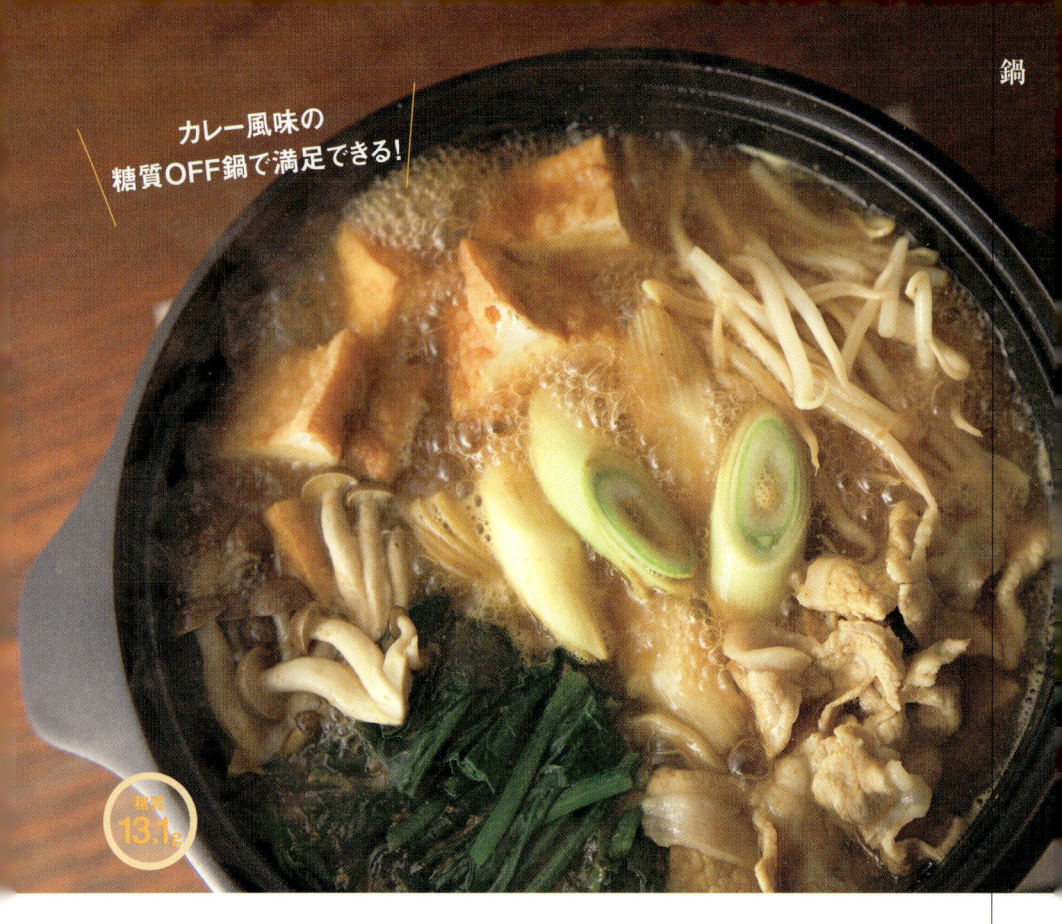

カレー風味の
糖質OFF鍋で満足できる!

糖質 13.1g

カレー鍋

1人分 ▶ 576kcal

材料(2人分)

豚薄切り肉…200g
ほうれん草…200g
もやし…1袋(200g)
しめじ…1パック
長ねぎ…2本
厚揚げ…1枚

A ┌ だし汁…1000ml
  │ カレー粉…大さじ1
  │ しょうゆ…大さじ2
  │ 白ワイン…大さじ2
  │ ラカントS(P51)…大さじ1
  └ 塩…小さじ½

バター…10g

作り方

1. 豚肉は食べやすい大きさに切り、ほうれん草は熱湯でサッとゆでてからざく切りにする。もやしはひげ根を取り除き、しめじは石づきを切り落としてほぐす。長ねぎは斜め切りにする。厚揚げは熱湯をかけて油抜きしてから、8等分に切る。
2. 鍋に**A**を温め、1を煮て、仕上げにバターを加えて溶かす。

糖質OFFポイント!
食が進むカレー鍋には、カレールウは使わず、カレー粉でスパイシーに。コクを出すにはラカントSなどの甘味料と厚揚げがポイントです。

ぶりのだしの
うま味を楽しんで!

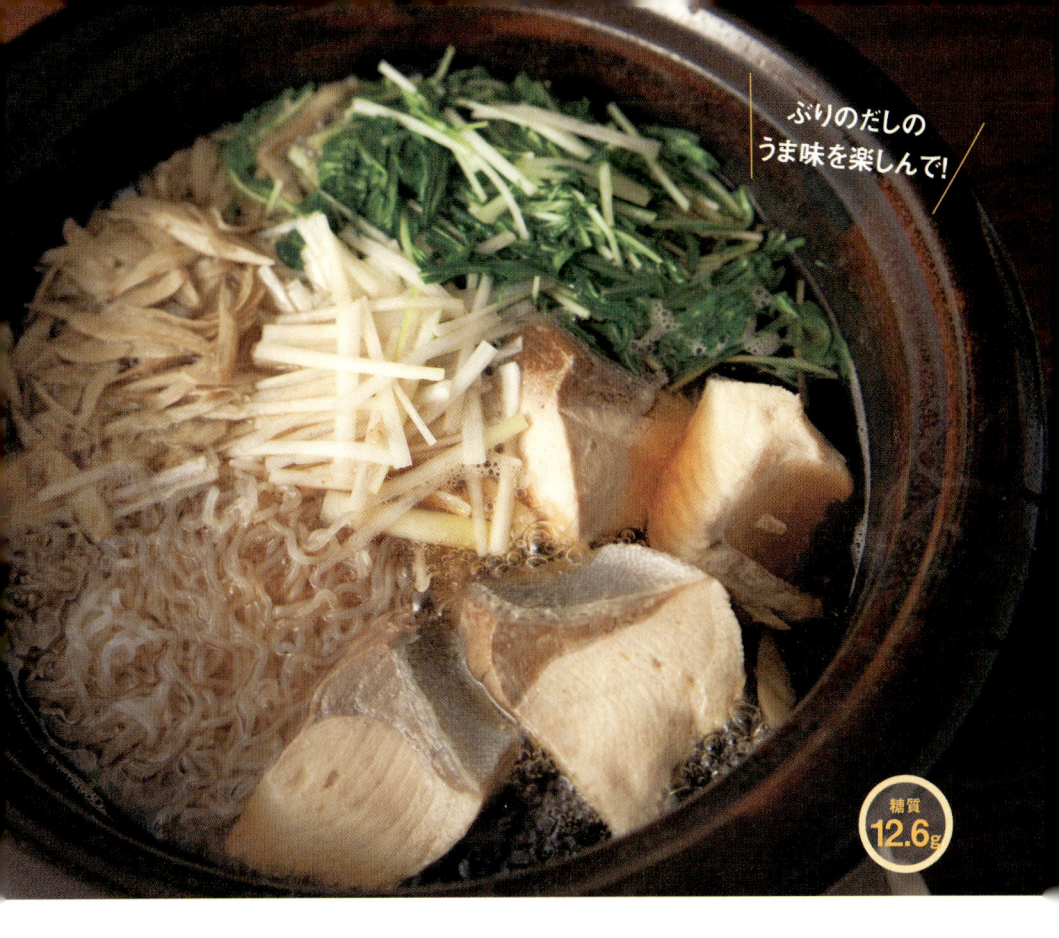

糖質
12.6g

ぶりのはりはり鍋

1人分 415kcal

材料(2人分)

ぶり(切り身)…3切れ
水菜…1束
ごぼう…1本
長ねぎ…1本
しらたき…1袋
A ┌ だし汁…1000ml
  │ しょうが(薄切り)…1片分
  │ しょうゆ…大さじ3
  └ 塩…小さじ1

作り方

1. ぶりは食べやすい大きさに切り、水菜はざく切り、ごぼうはささがきにして水にさらしてアク抜きをする。長ねぎは細切り、しらたきは熱湯でゆでてアク抜きをしてからざく切りにする。
2. 鍋にAを温め、1を煮る。

糖質OFFポイント!
ぶりの切り身が安いときにたっぷり食べたい和風鍋。ごぼうのささがきとぶりがいい味を出します。水菜、しらたき、長ねぎでさっぱり。

糖質OFFのおつまみレシピ

糖質OFFダイエット中のおつまみは、糖質が低いだけでなく、火が通りやすく和・洋・中どんな味つけにも合う食材がおすすめです。

家呑みおつまみで常備しておきたい
3つの食材

低糖質だけでなく、老化防止や美容効果の高い食材を常備しておくのがポイント。

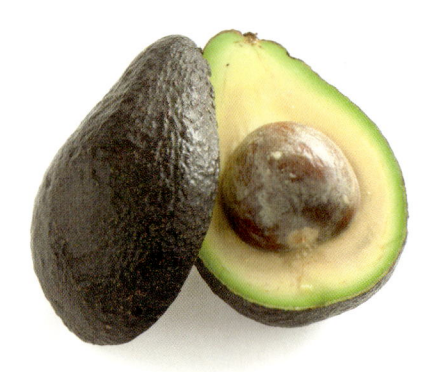

アボカド

森のバターと呼ばれているほど、脂肪分が多く、栄養豊富な果物です。ただ、この脂肪分はオレイン酸、リノール酸などの不飽和脂肪酸を含むのでコレステロールを下げる働きも。ビタミンEが豊富なので、老化防止にも効果的。お肌もきれいに保てて、ダイエットにも効果的な食材は常備しておきたい。

ズッキーニ

ズッキーニは低カロリーでヘルシー！ その上糖質も低いから安心して食べることができます。焼く、炒める、生など、どんな調理法でも、和風、洋風などのどんな味つけでもおいしく食べられます。βカロテンが豊富で風邪の予防に、またむくみ解消や血行促進の効果もあるので、うれしい美肌効果もあり。

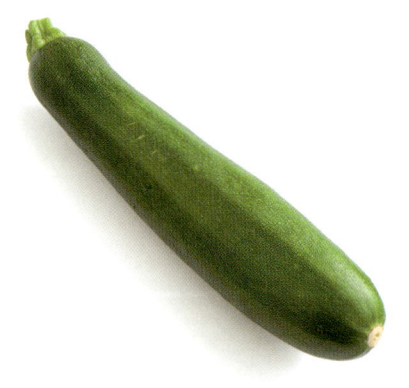

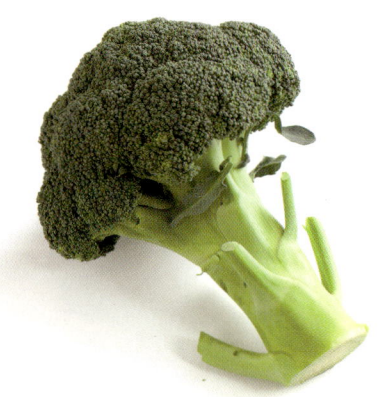

ブロッコリー

βカロテンをはじめ、ビタミンC、カリウム、カルシウム、鉄分、食物繊維も豊富。火が通りやすい野菜なので、ゆでてサラダに使うだけでなく、焼くのもおいしい。ゆでたブロッコリーをバーニャカウダのソースで食べるなどもおすすめです。チーズ焼きにもぴったり。

ズッキーニとパプリカの炒め物

1人分 128kcal

材料と作り方(2人分)
食べやすく切ったズッキーニ½本と赤パプリカ½個、みじん切りにしたにんにく1片、1cm幅に切ったベーコン1枚をオリーブ油適量で炒め、塩、こしょう各少々で味つけ。パルメザンチーズ適量を削って散らす。

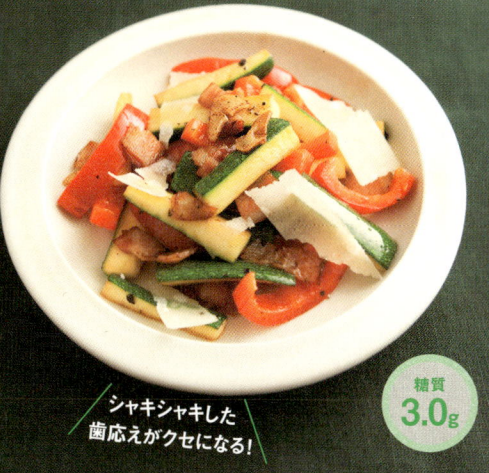

シャキシャキした歯応えがクセになる！

糖質 3.0g

ズッキーニとゴルゴンゾーラのグリル

1人分 63kcal

材料と作り方(2人分)
縦に1cm厚さに切ったズッキーニ1本にゴルゴンゾーラ30gをのせてトースターで焼く。

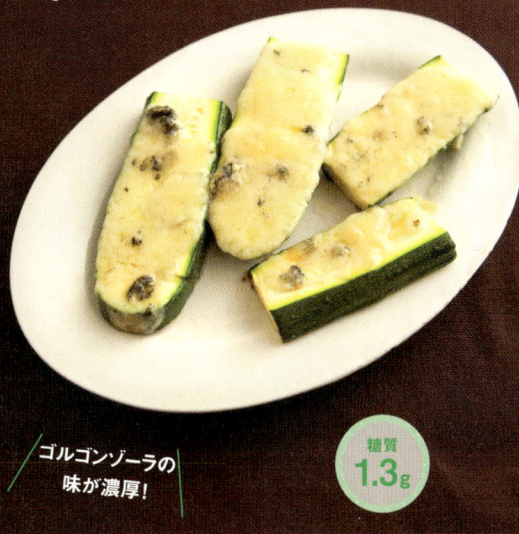

ゴルゴンゾーラの味が濃厚！

糖質 1.3g

ズッキーニとクリームチーズのおかか和え

1人分 115kcal

材料と作り方(2人分)
塩もみした薄切りのズッキーニ½本と角切りにしたクリームチーズ60gを削り節2g、しょうゆ少々で和える。

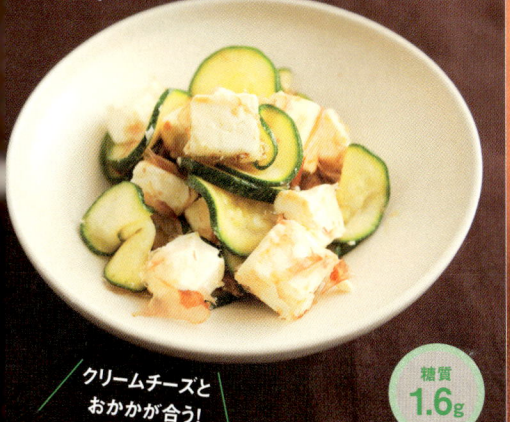

クリームチーズとおかかが合う！

糖質 1.6g

野菜とオイルサーディンのオーブン焼き

1人分 211kcal

材料と作り方(2人分)
ズッキーニ½本、なす1本は1cm厚さの輪切り、玉ねぎ⅛個はひと口大に切る。ブロッコリー3房と合わせて、オイルサーディン1缶を油ごと加えて和えて、耐熱皿に並べ、塩、こしょう、オレガノ、タイム、ローリエ各適量をのせてオーブントースターで焼く。

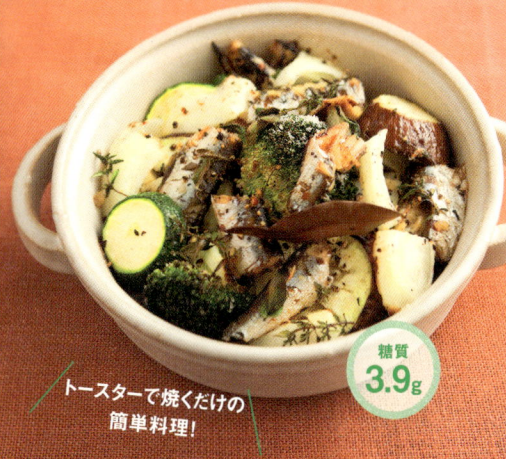

トースターで焼くだけの簡単料理！

糖質 3.9g

おつまみ

アボカドとエリンギ バターソテー

1人分 141kcal

材料と作り方(2人分)

食べやすく切ったアボカド1個とエリンギ1本を溶かしたバター10gで炒め、レモン汁、しょうゆ、塩、こしょう各適量で味つけする。

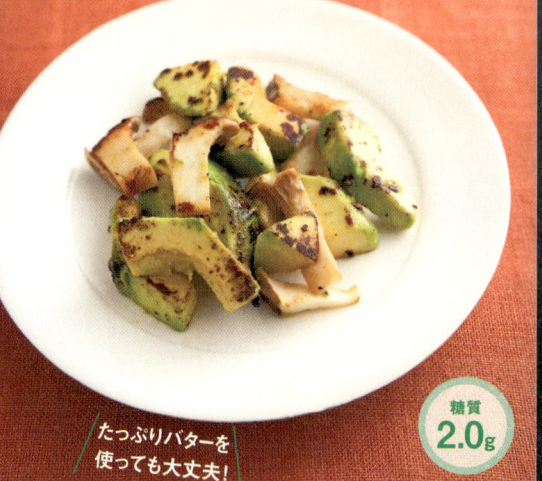

糖質 2.0g

/たっぷりバターを使っても大丈夫!

細切りズッキーニの生ハム巻き

1人分 90kcal

材料と作り方(2人分)

細切りにしたズッキーニ½本を生ハム2枚(適当な大きさにちぎる)で巻き、オリーブ油適量をかけていただく。

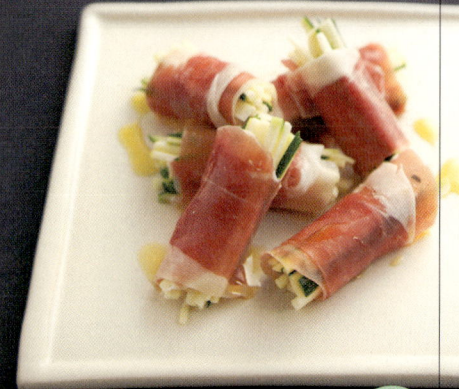

糖質 0.6g

/生ハムの塩けだけでおいしい!

バーニャカウダ

1人分 317kcal

材料と作り方(2人分)

みじん切りにしたアンチョビ3枚、にんにく1片、オリーブ油大さじ2、生クリーム大さじ1を温めながらよく混ぜ合わせ、ゆでたブロッコリーとグリーンアスパラガス、セロリ、チコリなどの野菜をつけていただく。

糖質 2.4g

/アンチョビとにんにく、生クリームの絶妙な組み合わせ!

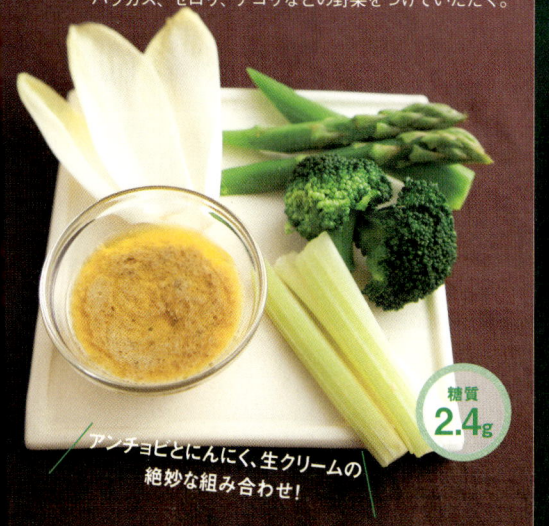

アボカドとスモークサーモン

1人分 220kcal

材料と作り方(2人分)

薄切りにしたアボカド¼個とスモークサーモン4枚、クリームチーズ40gを皿に並べ、ディルをのせ、塩、こしょう、バルサミコ酢(または白ワインビネガー)、オリーブ油各適量をかけていただく。

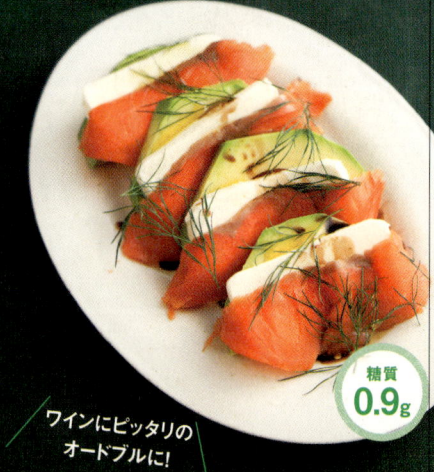

糖質 0.9g

/ワインにピッタリのオードブルに!

焼きブロッコリー

1人分 19kcal

材料と作り方(2人分)
ブロッコリー½株を小房に分けてグリルで焼き、しょうゆ小さじ1、ゆずこしょう少々を合わせたたれをかける。

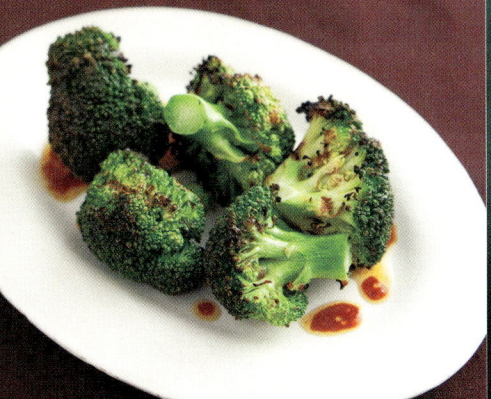

焼くだけで
ひと味違うおいしさ!

糖質 0.7g

アボカドの明太子和え

1人分 77kcal

材料と作り方(2人分)
2cmの角切りにしたアボカド½個をほぐした明太子¼腹、ごま油小さじ1、しょうゆ小さじ1、万能ねぎ小口切り適量で和える。

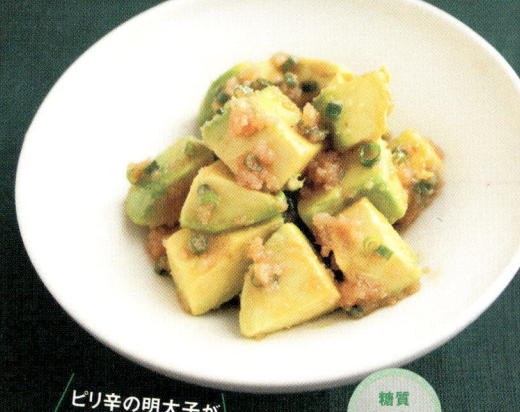

ピリ辛の明太子が
アボカドと好相性!

糖質 0.8g

アボカド海苔巻き

1人分 51kcal

材料と作り方(2人分)
薄切りにしたアボカド½個分に適当な大きさに切った海苔を適量巻き、練りわさび適量をのせ、しょうゆをつけていただく。

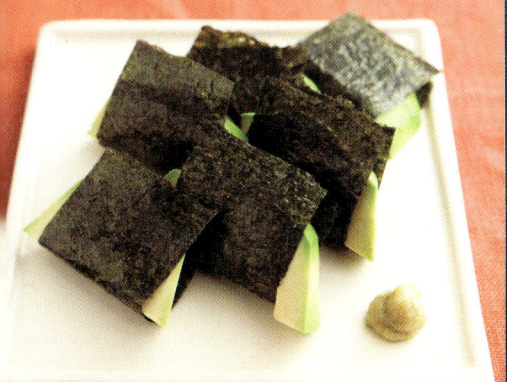

海苔を巻くだけで
新鮮なおつまみに!

糖質 0.7g

まぐろステーキ アボカドソース

1人分 181kcal

材料と作り方(2人分)
まぐろ150gに塩、こしょう、にんにくすりおろし各適量をすり込んで、サラダ油少々を熱したフライパンでサッと焼き、そぎ切りにして、アボカド¼個、わさび小さじ½、塩・こしょう・レモン各汁小さじ2、にんにくすりおろし少々、マヨネーズ大さじ1を合わせたソースをかける。鶏肉や豚肉でもおいしい。

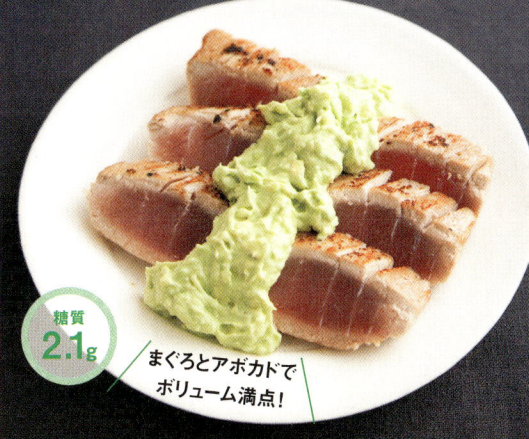

まぐろとアボカドで
ボリューム満点!

糖質 2.1g

食材別 料理さくいん

■鮭（スモークサーモン）
鮭の豆乳チーズ鍋 …………147
アボカドとスモークサーモン …154

■さば
さばのスパイスマヨネーズ焼き…100
さばのハーブグリル …………101

■さんま
さんまと高野豆腐のピリ辛煮…101

■シーフードミックス
糸寒天のサラダ ……………131

■白身魚
鯛のマスタード焼き …………102
鯛とねぎの昆布ホイル蒸し …103
鯛とかぶの
　アンチョビにんにくソテー …103
たらとあさりのエスニック鍋…148

■たこ
たことモッツァレラチーズの
　バジル和え ………………104

■ちりめんじゃこ
じゃことマヨネーズの卵焼き…121
水菜のゆずこしょう炒め ……139

■ぶり
ぶりのはりはり鍋 …………151

■まぐろ・ツナ
まぐろのユッケ ……………106
おからとツナのポテサラ風 …107
野菜のツナみそ焼き ………107
きのことツナのオーブン焼き…141
まぐろステーキ アボカドソース
　…………………………155

■明太子
アボカドの明太子和え ……155

■かにかまぼこ
細切り野菜の和風サラダ …129

■オイルサーディン・アンチョビ
鯛とかぶのアンチョビ
　にんにくソテー …………103
シーザーサラダ …………124
野菜とオイルサーディンの
　オーブン焼き ……………153

■ひき肉
ジューシーハンバーグ ……… 86
トルティーヤ風
　牛肉炒めのレタス包み …… 91
豆腐の煮込みハンバーグ ……114
油揚げのメンチカツ風 ………116
バインセオ風卵包み …………132
もやしつくね焼き ……………133
ほうれん草のカレー煮 ………136
鶏団子の塩鍋 ………………146

■レバー＆砂肝
もやしたっぷりレバニラ炒め… 92
レバーペースト ……………… 93
砂肝と長ねぎの炒め物 ……… 93

■肉加工品
ベーコンと春菊炒め ………… 94
豆とソーセージのスープ …… 95
焼きなすの生ハム巻き ……… 95
あじのソテー ………………… 98
豆乳クラムチャウダー ………109
油揚げピザ …………………117
シーザーサラダ ……………127
ルッコラとキドニービーンズのサラダ
　…………………………128
桜えびとハムの青菜炒め …137
小松菜のポタージュ ………138
きのこのハーブ煮 …………140
ズッキーニとパプリカの炒め物…153
細切りズッキーニの生ハム巻き…154

魚介類
■あじ
あじのソテー ………………… 98
あじのなめろう ……………… 99
あじのカルパッチョ ………… 99

■いか
いかとズッキーニのフリッター…105
いかのワタ炒め ……………105

■えび
お好み焼き風 ……………… 87
アジアンオムレツ …………119
厚揚げとレタスのサラダ ……126
バインセオ風卵包み …………132
桜えびとハムの青菜炒め …137

肉類
■牛肉
牛肉のステーキ ……………… 90
冷やし牛しゃぶ奴 ピリ辛ごまだれ…91
たっぷりもやしと牛肉の
　ガーリック炒め ……………134
韓国風もやしのスープ ………135

■豚肉
ポークカツ風 ………………… 84
スペアリブのオーブン焼き … 85
豚のしょうが焼き …………… 85
豚肉ときゅうりの塩昆布炒め… 87
お好み焼き風 ……………… 87
豚肉と高野豆腐の卵とじ ……123
もやしと豚肉の蒸ししゃぶ風
　ピリ辛中華だれ ……………133
豚肉とかきのみぞれ鍋 ………144
カレー鍋 ……………………150

■鶏肉
鶏肉のから揚げ …………… 80
ゆで鶏の和風バンバンジー風…81
チキンと野菜のグリル ……… 81
鶏肉とつきこんにゃくの
　チャプチェ風炒め ………… 82
鶏肉とカリフラワーのクリーム煮…83
しらたきのフォー …………… 83
炒り豆腐の親子丼風 …………115
卵のグラタン ………………120
もやしとささ身のごまわさび和え
　…………………………135
水炊き ………………………149

■ラム肉
ラムステーキ バルサミコソース…88
ラムとひよこ豆のクミントマト煮…89
ラムのシシカバブ風 ………… 89

156

■豆腐
- 冷やし牛しゃぶ奴 ピリ辛ごまだれ…91
- さんまと高野豆腐のピリ辛煮 …101
- スンドゥブ風スープ …………108
- 豆腐ステーキ
  - にんにくしょうゆかけ ……112
- アボカドピータン豆腐 ………113
- くずし豆腐……………………113
- 豆腐の煮込みハンバーグ……114
- 白和え…………………………115
- 炒り豆腐の親子丼風…………115
- 豆腐とほたての中華風茶碗蒸し…122
- 豚肉と高野豆腐の卵とじ……123
- シーザーサラダ ………………127
- わかめと豆腐の卵焼き………142
- 鶏団子の塩鍋 …………………146
- 鮭の豆乳チーズ鍋……………147
- 水炊き…………………………149

■厚揚げ・油揚げ
- 油揚げのメンチカツ風 ………116
- 油揚げピザ……………………117
- 厚揚げのしょうが焼き ………117
- 厚揚げとレタスのサラダ ……126
- 小松菜と厚揚げのごま炒め …137
- 鶏団子の塩鍋 …………………146
- カレー鍋………………………150

■豆乳
- 豆乳クラムチャウダー ………109
- 鮭の豆乳チーズ鍋……………147

■おから
- 鶏肉のから揚げ ………………80
- ポークカツ風 …………………84
- ジューシーハンバーグ ………86
- お好み焼き風…………………87
- もやしたっぷりレバニラ炒め…92
- あじのソテー …………………98
- いかとズッキーニのフリッター…105
- おからとツナのポテサラ風…107
- 豆腐の煮込みハンバーグ……114
- 卵のグラタン …………………120
- かきのチーズピカタ…………121
- もやしつくね焼き ……………133

■納豆
- 納豆チーズオムレツ …………119

乳製品
■生クリーム
- 鶏肉とカリフラワーのクリーム煮…83
- 具だくさんオーブンオムレツ…118
- 卵のグラタン …………………120
- 小松菜のポタージュ …………138
- きのことツナのオーブン焼き…141
- バーニャカウダ ………………154

■チーズ
- チキンと野菜のグリル ……… 81
- ポークカツ風 ………………… 84
- トルティーヤ風
  - 牛肉炒めのレタス包み …… 91
- レバーペースト ……………… 93
- あじのソテー ………………… 98
- たことモッツァレラチーズの
  - バジル和え…………………104
- いかとズッキーニのフリッター…105
- 野菜のツナみそ焼き…………107
- 豆腐ステーキ にんにくしょうゆかけ
  - ………………………………112
- 油揚げピザ……………………117
- 具だくさんオーブンオムレツ…118
- 納豆チーズオムレツ …………119
- 卵のグラタン …………………120
- かきのチーズピカタ…………121
- シーザーサラダ ………………127
- ルッコラとキドニービーンズのサラダ
  - ………………………………128
- ほうれん草のカレー煮………136
- きのことツナのオーブン焼き…141
- 鮭の豆乳チーズ鍋……………147
- ズッキーニと
  - ゴルゴンゾーラのグリル …153
- ズッキーニと
  - パプリカの炒め物…………153
- ズッキーニとクリームチーズの
  - おかか和え…………………153
- アボカドとスモークサーモン…154

■豆類・大豆加工品
■大豆・豆
- ラムとひよこ豆のクミントマト煮…89
- 豆とソーセージのスープ …… 95
- ルッコラとキドニービーンズのサラダ
  - ………………………………128
- きのこのハーブ煮 ……………140

バーニャカウダ ………………154

■貝類
- スンドゥブ風スープ …………108
- あさりとキャベツの白ワイン蒸し
  - ………………………………109
- 豆乳クラムチャウダー ………109
- かきのチーズピカタ…………121
- 豆腐とほたての中華風茶碗蒸し…122
- 豚肉とかきのみぞれ鍋 ………144
- たらとあさりのエスニック鍋…148

海藻類
- 豚肉ときゅうりの塩昆布炒め…87
- 鯛とねぎの昆布ホイル蒸し …103
- くずし豆腐……………………113
- 糸寒天のサラダ………………131
- わかめと豆腐の卵焼き………142
- わかめのごま油蒸し…………143
- 海藻と卵のゆずみそかけ……143
- アボカド海苔巻き……………155

卵
- ジューシーハンバーグ ……… 86
- お好み焼き風………………… 87
- いかとズッキーニのフリッター…105
- 野菜のツナみそ焼き…………107
- スンドゥブ風スープ …………108
- アボカドピータン豆腐 ………113
- 豆腐の煮込みハンバーグ……114
- 炒り豆腐の親子丼風…………115
- 油揚げのメンチカツ風 ………116
- 油揚げピザ……………………117
- 具だくさんオーブンオムレツ…118
- 納豆チーズオムレツ …………119
- アジアンオムレツ ……………119
- 卵のグラタン …………………120
- かきのチーズピカタ…………121
- じゃことマヨネーズの卵焼き…121
- 豆腐とほたての中華風茶碗蒸し…122
- 豚肉と高野豆腐の卵とじ……123
- 厚揚げとレタスのサラダ ……126
- バインセオ風卵包み…………132
- もやしつくね焼き ……………133
- ほうれん草のカレー煮………136
- きのことツナのオーブン焼き…141
- わかめと豆腐の卵焼き………142
- 海藻と卵のゆずみそかけ……143
- 鶏団子の塩鍋 …………………146

豆とソーセージのスープ …… 95
白和え ………………………… 115
韓国風もやしのスープ ……… 135
ほうれん草のカレー煮 ……… 136
小松菜と厚揚げのごま炒め … 137
小松菜のポタージュ ………… 138
ほうれん草のねぎ油かけ …… 139
たらとあさりのエスニック鍋 … 148
カレー鍋 ……………………… 150

■香菜
しらたきのフォー …………… 83
ラムのシシカバブ風 ………… 89
アボカドピータン豆腐 ……… 113
アジアンオムレツ …………… 119
バインセオ風卵包み ………… 132
もやしと豚肉の蒸ししゃぶ風
　ピリ辛中華だれ …………… 133
きのこのナンプラー炒め …… 141
たらとあさりのエスニック鍋 … 148

■しし唐辛子
いかのワタ炒め ……………… 105

■春菊・チンゲン菜
ベーコンと春菊炒め ………… 94
桜エビとハムの青菜炒め …… 137

■ズッキーニ
チキンと野菜のグリル ……… 81
鯛のマスタード焼き ………… 102
いかとズッキーニのフリッター … 105
野菜のツナみそ焼き ………… 107
ズッキーニとゴルゴンゾーラのグリル
　………………………………… 153
ズッキーニとパプリカの炒め物 … 153
野菜とオイルサーディンの
　オーブン焼き ……………… 153
ズッキーニとクリームチーズの
　おかか和え ………………… 153
細切りズッキーニの生ハム巻き … 154

■セロリ
豆とソーセージのスープ …… 95
豆乳クラムチャウダー ……… 109
細切り野菜の和風サラダ …… 129
バーニャカウダ ……………… 154

■大根・切り干し大根
じゃことマヨネーズの卵焼き … 121
細切り野菜の和風サラダ …… 129

■カリフラワー
鶏肉とカリフラワーのクリーム煮 … 83

■キャベツ
お好み焼き風 ………………… 87
いかのワタ炒め ……………… 105
あさりとキャベツの白ワイン蒸し
　………………………………… 109
油揚げのメンチカツ風 ……… 116

■きゅうり
ゆで鶏の和風バンバンジー風 … 81
豚肉ときゅうりの塩昆布炒め … 87
あじのカルパッチョ ………… 99
まぐろのユッケ ……………… 106
おからとツナのポテサラ風 … 107
厚揚げとレタスのサラダ …… 126
細切り野菜の和風サラダ …… 129
糸寒天のサラダ ……………… 131
わかめのごま油蒸し ………… 143

■グリーンアスパラガス
チキンと野菜のグリル ……… 81
ラムのシシカバブ風 ………… 89
あさりとキャベツの白ワイン蒸し
　………………………………… 109
具だくさんオーブンオムレツ … 118
バーニャカウダ ……………… 154

■グリーンカール・サラダ菜・レタス
トルティーヤ風
　牛肉炒めのレタス包み …… 91
厚揚げとレタスのサラダ …… 126
シーザーサラダ ……………… 127
サラダ菜のシンプルサラダ … 130
糸寒天のサラダ ……………… 131
バインセオ風卵包み ………… 132

■クレソン・ルッコラ
しらたきのフォー …………… 83
スペアリブのオーブン焼き … 85
さばのスパイスマヨネーズ焼き … 100
ルッコラとキドニービーンズのサラダ
　………………………………… 128

■ごぼう
ぶりのはりはり鍋 …………… 151

■小松菜・ほうれん草
鶏肉とつきこんにゃくの
　チャプチェ風炒め ………… 82

野菜類

■青じそ
ゆで鶏の和風バンバンジー風 … 81
ポークカツ風 ………………… 84
あじのなめろう ……………… 99
豆腐ステーキ にんにくしょうゆかけ
　………………………………… 112
じゃことマヨネーズの卵焼き … 121
バインセオ風卵包み ………… 132
もやしつくね焼き …………… 133

■アボカド
トルティーヤ風
　牛肉炒めのレタス包み …… 91
アボカドピータン豆腐 ……… 113
アボカドとエリンギ バターソテー
　………………………………… 154
アボカドとスモークサーモン … 154
アボカドの明太子和え ……… 155
まぐろステーキ アボカドソース
　………………………………… 155
アボカド海苔巻き …………… 155

■いんげん・スナップえんどう・絹さや
ジューシーハンバーグ ……… 86
牛肉のステーキ ……………… 90
炒り豆腐の親子丼風 ………… 115
厚揚げとレタスのサラダ …… 126

■枝豆・グリーンピース・そら豆
鶏肉とカリフラワーのクリーム煮 … 83
豆腐とほたての中華風茶碗蒸し … 122

■オクラ
冷やし牛しゃぶ奴 ピリ辛ごまだれ … 91
くずし豆腐 …………………… 113

■かいわれ大根
海藻と卵のゆずみそかけ …… 143

■かぶ・ラディッシュ
ポークカツ風 ………………… 84
鯛とかぶの
　アンチョビにんにくソテー … 103
豆乳クラムチャウダー ……… 109
油揚げのメンチカツ風 ……… 116
サラダ菜のシンプルサラダ … 130
糸寒天のサラダ ……………… 131
鮭の豆乳チーズ鍋 …………… 147

ぶりのはりはり鍋 …………151

■もやし
しらたきのフォー ……………83
もやしたっぷりレバニラ炒め…92
バインセオ風卵包み …………132
もやしつくね焼き ……………133
もやしと豚肉の蒸ししゃぶ風
　ピリ辛中華だれ ……………133
たっぷりもやしと牛肉の
　ガーリック炒め ……………134
もやしとささ身のごまわさび和え
　…………………………………135
韓国風もやしのスープ ………135
カレー鍋 ………………………150

きのこ類

チキンと野菜のグリル …………81
鶏肉とつきこんにゃくの
　チャプチェ風炒め …………82
ジューシーハンバーグ …………86
ベーコンと春菊炒め ……………94
スンドゥブ風スープ …………108
豆腐の煮込みハンバーグ ……114
白和え …………………………115
具だくさんオーブンオムレツ …118
豚肉と高野豆腐の卵とじ ……123
サラダ菜のシンプルサラダ …130
きのこのハーブ煮 ……………140
きのこのナンプラー炒め ……141
きのことツナのオーブン焼き…141
豚肉とかきのみぞれ鍋 ………144
鶏団子の塩鍋 …………………146
鮭の豆乳チーズ鍋 ……………147
たらとあさりのエスニック鍋 …148
水炊き …………………………149
カレー鍋 ………………………150
アボカドとエリンギ　バターソテー
　…………………………………154

こんにゃく・しらたき

鶏肉とつきこんにゃくの
　チャプチェ風炒め …………82
しらたきのフォー ………………83
白和え …………………………115
鶏団子の塩鍋 …………………146
水炊き …………………………149
ぶりのはりはり鍋 ……………151

お好み焼き風 …………………87
砂肝と長ねぎの炒め物 ………93
あじのなめろう …………………99
さんまと高野豆腐のピリ辛煮
　…………………………………101
鯛とねぎの昆布ホイル蒸し …103
まぐろのユッケ ………………106
スンドゥブ風スープ …………108
アボカドピータン豆腐 ………113
厚揚げのしょうが焼き ………117
納豆チーズオムレツ …………119
じゃことマヨネーズの卵焼き…121
豚肉と高野豆腐の卵とじ ……123
糸寒天のサラダ ………………131
もやしつくね焼き ……………133
韓国風もやしのスープ ………135
小松菜のポタージュ …………138
ほうれん草のねぎ油かけ ……139
きのことツナのオーブン焼き…141
わかめと豆腐の卵焼き ………142
鶏団子の塩鍋 …………………146
カレー鍋 ………………………150
ぶりのはりはり鍋 ……………151
アボカドの明太子和え ………155

■白菜
スンドゥブ風スープ …………108
鮭の豆乳チーズ鍋 ……………147
水炊き …………………………149

■ピーマン、パプリカ
鶏肉とつきこんにゃくの
　チャプチェ風炒め …………82
油揚げピザ ……………………117
具だくさんオーブンオムレツ …118
ズッキーニとパプリカの炒め物…153

■ブロッコリー
ジューシーハンバーグ …………86
さばのハーブグリル …………101
野菜のツナみそ焼き …………107
豆腐の煮込みハンバーグ ……114
野菜とオイルサーディンの
　オーブン焼き ………………153
バーニャカウダ ………………154
焼きブロッコリー ……………155

■水菜
水菜のゆずこしょう炒め ……139
豚肉とかきのみぞれ鍋 ………144

豚肉とかきのみぞれ鍋 ………144

■玉ねぎ
しらたきのフォー ………………83
スペアリブのオーブン焼き …85
ジューシーハンバーグ …………86
ラムとひよこ豆のクミントマト煮…89
ラムのシシカバブ風 ……………89
牛肉のステーキ …………………90
トルティーヤ風
　牛肉炒めのレタス包み ……91
レバーペースト …………………93
豆とソーセージのスープ ………95
あじのカルパッチョ ……………99
鯛のマスタード焼き …………102
たことモッツァレラチーズの
　バジル和え …………………104
おからとツナのポテサラ風 …107
豆乳クラムチャウダー ………109
炒り豆腐の親子丼風…………115
油揚げのメンチカツ風 ………116
油揚げピザ ……………………117
卵のグラタン …………………120
サラダ菜のシンプルサラダ …130
バインセオ風卵包み …………132
ほうれん草のカレー煮 ………136
ほうれん草のねぎ油かけ ……139
野菜とオイルサーディンの
　オーブン焼き ………………153

■チコリ
レバーペースト …………………93
バーニャカウダ ………………154

■なす
チキンと野菜のグリル …………81
焼きなすの生ハム巻き …………95
鯛のマスタード焼き …………102
野菜のツナみそ焼き …………107
野菜とオイルサーディンの
　オーブン焼き ………………153

■にら
もやしたっぷりレバニラ炒め…92
さんまと高野豆腐のピリ辛煮
　…………………………………101
鶏団子の塩鍋 …………………146

ねぎ(長ねぎ・万能ねぎなど)
鶏肉とつきこんにゃくの
　チャプチェ風炒め …………82

著者

牧田 善二（まきた ぜんじ）

糖尿病専門医。1979年、北海道大学医学部を卒業。地域医療に従事した後、渡米。
ニューヨークのロックフェラー大学医生化学講座などで
糖尿病合併症の原因として注目されているAGEの研究を約5年間行う。
1996年より北海道大学医学部講師。2000年より、久留米大学医学部教授。
2003年より、糖尿病をはじめとする生活習慣病、肥満治療のための
「AGE牧田クリニック」を東京・銀座に開設し、延べ10万人以上の患者を診ている。
著書には『糖尿病専門医にまかせなさい』（文春文庫）
『糖尿病はご飯よりステーキを食べなさい』（講談社）
『肉もお酒も楽しんで糖尿病がよくなる』（小学館）など、多数。

料理・スタイリング

牛尾 理恵（うしお りえ）

栄養士。料理研究家に師事した後、料理専門の制作会社を経て独立。
ふだんの食生活で実践できる、作りやすくて、味わい深いレシピに定評がある。
『圧力鍋でつくるおかずの感動レシピ』『基本とコツがきちんとわかる おせち料理とほめられレシピ』（成美堂出版）
『野菜がおいしいタジン鍋』（池田書店）など著書多数。

Staff

撮影●松島均
デザイン●原てるみ　坂本真理　中濱佑季(mill design studio)
編集・構成・文●丸山みき(SORA企画)
編集アシスタント●根津礼美(SORA企画)　塚田貴世
栄養計算●志水あい
イラスト●今井未知
企画・編集●成美堂出版編集部(森香織)

糖質オフ！でやせるレシピ

著　者	牧田善二
料　理	牛尾理恵
発行者	風早健史
発行所	成美堂出版
	〒162-8445　東京都新宿区新小川町1-7
	電話(03)5206-8151　FAX(03)5206-8159
印　刷	大日本印刷株式会社

©Makita Zenji 2011　PRINTED IN JAPAN
ISBN978-4-415-31068-8
落丁・乱丁などの不良本はお取り替えします
定価はカバーに表示してあります

・本書および本書の付属物を無断で複写、複製（コピー）、引用する
ことは著作権法上での例外を除き禁じられています。また代行業者
等の第三者に依頼してスキャンやデジタル化することは、たとえ個人
や家庭内の利用であっても一切認められておりません。

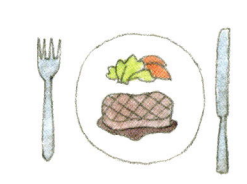